健康・栄養科学シリーズ

公衆栄養学

改訂 第8版

監修　国立研究開発法人 **医薬基盤・健康・栄養研究所**

編集　**吉池信男 / 林　宏一**

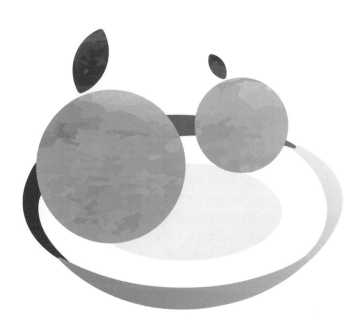

南江堂

🍎 編　集

| 吉池信男 | よしいけ　のぶお | 青森県立保健大学健康科学部栄養学科教授／学長 |
| 林　宏一 | はやし　こういち | 武庫川女子大学食物栄養科学部食物栄養学科教授 |

🍎 執筆者一覧（執筆順）

吉池信男	よしいけ　のぶお	青森県立保健大学健康科学部栄養学科教授／学長
林　宏一	はやし　こういち	武庫川女子大学食物栄養科学部食物栄養学科教授
木村安美	きむら　やすみ	広島修道大学健康科学部健康栄養学科教授
早渕仁美	はやぶち　ひとみ	公立大学法人福岡女子大学名誉教授
林　芙美	はやし　ふみ	女子栄養大学栄養学部准教授
三好美紀	みよし　みき	青森県立保健大学健康科学部栄養学科准教授
小山達也	こやま　たつや	青森県立保健大学健康科学部栄養学科
瀧本秀美	たきもと　ひでみ	国立研究開発法人 医薬基盤・健康・栄養研究所栄養疫学・食育研究部部長
中出麻紀子	なかで　まきこ	兵庫県立大学環境人間学部食環境栄養課程准教授
今井絵理	いまい　えり	滋賀県立大学人間文化学部生活栄養学科准教授
黒谷佳代	くろたに　かよ	昭和女子大学食健康科学部健康デザイン学科専任講師
宮地元彦	みやち　もとひこ	早稲田大学スポーツ科学学術院教授
武見ゆかり	たけみ　ゆかり	女子栄養大学栄養学部教授
田中弘之	たなか　ひろゆき	東京家政学院大学人間栄養学部人間栄養学科教授
荒井裕介	あらい　ゆうすけ	千葉県立保健医療大学健康科学部栄養学科准教授
赤松利恵	あかまつ　りえ	お茶の水女子大学基幹研究院自然科学系教授
佐々木敏	ささき　さとし	東京大学大学院医学系研究科教授
中村美詠子	なかむら　みえこ	浜松医科大学健康社会医学講座准教授
高橋東生	たかはし　とうせい	東洋大学食環境科学部健康栄養学科教授
由田克士	よした　かつし	大阪公立大学大学院生活科学研究科教授
等々力英美	とどりき　ひでみ	放送大学沖縄学習センター客員教授／琉球大学地域連携推進機構客員准教授
梅垣敬三	うめがき　けいぞう	静岡県立大学客員教授
村山伸子	むらやま　のぶこ	新潟県立大学人間生活学部健康栄養学科教授
横山徹爾	よこやま　てつじ	国立保健医療科学院生涯健康研究部部長
境田靖子	さかいだ　やすこ	長崎県立大学看護栄養学部栄養健康学科講師
伊藤裕美	いとう　ひろみ	神戸学院大学栄養学部公衆栄養・衛生学部門准教授
黒川通典	くろかわ　みちのり	摂南大学農学部食品栄養学科教授
久保彰子	くぼ　あきこ	女子栄養大学栄養学部准教授
池本真二	いけもと　しんじ	聖徳大学人間栄養学部人間栄養学科教授
西村節子	にしむら　せつこ	関西福祉科学大学健康福祉学部福祉栄養学科教授
大滝直人	おおたき　なおと	武庫川女子大学食物栄養科学部食物栄養学科教授

"健康・栄養科学シリーズ" 監修のことば

　戦後の栄養不足を背景に，栄養改善の指導を担う専門技術者として，栄養士は1947(昭和22)年の栄養士法の制定をもって正式に法的根拠のあるものとして誕生した．さらに，傷病者の療養や，高度の専門的知識及び技術を要する健康の保持増進のための栄養指導，病院・学校等の施設における特別の配慮を必要とする給食管理等を担う管理栄養士の制度が1962(昭和37)年に設けられた．そして，2000(平成12)年4月の栄養士法改正で管理栄養士は医療専門職の国家資格として定められた．

　栄養士が当初取り組んだのは，栄養不足による欠乏症の克服を目指した栄養指導であったが，日本の高度経済成長と共に，栄養状態は劇的に改善された．その後，労働環境における自動化や交通機関の発達に伴う身体活動量不足と相まって，栄養過剰による肥満などいわゆる欧米型の疾病の懸念へと変遷し，中高年を中心としたメタボリック・シンドローム対策としての栄養指導へとシフトした．結果として，欧米諸国と比較すると，肥満者割合は低く抑えられているが，近年ではむしろ高齢期のフレイルやサルコペニア，若年女性のやせと低出生体重児など，再び栄養不足の側面が問題となるようになった．このように，栄養障害の二重負荷として象徴される，栄養の不足によるやせ・発育阻害・微量栄養素欠乏と，過剰や偏りによる肥満・食事関連の非感染性疾患(生活習慣病)という一見相反する2つの栄養課題が，個人内，家庭内，日本国内において併存している状況であり，管理栄養士の役割も多様化が進んでいる．さらに，2020年の初頭より始まった新型コロナウイルス感染症の蔓延は，食生活にも大きな影響を与えており，個人ごとに最適化された栄養指導を実践することが求められている．栄養学，医学，保健科学の専門的知識と技術を備えた管理栄養士の活躍なくして，このように多様で複雑な社会的課題を解決することは不可能であろう．

　国家資格となった管理栄養士の資質を確保するために，2002(平成14)年8月に管理栄養士国家試験出題基準が大幅に改定され，2005(平成17)年度の第20回管理栄養士国家試験から適用された．本"健康・栄養科学シリーズ"は，このような背景に沿い，国立健康・栄養研究所の監修として，元理事長・田中平三先生のもとに立ち上げられた．そして国家試験出題基準準拠の教科書として，管理栄養士養成教育に大きな役割を果たし，好評と信頼に応え改訂を重ねてきた．

　管理栄養士国家試験出題基準は2019(平成31)年3月，学術の進歩やこの間の法・制度の改正と導入に対応し，「管理栄養士としての第一歩を踏み出し，その職務を果たすのに必要な基本的知識及び技能」を問うものとして内容を精査した改定がなされた．そこで本シリーズも国家試験出題基準準拠を継続するかたちで順次改訂しているところである．各科目の重要事項をおさえた教科書，国家試験受験対策書，さらに免許取得後の座右の書として最良の図書であると確信し，推奨する．なお，本シリーズの特長である，①出題基準の大項目，中項目，小項目のすべてを網羅する，②最適の編集者と執筆者を厳選する，③出題基準項目のうち重要事項は充実させる，④最新情報に即応する，という従来の編集方針は引き続き踏襲した．

　管理栄養士を目指す学生諸君が本シリーズを精読して管理栄養士国家資格を取得し，多岐にわたる実践現場において多様な人々の求めに応えて保健・医療専門職として活躍し，人々のQOL(生活の質，人生の質)と健康の保持増進に貢献することを祈念する．

2021年8月

国立研究開発法人 医薬基盤・健康・栄養研究所

理事　津金　昌一郎

改訂第8版の序

　管理栄養士国家試験出題基準(ガイドライン)に準拠した教科書である本書「健康・栄養科学シリーズ 公衆栄養学」は，2006年4月の初版刊行以来，2～3年ごとに出題基準の改定あるいは新たな栄養政策に合わせて改訂を行い，読者が最新情報を学べるよう配慮してきた．本書は改訂の都度，分かりやすさと読みやすさに改良がなされているが，各章に学習目標を示すことで，学習内容を明解に示した．また，それぞれの項に小見出しをつけ，内容が一目で理解できるようにするとともに，重要用語を欄外に示し，学習の一助とした．

　公衆栄養学は，日本のみならず地球上のすべての人々が，生命を維持し，健全に発育し，健康を増進するとともに，栄養に関連する疾病や障害を回避するために不可欠な実践科学である．私たちの生きる上で不可欠な食物のほとんどは，他の生物に由来するものであり，広く世界に目を向け，地球環境や生物多様性といった視点からも，公衆栄養学を真摯に学ぶことが強く求められている．

　わが国のこれまでの栄養政策や栄養に関わる活動は，「誰1人取り残さない」ことを基本としており，国内外を問わずさまざまな「格差」の拡大が課題となる中にあっても，「持続可能性」(サステナビリティ)を強く意識し，行動していくことが求められる．そのためにも，さまざまな個人により構成されるさまざまな集団を対象とした栄養アセスメントから始まるPDCAサイクルを着実に回し，未来につながるような，専門職としての責任と創造性が発揮できるよう，本書でしっかりと学びを深めて欲しい．

2023年2月

編集者一同

初版の序

　新しい管理栄養士国家試験ガイドラインに基づく試験が，平成18年3月に，はじめて実施された．しかし，公衆栄養学の分野は，このガイドラインを古く感じさせるほどの変化をしつつある．公衆栄養実践活動は，栄養失調に対する食料供給を経て，高血圧・高脂血症・糖尿病・肥満の栄養教育・指導から，これら生活習慣病の一次予防へと変貌した．すなわち栄養・食生活は身体的健康との係わりを抜きにしては語れなかった．近年，生活習慣病の一次予防のみならず，若い女性のBMI＜18.5のやせ型女性の不必要なダイエット志向，欠食，孤食，食事の外部化，簡便的・効率的食事(ファーストフード等)，生産・流通・販売・消費の理解，食品廃棄，食料自給，そして食の安全・安心などがクローズアップされてきた．たとえば，欠食，孤食が身体的健康と関連しているという科学的根拠は不十分ではあるが，メンタルヘルスや人間形成の豊かさ，人生の質(QOL)等に関連しているかもしれないと推測されている．このような食の問題を解決していくために，地域や職場や家庭・保育所・小学校での公衆栄養活動の積極的な取り組みが，非常に重要となってきた．そのことが食育基本法と食育基本計画(巻末に概要を掲載)で明確に示された．食育は，平成19年の国家試験には必ず出題されるはずである．

　平成18年2月に「妊産婦のための食生活指針」(巻末)が公表された．また，「健康づくりのための運動基準(2005年)」や「子どものための食生活指針」(後者の情報は不確かではあるが……)も近々発表されるものと思われる．これらも平成19年3月以降の国家試験に早々と出題されるだろう．

　栄養疫学は食事摂取量とがん・脳卒中・心筋梗塞とのコホート研究や介入研究が主流ではあるが，上記食の問題と身体的・精神的・社会的健康やQOLとの関係についての疫学的研究が要請されている．食事摂取基準を，個人，集団給食施設，地域・職場に適用するには，習慣的なエネルギー・栄養素摂取量を測定しなければならない．食事調査は非常に時間がかかり，複雑である．それゆえに管理栄養士のみが専門職業人としての能力を発揮できる領域である．連続3日間，非連続2日間の食事調査を面倒がらずに実施していくべきである．食事バランスガイドは管理栄養士が個人の栄養教育・指導に有用なツールである．

　この本は，このようなニーズに十分に応えている．言い換えると，国家試験に出題される可能性の高いガイドライン項目を丁寧に解説している．読者のみなさんが，この本で管理栄養士国家試験に合格されることを祈念する．

平成18年3月

編集者を代表して
田中平三

■本書における「管理栄養士のための栄養学教育モデル・コア・カリキュラム」（2019年）との対応一覧

管理栄養士養成のための栄養学教育モデル・コア・カリキュラム（2019年）	対応章・項目
A　管理栄養士として求められる基本的な資質・能力	
A-4.　社会の構造の理解と調整能力	
①社会の構造（社会経済状況，社会格差，保健医療福祉制度，食環境など）を理解した上で，栄養・食に関する課題の解決策を考えることができる．	全章
②地域の関係者・関係組織のネットワークづくりとそのマネジメントの必要性を説明できる．	
A-8.　栄養の専門職としてのアドボカシー能力	
①栄養の専門職として，アドボカシーの重要性を説明できる．	全章
②国際的な視野をもって，栄養・食の課題を説明できる．	
A-9.　科学的態度の形成と科学的探究	
①研究倫理を説明できる．	4，5章
②実践現場の課題と研究のつながりを説明できる．	
③科学的探究における批判的思考の必要性を説明できる．	
E　ライフステージと栄養管理の実践	
E-3.　日本と世界の公衆栄養の現状の理解	
3-1)公衆栄養学の概念とマネジメント	
①公衆栄養学の意義・役割とマネジメントサイクルについて説明できる．	1，5章
3-2)我が国における国民の健康・栄養・食の現状	
①国民の疾病構造の変化や少子・高齢化における栄養課題を説明できる．	2章
3-3)我が国における健康づくり対策の推移と展開	
①健康・栄養対策の歴史的経緯を説明できる．	3章
②健康増進計画について説明できる．	
③食生活指針とフードガイドについて説明できる．	
④国レベルの事業（特定健康診査・特定保健指導制度等）について説明できる．	
⑤地域・職域における管理栄養士の業務を理解し，その役割について説明できる．	
3-4)国民の健康・栄養・食の実態把握の方法	
①国民健康・栄養調査の意義・目的・方法について説明できる．	2，3章
②食料需給について説明できる．	
3-5)国際栄養の理解	
①世界の主要な健康・栄養課題を概説できる．	2，3章
②栄養にかかわる国際的機関（世界保健機関（WHO），国連食糧農業機関（FAO））の概要を説明できる．	
E-4.　公衆栄養活動の実践のための理論と展開	
4-1)疫学による地域・職域の健康・栄養対策への活用	
①疫学に基づく理論を活用して，地域・職域の健康・栄養状態・食行動・食環境の継続的な評価の方法と効果測定の方法を説明できる．	4，5章
②疫学の研究論文を読み，地域・職域の健康・栄養対策への適応を考えることができる．	
4-2)地域・職域の健康・栄養対策	
①健康・栄養関連の計画策定の必要性と策定のための理論（例えば，プリシード・プロシードモデルの活用など）を説明できる．	5，6章
②健康状態および死亡の状況の資料やデータを収集し，その解釈ができる．	
③疾病・栄養状態・食物摂取・食行動・食環境に関連するデータを収集し，解析できる．	
④アセスメントに基づき，優先課題を抽出し，その達成のための栄養改善計画を作成できる．	
⑤栄養改善計画を達成するために必要な事業の優先度を検討し，評価計画を含む事業計画を作成できる．	
4-3)地域・職域における食環境整備	
①食環境のとらえ方（概念）を説明できる．	2，6章
②ポピュレーションアプローチとしての食環境整備の意義を説明できる．	
③食物へのアクセスと情報へのアクセスの整備の方法および両者の統合の方法を説明できる．	
4-4)災害時の栄養対策	
①災害時に想定される栄養課題について説明できる．	6章
②平常時からの具体的な対策について説明できる．	
4-5)健康づくり対策に関連する組織の役割と連携	
①地域・職域・関連組織等，社会資源それぞれの役割を理解し，連携の必要性を説明できる．	5章
②健康づくりに関わる組織育成の必要性を説明できる．	

目次

☕ コラム

1 公衆栄養学の概念

😊 学習目標

❶ 公衆栄養とは，人々が生活する自然・社会環境の中で，おもに健康という観点から望ましい栄養・食生活のあり方を理解し，実践するものであることを知る．

❷ わが国の保健・医療・福祉システムの中での公衆栄養の役割を説明できる．

A 公衆栄養の概念

❶ 公衆栄養の意義と目的

公衆衛生の一部であると同時に持続可能な社会のための活動でもある

ヒトの生存のためには「栄養」は不可欠である．人類の歴史の中で，生命の維持に必要な食物を確保し，それを分配し，個々人にとって適切な形で摂取することは，重大かつ困難な課題であった．このような食物の確保と分配，摂取は，さまざまな規模の集団で行われ，原始～近代の社会を形成する1つの基盤となった．一方，人類が疾病や健康に関して理解し，さらに集団として疾病の予防を図るようになった（すなわち**公衆衛生**の始まり）のは，はるか後の時代のことである．また，病気の発症や健康状態に食事がどのようにかかわるかを科学的に理解し（すなわち**栄養学**の始まり），その知恵を集団における疾病予防や健康増進のために積極的に生かすようになった（すなわち**公衆栄養**の始まり）のは，近代になってからのことである．

さて，公衆栄養を理解するうえで2つの観点が必要である．

1つは，公衆衛生 public health の中での栄養にかかわる活動 public health nutrition というとらえ方である．公衆衛生の定義（ウィンスロー Winslow）の中心である「組織化された地域社会の努力によって，疾病予防，寿命延長，身体的・精神的健康と効率の増進を図る」といった言葉を公衆栄養に当てはめて考えてみればよい．たとえば，「社会の組織化された努力や情報提供に基づく選択を通じて，集団の栄養に関連した身体的・精神的健康 well-being を維持・増進する」という World Public Health Nutrition Association（2007年）の定義がその1つである．

一方，その範囲を必ずしも公衆衛生に限定せず，世界中の人々の食を取り巻くさまざまな事項，たとえば，農業，教育，経済，環境などを含めたより幅広い観点から栄養をとらえることも重要であろう．とくに，公衆衛生において，地球レベルを含めた自然環境がわれわれの健康にもたらす影響を理解し，環境保全に積極的な取り組みを行うことが必要なように，公衆栄養にお

いても，食物の生産・流通・消費・廃棄などの一連の過程（**フード・システム**という）における環境への負荷を理解し，生態系に対する影響にも配慮した**持続可能な社会**のための積極的な取り組みが求められている（☞ 12 頁）.

　以上をまとめると，公衆栄養の意義は，公衆衛生における目標（集団の身体的・精神的健康の維持・増進）達成のための重要な手段であること，さらに地球生態系での人類の生存を持続可能なものとするためにも必要であること，と考えられる. そして，公衆栄養の目的は，よりマクロな視点から整理すると，人類の生存を食生活の観点から持続可能なものとすること，地球上のすべての人々のよりよい食生活の実現に向けて努力すること，国内における保健・医療・福祉システムの中で人々にとってより健康的な食生活を実現すること，と考えられる. そのためには，個人間，地域間，国・地域間などに現に存在する健康と栄養にかかわる格差の縮小に向けて，利用可能な資源を活用し，分配する仕組みの構築と具体的な活動が必要である. 公衆栄養活動はとくに，社会的な弱者および健康や栄養上のリスクを多く抱えている人々（例：母子，学童，高齢者，障害者，低所得者など）に対して，さまざまな場（例：地域，学校，福祉施設など）で，組織的に行われるべきである.

❷ 生態系と食料・栄養

> 🥕 **環境負荷を考慮した持続可能な食生活が提唱されている**

　ヒトという生物が，地球上の 1 つの種として存在しており，生態系における**食物連鎖**の最上位の**消費者**であることをまず認識する必要がある. 食物あるいはそのもととなっている生物のカラダは，さまざまな無機物と植物によって合成された有機物から構成されている. それらのうちヒトの生存に必須なものが栄養素であり，エネルギー産生栄養素（炭水化物，脂質，たんぱく質）によってエネルギーが産生される.

　食物連鎖の出発点は，二酸化炭素，水などから光合成により有機物を産生することのできる植物である（それゆえ，**独立栄養生物**あるいは**生産者**という）. そして，**従属栄養生物**であり消費者である動物は，草食動物（一次消費者）→肉食動物（二次消費者）→上位肉食動物（三次消費者）という序列で，**生態系のピラミッド**（図 1-1）を形づくっている.

　この生態系のピラミッドでは，生産者，一次消費者，二次消費者，三次消費者と段階を上るにつれて個体数が減り，個体群の総重量が 1/10 になるといわれている. このことは，1 段階上の消費者は，食物連鎖において 10 倍の重量の餌を必要とすることを意味している. ヒトはこの生態系ピラミッドの頂点に存在する. したがって，穀物など植物中心の食生活が，獣肉中心の食生活に変わっていくと，それまで以上に穀類などの生産が必要となり，そのために広大な土地や水などが使われることとなる. 土地や水などの爆発的な消費拡大は，森林伐採などの自然環境破壊にもつながり，そこに生息する生物の死滅にもつながる. たとえば，鶏肉と比較して，牛肉の生産と消費は

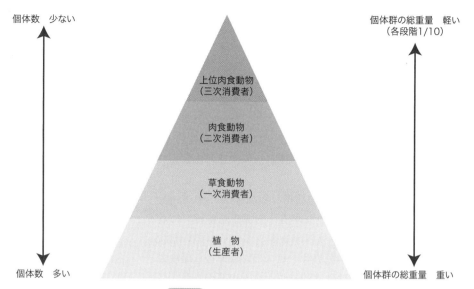

図1-1 生態系のピラミッド

このような自然環境や生態系への負荷が大きい.

　われわれは，自らの健康や疾病予防のためにフードガイドなどに従いながら日々の食物選択を行っている（あるいは推奨されている）が，このような環境への負荷を軽減し，ヒトの生存に必要な食物の持続可能な確保という観点からも，食物選択を考える必要性（**持続可能な食生活** sustainable diet）が国際的に強調されている．一般的な推奨にはなっていないが，生態系ピラミッドのより下位に位置すると考えられる昆虫を，食料資源として活用しようというのも1つの考え方である.

　一方，食物連鎖のプロセスにおいて留意すべき点としては，自然環境中に存在する有害物質の**生物濃縮**がある．とくに自然環境や生体内で分解しにくく，蓄積していくような有害物質（例：有機水銀）については，海洋中の上位肉食動物であるマグロやクジラで，高濃度に蓄積される可能性がある．わが国では，魚食は栄養学的にも食文化的にも重要であるため，妊婦に対してはマグロなどの多食に注意するような推奨（厚生労働省：妊婦への魚介類の摂食と水銀に関する注意事項，2010）が出されている.

❸ 保健・医療・福祉システムと公衆栄養

各システムが栄養プログラムを含むサービスを提供している

　人の生涯の中で起こるさまざまな出来事のうち，健康に深くかかわる事柄（妊娠・出産，出生，生育，疾病，事故，老化，死など）を支える社会的な仕組みとして，保健・医療・福祉（介護を含む）システムが構築されている．わが国では，「国は，すべての生活部面について，社会福祉，社会保障及び公衆衛生の向上及び増進に努めなければならない」（憲法25条第2項）とあるよ

うに，おもに国や地方自治体等の公的な制度として，これらのシステムが運用されている．保健・医療・福祉システムを構成するさまざまな公的サービス(例：乳幼児健診の実施，医療サービスや介護サービスの提供)は，根拠となる法律に基づいてそれぞれが実施され，税や保険料によってまかなわれる部分も大きく(例：介護保険では9割)，少ない自己負担で必要なサービスを受けられるようになっている．それにより，「健康で文化的な最低限度の生活を営む権利(憲法25条第1項)」を，すべての国民に保障しようとしている．

各システムにおいて提供されているサービスと，それらに含まれる栄養プログラムに関して例をまとめた(表1-1)．

2008年から開始された特定健康診査・特定保健指導制度(☞第3章E-❷, 102頁)では，多くの生活習慣病のリスクにつながる「内臓脂肪蓄積」に着目し，「保健」と「医療」の狭間にあるメタボリックシンドロームという状態に対して，身体活動や食生活の指導を，医療サービスの財源を扱う保険者が担うようになった．これまでわが国では制度的なつながりが薄かった「保健」と「医療」が強く結びついたという点から，画期的なことである．さらに，高齢者が急速に増え，医療サービスのあり方として，従来の長期入院からできるだけ早期に自宅でケアをすることが課題となっており，地域全体での支援体制(地域包括ケア)の充実が求められている．また，介護保険制度においても，要介護状態となることを予防することの重要性が増している．

わが国においては，世界的にも類をみない高齢化と少子化が急速に進行しており，将来にわたって持続可能な社会としていくために，人口動態や社会経済的側面を十分に考慮した保健・医療・福祉システムの再構築が喫緊の課題である．そのなかで，栄養・食生活にかかわる取り組みはますます重要となるので，変化する社会のニーズや制度に対応できるよう，管理栄養士は常にスキルアップをしていく必要がある．また，公衆栄養の観点からは，ポピュレーション・アプローチとハイリスク・アプローチをつなぐ，あるいは組み合わせた活動を，地域の実情に合わせて展開して行くことが求められる．

表1-1 保健・医療・福祉の各システムと栄養プログラムの例

システム	提供するサービスの例	栄養プログラムの例
保健	・健康を支える社会環境づくり ・食の安全 ・母子に対する健康支援 ・疾病の発症予防 ・疾病の早期発見と進展予防	・食環境整備(食物・情報へのアクセス) ・食品衛生監視，食品表示 ・栄養相談，食事指導・支援 ・栄養教育，食育 ・特定健康診査・特定保健指導
医療	・疾病・外傷等の治療 ・疾病の重症化予防と管理 ・エンドオブライフ(終末期)のケア ※在宅ケアを含む	・栄養管理，食事指導 ・栄養療法 ・栄養ケアマネジメント
福祉 (介護を含む)	・経済的困窮者に対する保護 ・保育に欠ける児童の保育 ・障害者への支援 ・介護を必要とする高齢者等への支援	・食料支援プログラム ・食育 ・施設の給食 ・栄養ケアマネジメント

❹ コミュニティと公衆栄養活動

✌ ヘルスプロモーションにおいてコミュニティの果たす役割は大きい

「**コミュニティ** community」とは，従来的には「地理的空間や生態系を共有する集団」の意味で使われ，いわゆる「地域集団」（同じ町の人々）はその代表的な例である．一方，広い意味では，文化的，社会的，政治的，経済的なこと等に関して「関心や機能を共有する集団」と定義でき，必ずしも特定の地域に限定されない．最近ではソーシャルネットワーキングサービス（SNS）などが普及し，さまざまな形の「コミュニティ」が存在し，そこに属する個人のみならず，社会的にも大きな影響を持つ場合がある．

本章では狭い意味での「地域集団」を想定して，そこでの公衆衛生活動について解説をする．人々の健康（広い意味での well-being）の実現を考えたときに，コミュニティが重要な理由として以下のようなことが考えられる．人々の日常の生活は，同居や近隣に住む人々とのかかわりが大きく，それが健康にも大きな影響を及ぼす．また，ある個人が自らの健康に関して"積極的により良くしていこう"と思ったときに，1人の意志や力ではどうにもならないことも多く，近くの人々が力を合わせることが必要となるかもしれない．すなわち，人々が暮らす地域あるいはコミュニティにおいて，同様の価値観と方向性を共有し，組織的・計画的な行動へとつなげる必要がある．「**コミュニティ・オーガニゼーション** community organization」という考え方である（☞第5章 E-❶b，212頁）．さらに，食生活に関していえば，身近な人々とのかかわりの中で日々の食生活が営まれ，食物の生産・流通のプロセス（フード・システム）においても地域やコミュニティの役割は大きい（例：地産地消）．

人々が互いにかかわりながら，健康に向けた取り組みを主体的に行っていくプロセスのことを「**ヘルスプロモーション** health promotion」と呼ぶ．これは，世界保健機関（WHO）がオタワ憲章（1986年）で提唱した概念［バンコク憲章（2005年）で修正］で，「人々が自らの健康とその決定要因をコントロールし，改善することができるようにするプロセス」と定義されている．それでは，「健康の決定要因」とは何であろうか．バンコク憲章では，国内外での不平等の増加，新しい消費形態とコミュニケーションの形態，商業化，地球環境の変化，都市化が，重大な要因として示された．これらは，とくにグローバル化が加速する世界規模での健康戦略を考えるうえで，今後ますます重要となるだろう．そして，これらの要因に対処するためには，国際的な協議，各国政府の政策，コミュニティと市民による活動，企業経営において，ヘルスプロモーションを中心的な課題とすることが必要である．

わが国において，ヘルスプロモーションの考え方が国レベルの施策にとり入れられたのは，「健康日本21」（2000年）（☞第3章 E-❶，93頁）からであり，健康的な食生活の決定要因として「食環境」に対する働きかけの重要性が広く認識されるようになった．健康日本21（第二次）（2013年）においては，健

●世界保健機関（WHO）
●オタワ憲章

コラム ヘルスプロモーションの5つの戦略

　ヘルスプロモーションの戦略として，オタワ憲章(1986年)では，①唱道advocate，②能力の付与enable，③調停mediate が掲げられた．バンコク憲章(2005年)では，次の5つの戦略が示された．
　①アドボカシー(唱道)：人権と連帯意識に基づいた健康を唱え，実現に結びつける．
　②投資：健康の決定要因に対する持続的な政策や活動，社会的基盤に投資する．
　③能力形成(キャパシティービルディング)：政策開発，リーダーシップ，ヘルスプロモーション実践，研究，ヘルスリテラシーのための能力を形成する．
　④規制や法の制定：有害事象から守り，平等な機会を保障するための規制と法律を制定する．
　⑤パートナー：持続的な活動のために，公的組織，民間組織，非政府組織，市民社会による同盟をつくる．

康格差の縮小が大目標の1つに加えられた．社会における公平equityはヘルスプロモーションにおける重要な課題であり，社会的弱者への個別的支援と不利な状況にあるコミュニティへの積極的な支援を含めて，公衆栄養活動が展開されることが期待される．

❺ 地域診断と公衆栄養活動

公衆栄養活動にとって地域診断は不可欠である

　さまざまなコミュニティ，とくに地域集団において，公衆栄養活動がさまざまな形で行われている．それらの活動においては，地域が抱える健康や栄養上の課題に加えて，社会・文化的背景，利用可能な資源などを十分把握してから，活動を行うことが望ましい．すなわち，**PDCAサイクル**(☞第5章A-❸，193頁)による公衆栄養マネジメントの中で，計画(P)の前に行うべきことが**地域診断**である(☞第5章B-❷，197頁)．その際には，**プリシード・プロシードモデル**(☞第5章A-❹，193頁)におけるプリシードの項目(「社会アセスメント」「疫学アセスメント」「教育/エコロジカルアセスメント」「運営・政策アセスメント」)やこれらの関係性を意識しながら，データ収集とそれに基づく診断を行うとさまざまな要因間の整理がしやすい．具体的には，死亡率，罹患率，有病率や疾病の危険因子などの疫学的な指標に加えて，地域で生活する人々の生活習慣や食生活の姿を知るための食事調査や質問紙調査等を行う．さらに，人々の生活習慣や食生活の背景となっている自然風土，文化，価値観などを理解するために，数字では表し得ない事柄について，地域踏査，人々へのインタビュー調査などによる**質的調査**(☞第5章B-❷，199頁)を行う．

　このように，まず地域のことをよりよく知ることはきわめて大事なことであり，さまざまな情報から総合的に判断して，地域が抱える課題の整理，それらに対する解決方策の検討，活動の優先順位づけ，活動の過程における評価と修正などを行っていく．すなわち，公衆栄養活動にとって地域診断は不可欠なものである．

B　公衆栄養活動の基本と展開過程

　公衆栄養活動とは，地域保健・医療・福祉の概念に基づき，地域住民等の集団を対象として，栄養・食生活の改善を通じた健康の維持・増進および疾病の予防を図る組織的活動である．

❶ 公衆栄養活動の歴史

　巻末に「付録　公衆栄養の歴史」(☞ 277 頁)として，明治時代から現在までに行われた公衆栄養活動を示した．**表 1-2** にはとくに近年の国民健康づくり対策以降の公衆栄養活動をまとめた．

❷ 少子・高齢社会における健康増進

> こころの健康，次世代の健康，高齢者の健康が重要である

　健康日本 21(第二次)では，少子高齢化が進む中で健康寿命の延伸を実現するには，生活習慣病の予防とともに社会生活を営むための機能を高齢になっても可能な限り維持することが必要とされている．さらに，社会生活を営むために必要な機能を維持するために，**こころの健康，次世代の健康，高齢者の健康**の重要性が示されている(**表 1-3**)．

❸ 疾病予防のための公衆栄養活動

> 疾病予防では，実施方法を適切に選択する必要がある

　疾病予防は疾病の自然史に基づき，**一次予防**(健康増進，特異的予防)，**二次予防**(早期発見・早期治療)，**三次予防**(リハビリテーション，後遺症の予防)に分けられる．

　これまでの公衆栄養活動はおもに一次予防・二次予防の役割を担ってきたが，超高齢社会における介護の需要の観点から，今後は三次予防も重要な活動範囲になると考えられる．健康日本 21(第二次)では，その基本的な方向として「主要な生活習慣病の発症予防と重症化予防の徹底」が掲げられており，とくに一次予防・二次予防を重視した対策がとられている．

　疾病予防の実施方法としては，疾病の危険因子を持つ集団において，より

表1-2 わが国の健康づくり対策と公衆栄養活動の歴史

健康づくり対策	西暦(年)	公衆栄養活動および関連事項
第一次国民健康づくり対策(1978～1987)	1977	健康増進普及月間の設定
	1980	市町村栄養改善事業国庫補助が創設され，栄養士雇い上げによる市町村栄養改善事業が推進される
	1982	老人保健法公布
	1983	食生活改善推進員の教育事業における国庫補助創設
	1985	健康づくりのための食生活指針発表(厚生省)
	1986	厚生省生活衛生局食品保健課に管理栄養士の衛生専門官を配置
		健康増進に関するWHO憲章の制定
		加工食品の栄養成分表示制度の開始［(財)日本健康・栄養協会］
	1987	第1回管理栄養士国家試験実施
第二次国民健康づくり対策(1988～1999)	1988	第1回健康運動指導士養成講習会開催
	1989	厚生省保健医療局健康増進課に栄養指導官を配置
	1990	健康づくりのための食生活指針(対象特性別)発表(厚生省)
	1992	外食料理栄養成分表示店普及促進事業を日本栄養士会に委託(厚生省)
	1994	保健所法が地域保健法に改正
	1995	食品衛生法の改正および栄養改善法の一部改正に伴い，栄養表示制度を創設
		健康増進センターを健康科学センターに改称
	1997	市町村保健センターが栄養相談を担当し，一般的栄養指導を実施
第三次国民健康づくり対策(2000～2012)	2000	21世紀における国民健康づくり運動(健康日本21)施行
		「第六次改定日本人の栄養所要量」から食事摂取基準の概念の導入
		厚生省，農林水産省，文部省の3省による「食生活指針」公表
	2002	新カリキュラムによる管理栄養士養成開始
		健康増進法公布
	2003	健康増進法施行，これに伴い栄養改善法の廃止
	2004	日本栄養士会，栄養ケア・ステーション事業開始
		栄養教諭制度の創設
	2005	厚生労働省，農林水産省による「食事バランスガイド」公表
		食育基本法公布
	2006	医療制度改革関連法公布
		食育推進基本計画の策定(内閣府)
	2008	メタボリックシンドロームに着目した特定健康診査・特定保健指導の開始
		地域における行政栄養士による健康づくり及び栄養・食生活改善の基本指針について(厚生労働省)
	2011	第2次食育推進基本計画の策定(内閣府)
		健康日本21最終評価報告書公表(厚生労働省)
	2012	21世紀における第二次国民健康づくり運動［健康日本21(第二次)］公表(厚生労働省)
第四次国民健康づくり対策(2013～2022)	2013	地域における行政栄養士による健康づくり及び栄養・食生活の改善について(厚生労働省健康局)
		健康日本21(第二次)開始
		健やか親子21の最終評価報告書
	2014	健康づくりのための睡眠指針2014
		日本人の食事摂取基準(2015年版)公表
		日本人の長寿を支える「健康な食事」のあり方に関する検討会報告書
	2015	「日本人の長寿を支える「健康な食事」の普及について」通知
		日本食品標準成分表(2015年版)公表
	2016	第3次食育推進基本計画の策定(内閣府)
		食生活指針一部改正
	2019	授乳・離乳の支援ガイド改正
		日本人の食事摂取基準(2020年版)公表
		成育基本法成立
	2020	日本食品標準成分表(2020年版)公表
	2021	妊娠前からはじめる妊産婦のための食生活指針公表
		第4次食育推進基本計画公表
		自然に健康になれる持続可能な食環境づくりの推進に向けた検討会報告書
		東京栄養サミット，東京栄養宣言

表 1-3　社会生活を営むために必要な機能の維持・向上に関する目標

	目標項目
こころの健康	①自殺者の減少（人口 10 万人当たり） ②気分障害・不安障害に相当する心理的苦痛を感じている者の割合の減少 ③メンタルヘルスに関する措置を受けられる職場の割合の増加 ④小児人口 10 万人当たりの小児科医・児童精神科医師の割合の増加
次世代の健康	①健康な生活習慣（栄養・食生活，運動）を有する子どもの割合の増加 　ア　朝・昼・夕の 3 食を必ず食べることに気をつけて食事をしている子どもの割合の増加 　イ　運動やスポーツを習慣的にしている子どもの割合の増加 ②適正体重の子どもの増加 　ア　全出生数中の低出生体重児の割合の減少 　イ　肥満傾向にある子どもの割合の減少
高齢者の健康	①介護保険サービス利用者の増加の抑制 ②認知機能低下ハイリスク高齢者の把握率の向上 ③ロコモティブシンドローム（運動器症候群）を認知している国民の割合の増加 ④低栄養傾向（BMI 20 kg/m² 以下）の高齢者の割合の増加の抑制 ⑤足腰に痛みのある高齢者の割合の減少（千人当たり） ⑥高齢者の社会参加の促進（就業または何らかの地域活動をしている高齢者の割合の増加）

［厚生労働省：健康日本 21（第二次）の推進に関する参考資料，2012 より引用］

高いリスクを有する者に対してそのリスク因子を削減することにより疾病を予防する**ハイリスク・アプローチ**と，集団全体でリスク因子を削減する**ポピュレーション・アプローチ**の 2 つがある．両者を適切に組み合わせて対策を実施することが重要である．

❹ ヘルスプロモーションのための公衆栄養活動

ヘルスプロモーションの考え方を取り入れる

　ヘルスプロモーション（☞ 5 頁）は「人々が自らの健康とその決定要因をコントロールし，改善することができるようにするプロセス」と定義され，住民や当事者の主体性を重視し，各個人がよりよい健康のための行動をとることができるような政策等も含めた環境を整えることに重点がおかれている．

　2000 年より開始された**健康日本 21** は，「自らの健康観に基づく 1 人ひとりの取り組みを社会のさまざまな健康関連グループが支援し，健康を実現する」ことを理念としている．個人の行動変容の有無とその結果としての健康状態の良否に関する責任を当人のみに帰するのではなく，個人を取り巻く環境の改善を通じて健康水準を向上させていくという考え方は，ヘルスプロモーションの概念と共通するものである．

表 1-4　レベル別エンパワメント

	個人レベル	組織レベル	コミュニティレベル
内容	個人が自分の人生に対して決定し，コントロールできる能力の向上	民主的なマネジメントの向上	その中の個人や組織がスキルと資源を使って，彼らのニーズを実現するための集団としての取り組み
具体的内容	・個人的，心理的な自己効力感の向上 ・問題を批判的，分析的に理解する ・社会的な行動のための資源とスキルをつくり出し，意思決定に影響するプロセス	・メンバーが情報と権力を共有する ・メンバーが意思決定のプロセスを共有する ・メンバーが計画と実施に参加する ・メンバーが共通の目標に向かって取り組む	・お互いの支援を強化する ・コミュニティ内の対立に注意を向け取り組む ・コミュニティの QOL に対する影響とコントロールを増大させる

[資料　村山伸子：栄養学雑誌 61:79-91，2003]
[伊達ちぐさ：健康・栄養科学シリーズ 公衆栄養学，第 5 版，11 頁，南江堂，2015 より引用]

❺ エンパワメントと公衆栄養活動

エンパワメントを通じた活動とする

　エンパワメント（☞第 5 章 E-❶ⓒ，212 頁）は「個人，組織，コミュニティが，参加を促進し，自分たちのコミュニティやより大きな社会に対するコントロールを獲得する社会的活動のプロセス」と定義されるが，これは「主体として力を発揮できないような状況（パワーレスネス）から，発揮できるような状況へと変えること」を意味する．エンパワメントは個人・組織・コミュニティレベルに分けられ，レベル別の内容は表 1-4 のようになる．

　ヘルスプロモーションにおいては行動変容とともに支援的な環境の整備が重要とされており，上記のエンパワメントを通じて個人が主体として意思決定に参加する必要がある．すなわち，エンパワメントのための公衆栄養活動とは，従来の国や専門家が主導して行われるものではなく，ヘルスプロモーションの概念に基づき，参加者 1 人ひとりが主体となって行われる公衆栄養活動をさす．

❻ 住民参加による公衆栄養活動

地域を基盤とする公衆栄養活動には，住民参加が不可欠となる

　公衆栄養活動は住民参加（☞第 5 章 E-❶，211 頁）により地域住民が主体となって行われることが望ましい．2005 年に成立した食育基本法においても，「食育を推進するための活動は，国民，民間団体等の自発的意思を尊重し，地域の特性に配慮し，地域住民その他の社会を構成する多様な主体の参加と協力を得るものとするとともに，その連携を図りつつ，あまねく全国において展開されなければならない．」（第四条：食育推進運動の展開）と定められており，食育推進運動が地域を基盤とした公衆栄養活動であることが明示されている．

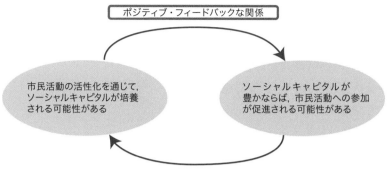

図 1-2　ソーシャルキャピタルと市民活動の関係
[内閣府経済社会総合研究所：コミュニティ機能再生とソーシャルキャピタルに関する研究調査報告書，2005 より引用]

❼ ソーシャルキャピタルの醸成と活用

> ソーシャルキャピタルの各要素は，住民活動量と正の相関関係にある

　ソーシャルキャピタル social capital とは，米国の政治学者であるロバート・パットナム Robert Putnam の定義によれば，人々の協調行動を活発にすることによって，社会の効率性を高めることのできる，「信頼」「互酬性の規範」「ネットワーク」といった社会組織の特徴とされる．物的資本 physical capital や人的資本 human capital などと並ぶ新しい概念であり，社会関係資本と訳される．**図 1-2** に示すとおり，ソーシャルキャピタルの各要素と住民活動量とは正の相関関係にあることが知られている．市民活動の活性化を通じて，ソーシャルキャピタルが培養される可能性とともに，ソーシャルキャピタルが豊かならば，市民活動への参加が促進される可能性があるという相互作用によって，より好ましい社会を醸成することにつながっていく．
　国，地方公共団体，保健医療施設，福祉施設，介護施設，教育機関，消防署，警察署等の公的組織はもとより，食品製造事業者，食の宅配を含む流通事業者，交通事業者(航空会社，バス・タクシー会社など)，通信事業者(郵便局，放送局，電話局など)といった健康生活を営むうえで欠かせない栄養・食に関係する企業，NPO 法人，ボランティア団体，地域の自治会，患者会や子ども見守り隊などの活動目的を同じとする住民が参加する団体など，すべてが公衆栄養にかかわる地域の社会資本である．公的組織，民間団体による活動と住民自らによる活動がそれぞれ活発化し，相互理解のもと活用し合うことで，住民生活の基盤である地域社会全体がより高い健康レベルを目指すことにつながっていく．公衆栄養活動は住民の食環境を社会面から整備するという役割を担っている．

⑧ 持続可能性(サステナビリティ)を踏まえた公衆栄養活動

資源や環境への配慮によって持続可能性を踏まえた活動とする

　持続可能性 sustainability(サステナビリティ)という言葉は分野によって使用法に違いはみられるが,公衆栄養学分野では環境学的な面を重視している.食料となる生物資源の長期的な維持を可能とし,食料資源の消費や生態系(環境)が適正に管理され,地球上に暮らしているすべての人々(人類)が経済活動や福祉の面で長期的に良好な水準を維持することが可能となることを指している.

　もとより公衆栄養学は,食料資源の安定供給を通して人々の健康を実現するという使命を持っている.食料資源は多くが地球上に生存している生物であり,その栄養資源としての獲得は狩猟,漁猟,酪農,収穫などの手段で行われる経済的な営み,すなわち産業でもある.産業活動は利益を追求しがちとなるが,自然や環境を無視した活動では持続可能性は達成できない.

　第70回国連総会(2015年)において採択された「われわれの世界を変革する:持続可能な開発のための2030アジェンダ」(☞114頁)でも,その文書中に持続可能な開発における経済,社会および環境の三側面の調和が謳われている.

　公衆栄養活動により対象集団の健康水準の向上が達成されたとしても,その状態が持続的であるためには生態系の保全が不可欠である.

　1993年に成立した環境基本法に基づく**環境基本計画**は,政府の環境の保全に関する総合的かつ長期的な施策の大綱等を定めるものである.2018年に閣議決定された第五次環境基本計画では,分野横断的な6つの「重点戦略」(経済,国土,地域,暮らし,技術,国際)が設定され,各地域が自立・分散型の社会を形成し,地域資源等を補完し支え合う「地域循環共生圏」の創造を目指すこととされた.

　2000年に策定された**食生活指針**(☞第3章D-❶ⓐ,76頁,2016年一部改定)は食料生産・流通から食卓,健康へと幅広く食生活全体を視野に入れて作成されており,食料資源や環境への配慮について「食料資源を大切に,無駄や廃棄の少ない食生活を.」という項目が設けられている.また,2016〜2020年度の5年間を期間とする第3次食育推進基本計画では,重点課題として「食の循環や環境を意識した食育の推進」が掲げられており,食品リサイクル法の再生利用事業計画(食品リサイクル・ループ)制度の活用や,食品ロス削減国民運動の展開,バイオマス利用と食品リサイクルの推進が取り組むべき施策として定められている.

　さらに,2021〜2025年度の**第4次食育推進基本計画**(☞110頁)では,第3次を継承・発展させた「持続可能な食を支える食育の推進」が重要事項として掲げられ,現状・課題として「SDGs(持続可能な開発目標)へのコミットメント」が盛り込まれるとともに,取り組むべき施策として,地産地消,持続可能な食につながる環境に配慮した消費の推進,食品ロス削減を目指した国民運動の展開が定められた.

コラム　東京栄養サミット2021／東京栄養宣言

　2021年12月に「東京栄養サミット2021」が開催された．栄養サミットは地球規模で栄養課題について考え取り組むため，各国の政府，国際機関，民間企業，市民団体などの代表が集まり，幅広く議論し，今後の行動の方向性についての共通認識を深めるもので，各参加団体がコミットメント（自らが実践する内容の誓約）を発表することが特徴である．先進国・途上国双方における「栄養不良の二重負荷」問題，新型コロナウイルス感染症による世界的な栄養状況の悪化を踏まえ，また世界保健総会の世界栄養目標2025，国連「栄養のための行動の10年」（2016～2025年）および持続可能な開発目標（SDGs）達成に連携するものとして，下記の5つの観点について議論が行われ，成果文書として東京栄養宣言が発出された．

東京栄養宣言

　①健康：栄養のユニバーサル・ヘルス・カバレッジ（UHC）*への統合

　　*ユニバーサル・ヘルス・カバレッジ Universal Health Coverage（UHC）：すべての人が適切な予防，

　　治療，リハビリテーション等の保健医療サービスを，支払い可能な費用で受けられる状態．

　②食：健康的な食事の推進と持続可能な食料システムの構築

　③強靱性：脆弱な状況や紛争下における栄養不良に対する効果的な取り組み

　④説明責任：データに基づく説明責任の促進

　⑤財政：栄養の財政への新たな投資の動員

　なお，東京栄養宣言の全文は下記を参照されたい．

［外務省：東京栄養サミット2021 https://www.mofa.go.jp/mofaj/ic/ghp/page25_002043.html（最終アクセス2023年3月1日）］

コラム コロナ禍における公衆栄養活動

　2019 年末から世界中に広まった新型コロナウイルス感染症（COVID-19）の影響により，さまざまな要因を通じて，人々の栄養不良 malnutrition のリスクが高まった．その要因を以下に整理した．

1) 家庭において，質と量ともに十分な食料の入手が困難になった．
　この原因としては，収入の減少，行動制限等による購買の困難などが考えられるが，前者の影響が大きいと考えられる．すなわち，経済的対策の範疇である．また，生鮮食品の摂取減少や，加工食品の利用の増加などの報告がある．

2) 生活環境が大きく変化し，行動が不健康になった．
　人と人との接触回避を含む行動制限，在宅勤務等による身体活動の低下に起因する肥満者（小児を含む）の増加，心身の状態の悪化などについての報告がある．また，子どもや学生に対する教育上の制約（オンライン授業を含む）が，今後もたらす悪影響も危惧される．

3) 保健・医療サービスが十分に提供・利用されていない．
　医療現場の疲弊や，感染リスクの回避のために必要な受診を控えるなどで，とくに疾病や要介護リスク等が高い人々において，健康や栄養状態のさらなる悪化が懸念される．また，COVID-19 感染者（後遺症を含む）への栄養ケアについても今後検討が必要であろう．

　地域保健の現場では，管理栄養士も感染症の直接的な対策に追われ，本来行うべき公衆栄養活動ができていない状況がある．しかし，上記に示したような多様な要因に関して，各対象集団において現在の課題を把握・分析し，公衆栄養上の優先度が高い取り組みを行うことが，今後引き続き必要である．また，人と人との接触回避のために実施が中止されてきた従来の公衆栄養活動について，「ウィズコロナ」下で，新しい技術なども活用して再開されることが期待される．

2 健康・栄養問題の現状と課題

学習目標

1. わが国の人口および疾病構造の変化と現状に関連づけて，栄養問題を説明できる．
2. わが国における食環境の変化に関連づけて，食事の変化と現状ならびに課題を説明できる．
3. 地球レベルの視点から，健康および栄養問題の現状と課題を説明できる．

A 健康状態の変化

❶ 人口構成の変遷と現在の課題

> 現在の課題は，高齢化と少子化ならびに人口減少である

ⓐ 人口の動向

1) わが国の総人口

わが国の総人口は1億2,550万人［2021（令和3）年10月1日現在］である．人口の推移をみると，緩やかな上昇傾向が続いていたが，2005年に戦後はじめて減少に転じた．その後は横ばいで推移していたが，2011年以降は減少傾向が続いており，今後は長期的な減少過程に入ると予想されている．

2) 人口ピラミッド

性別年齢別人口構成を示す**人口ピラミッド**には，現在にいたるまでの社会情勢の影響を受けた出生・死亡の状況が反映される．2021年10月1日現在のわが国の人口ピラミッドは，72〜74歳と47〜50歳を中心とした2つのふくらみをもったつぼ型を示している（**図2-1**）．

2021年の総人口に占める年齢3区分別人口の割合は，**年少人口**（15歳未満）は1,478万人（総人口の11.8％），**生産年齢人口**（15〜64歳）は7,450万人（59.4％），**老年人口**（65歳以上）は3,621万人（28.9％）となっており，年少人口と生産年齢人口の割合は低下が続く一方，老年人口割合*は上昇し続けている（**図2-2**）．現在の傾向が続けば，50年後には扶養する側とされる側の人口規模が1：1となることが示唆されている．

*老年人口割合　老年人口が総人口に占める割合．一般的には高齢化率という．

ⓑ 高齢化

総人口に占める65歳以上の割合の推移をみると，1950（昭和25）年以前は5％前後で推移していたが，その後は急激に上昇し，1985（昭和60）年には10％を，2005（平成17）年には20％を超え，2020（令和2）年には28.1％となった．諸外国と比較すると，わが国はイタリア（23.3％），ポルトガル（22.8％），フィンランド（22.6％）よりも高く，世界でもっとも高い水準となっている．

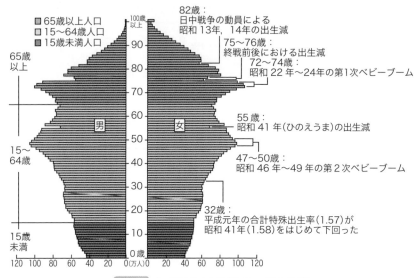

図 2-1 わが国の人口ピラミッドの推移
[総務省統計局：人口推計（2021年10月1日現在）より引用]

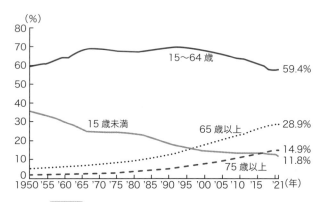

図 2-2 年齢 3 区分別人口の構成割合の推移
[総務省統計局：人口推計（2021 年 10 月 1 日現在）より引用]

わが国の老年人口割合が 7 ％（高齢化社会）から 14 ％（高齢社会）に倍増するのに要した年数（倍加年数）は 24 年で，高齢化の進んでいる西欧諸国（フランス 115 年，イタリア 61 年，ドイツ 40 年）よりもかなり短く，きわめて急速に高齢化が進んでいることがわが国の高齢化の特徴である（**図 2-3**）．

c 少 子 化

わが国の出生数と**合計特殊出生率**（15 〜 49 歳の女子の年齢別出生率を合計したもの）の推移を**図 2-4** に示す．1947（昭和 22）〜 1949（昭和 24）年の第一次ベビーブームでは，出生数は毎年 260 万人台と多く，合計特殊出生率も 4 を超えていた．しかし，1950 年以降は合計特殊出生率が急激に低下し，1966（昭和 41）年のひのえうまで激減した．その後，第二次ベビーブームで出生数は増加するが，1974（昭和 49）年以降は減少傾向が続いている．1956（昭和 31）年には合計特殊出生率が 2.22 となり，はじめて**人口置換水準**（ある死

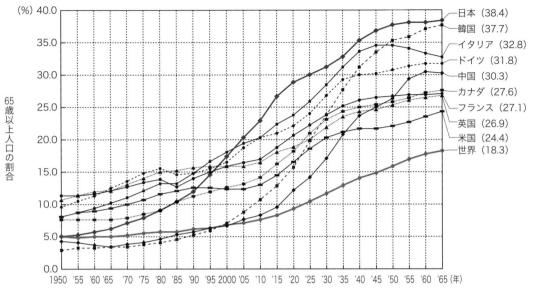

資料：日本の値は，2015 年までは「国勢調査」，2020 年以降は国立社会保障・人口問題研究所「日本の将来推計人口」
他国は，World Population Prospects：The 2017 Revision（United Nations）
注）日本は，各年 10 月 1 日現在，他国は，各年 7 月 1 日現在

図 2-3 **主要国における高齢者人口の割合の推移（1950 ～ 2065 年）**
［総務省統計局：国際比較でみる高齢者 https://www.stat.go.jp/data/topics/topi1135.html（最終アクセス 2023 年 3 月 1 日）］

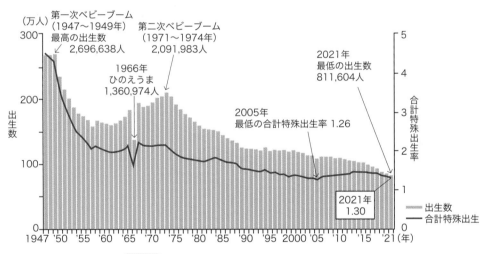

図 2-4 **出生数および合計特殊出生率の年次推移**
［厚生労働省：人口動態統計をもとに作成］

亡の水準の下で，人口が長期的に増えも減りもせずに一定となる出生の水準，同年では 2.24）を下回った．さらに，2005 年の時点で過去最低の合計特殊出生率 1.26 を記録したが，2006（平成 18）年から上昇傾向が続き，直近の 3 年間では，2019 年 1.36，2020 年 1.34，2021 年 1.30 となっている．2021 年の出生数は 81 万人で，最高であった 1949 年の約 1/3 まで減少し，過去最低を更新した．

d 老年期認知症と要介護者の状態

　高齢者人口が増加し，2021 年で 65 歳以上の老年人口は 28.9% となっていることは前述のとおりである．2017 年 4 月に国立社会保障・人口問題研究所が公表した「日本の将来推計人口」によると，総人口が減少する中で高齢化率は上昇を続け，2036 年には 33.3% で 3 人に 1 人となり，2065 年には 38.4% に達して，国民の約 2.6 人に 1 人が 65 歳以上となる社会が到来すると推計されている．また，総人口に占める 75 歳以上人口の割合は，2065 年には 25.5% となり，約 3.9 人に 1 人が 75 歳以上の後期高齢者となると推計されている．高齢化率が上昇するに従い，老年期認知症の増加が避けられない問題となっている．

1) 老年期認知症の将来推定数

　内閣府の平成 29 年版高齢社会白書によると，2012 年では 65 歳以上の高齢者の認知症患者数は 462 万人であったが，2025 年には約 650～700 万人，2040 年に約 800～950 万人，2060 年に約 850～1,150 万人と時代とともに増加すると推定されている（図 2-5）．また，認知症を病型別にみると，アルツハイマー型認知症の患者数が，血管性認知症やその他の認知症の患者に比べ顕著に増加することが予測されている．認知症を予防するためには，早期からの高血圧や糖尿病，喫煙などの危険因子の管理と，適切な食生活や運動習慣を心がけることが重要である．

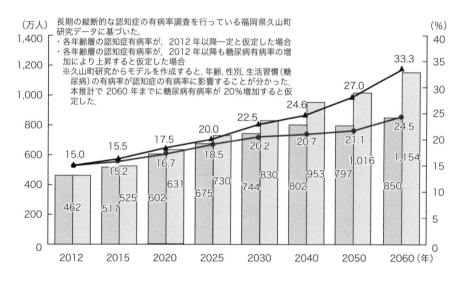

図 2-5 65 歳以上の認知症患者の推定数

資料：日本における認知症の高齢者人口の将来推計に関する研究（平成 26 年度厚生労働科学研究費補助金特別研究事業　九州大学二宮教授）より内閣府作成

［内閣府：平成 29 年版高齢社会白書（概要版）より引用］

2) 要介護者の年齢階級別構成割合の年次推移

　要介護者の年齢を年次推移でみると，年齢が高いほど割合が上昇している（図2-6）．要介護者を性別，年齢階級別にみると，男性は80〜84歳，女性は90歳以上がもっとも多くなっている（図2-7）．

3) 高齢者の要介護者数

　介護保険制度による要介護または要支援の認定を受けた人は2021年3月末現在で682万人であり，2000（平成12）年に介護保険制度がスタートしてからの20年間で約3.1倍に増加している．

4) 介護が必要となった原因

　介護が必要となったおもな原因を要介護度別にみると，要支援者では「関節疾患」が18.9%でもっとも多く，次いで「高齢による衰弱」が16.1%となっている（表2-1）．要介護者では「認知症」が24.3%でもっとも多く，次いで「脳血管疾患（脳卒中）」が19.2%となっている．自立した高齢期を長期にわたり継続するために，認知症予防をはじめとする健康管理の重要性が問われている．

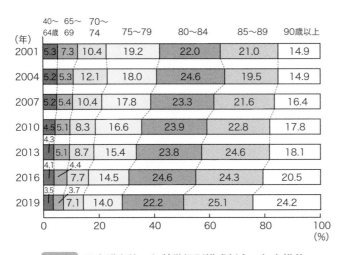

図2-6 要介護者等の年齢階級別構成割合の年次推移

注　2016年の数値は，熊本県を除いたものである．
［厚生労働省：令和元年国民生活基礎調査の概況，2019より引用］

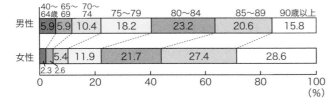

図2-7 性別にみた要介護者等の年齢階級別構成割合（2019年）

［厚生労働省：令和元年国民生活基礎調査の概況，2019をもとに作成］

表 2-1 要介護度別にみた介護が必要となったおもな原因（上位 3 位, 2019 年）

単位：%

現在の要介護度	第 1 位		第 2 位		第 3 位	
総　　数	認知症	17.6	脳血管疾患（脳卒中）	16.1	高齢による衰弱	12.8
要支援者	関節疾患	18.9	高齢による衰弱	16.1	骨折・転倒	14.2
要支援 1	関節疾患	20.3	高齢による衰弱	17.9	骨折・転倒	13.5
要支援 2	関節疾患	17.5	骨折・転倒	14.9	高齢による衰弱	14.4
要介護者	認知症	24.3	脳血管疾患（脳卒中）	19.2	骨折・転倒	12.0
要介護 1	認知症	29.8	脳血管疾患（脳卒中）	14.5	高齢による衰弱	13.7
要介護 2	認知症	18.7	脳血管疾患（脳卒中）	17.8	骨折・転倒	13.5
要介護 3	認知症	27.0	脳血管疾患（脳卒中）	24.1	骨折・転倒	12.1
要介護 4	脳血管疾患（脳卒中）	23.6	認知症	20.2	骨折・転倒	15.1
要介護 5	脳血管疾患（脳卒中）	24.7	認知症	24.0	高齢による衰弱	8.9

注　「現在の要介護度」とは，2019（令和元）年 6 月の要介護度をいう.
［厚生労働省：令和元年国民生活基礎調査の概況，2019 より引用］

❷ 死因別死亡

主要な死因は，感染症から非感染性疾患(生活習慣病)へと推移した

　集団がどのような原因で死亡しているかを把握することは，保健・医療政策に必須である．わが国では，第二次世界大戦後，生活環境の変化や医学の進歩によって死因の上位は感染症から非感染性疾患へと推移した．1950 年代以降，結核による死亡が大きく減少して，主要な死因は生活習慣病へと大きく変化した.

ⓐ　死亡率（粗死亡率）

●死亡率

　粗死亡率は，一定期間の死亡数を対象集団の全人口で割った死亡率で，単に死亡率と書かれている場合には粗死亡率を意味する．2021（令和 3）年の死亡数は約 143 万人，死亡率（人口千対）は 11.7 で，前年の 11.1 より上昇した.

1)　死亡率の年次推移

　主要死因別にみた死亡率の年次推移（人口 10 万対）を**図 2-8** に示す．悪性新生物は一貫して増加し続け，1981（昭和 56）年以降死因順位の第 1 位となっている．心疾患は 1985 年に第 2 位となり，引き続き上昇していたが，1995（平成 7）年 1 月施行の新しい死亡診断書（死体検案書）の注意書きの影響により 1994 年と 1995 年に急激に低下した．その後，心疾患は 1997（平成 9）年から再び上昇傾向となっている．肺炎は 1973（昭和 48）年から上昇傾向に転じ，2011（平成 23）年には脳血管疾患にかわり第 3 位となったが，2021 年では老衰，脳血管疾患に続いて第 5 位となっている．脳血管疾患は 1970（昭和 45）年から低下し，1991（平成 3）年以降は横ばいで推移し，1995 年には**国際疾病分類**（ICD-10）適用による原死因（直接に死亡を引き起こした疾病）選択ルールの明確化の影響を受けて急激な上昇がみられたものの，その後は低下傾向となっている.

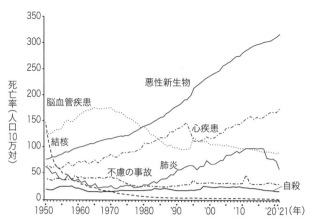

図 2-8 主要死因別にみた死亡率の年次推移（人口10万対）
［厚生労働省：人口動態統計をもとに作成］

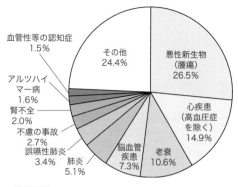

図 2-9 おもな死因別死亡率の割合（2021年）
［厚生労働省：令和3年人口動態統計（確定数）の概況，2022をもとに作成］

表 2-2 死因順位10位までの死亡数・死亡率（人口10万対）

死　因	2021年									2020年	
	総　数			男			女			総　数	
	死亡数（人）	死亡率		死亡数（人）	死亡率		死亡数（人）	死亡率		死亡数（人）	死亡率
全　死　因	1,439,856	1,172.7		738,141	1,236.7		701,715	1,112.2		1,372,755	1,113.7
悪性新生物〈腫瘍〉	(1) 381,505	310.7	(1)	222,467	372.7	(1)	159,038	252.1	(1)	378,385	307.0
心　疾　患	(2) 214,710	174.9	(2)	103,700	173.7	(2)	111,101	175.9	(2)	205,596	166.7
老　　　衰	(3) 152,027	123.8	(5)	41,286	69.2	(3)	110,741	175.5	(3)	132,440	107.5
脳血管疾患	(4) 104,595	85.2	(4)	51,597	86.4	(4)	53,001	84.0	(4)	102,978	83.5
肺　　　炎	(5) 73,194	59.6	(4)	42,341	70.9	(5)	30,853	48.9	(5)	78,450	63.6
誤嚥性肺炎	(6) 49,488	40.3	(6)	29,319	49.1	(6)	20,169	32.0	(6)	42,746	34.7
不慮の事故	(7) 38,355	31.2	(7)	22,026	36.9	(7)	16,329	25.9	(7)	38,133	30.9
腎　不　全	(8) 28,688	23.4	(8)	15,080	25.3	(10)	13,608	21.6	(8)	26,948	21.9
アルツハイマー病	(9) 22,960	18.7		7,987	13.4	(8)	14,973	23.7	(9)	20,852	16.9
血管性及び詳細不明の認知症	(10) 22,343	18.2		8,162	13.7	(9)	14,181	22.5	(10)	20,815	16.9

注　1）死因分類は，ICD-10（2013年版）準拠（平成29年適用）による．　　2）（　）内の数字は死因順位を示す．
　　3）男の9位は「慢性閉塞性肺疾患（COPD）」で死亡数13,670，死亡率22.9．10位は「間質性肺炎」で死亡数13,581，死亡率22.8である．
　　4）「結核」は死亡数が1,845，死亡率は1.5である．
［厚生労働省：令和3年人口動態統計（確定数）の概況，2022をもとに作成］

2）死因順位別死亡数・死亡

　2021年の死因順位10位までの死亡数・死亡率を**図2-9**，**表2-2**に示す．死因順位の第1位の悪性新生物の死亡数は約38万人で，死亡総数に占める割合は26.5%である．第2位の心疾患（高血圧性を除く）の死亡数は約21万人（14.9%），第3位の老衰の死亡数は約15万人（10.6%），第4位の脳血管疾患の死亡数は約10万人（7.3%）となっている．なお，第3位の老衰は高齢者で他に記載すべき死亡の原因がない状況，いわゆる自然死の場合に用いる死因である．

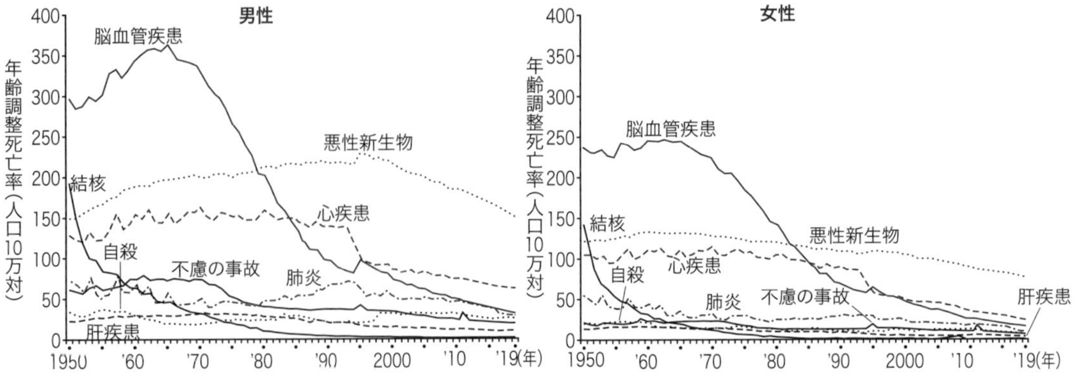

図 2-10 性・主要死因別にみた年齢調整死亡率の年次推移（人口 10 万対）

1994 年までは旧分類によるものである.
［厚生労働省：人口動態統計をもとに作成］

b　年齢調整死亡率

1）　年齢調整死亡率の意義

　年齢構成の異なる人口集団の粗死亡率を比較する場合，高齢者の割合が高い集団のほうが若者の割合が高い集団に比較して粗死亡率は大きくなり，両者の死亡率を正確に比較しているとはいえない．そこで，ある基準集団を設定して両者の集団の年齢構成をそろえることにより，年齢の影響を排除して死亡率を計算する調整（標準化）が行われる．このように年齢構成を同等にして算出した死亡率を**年齢調整死亡率**という．国内比較では，**基準人口**として「**昭和 60（1985）年モデル人口**」を用いて標準化を行っている．国際比較には，「**世界人口**」が用いられる．

　年齢調整死亡率を用いることにより，年齢構成の相違に影響されることなく地域比較や年次比較を行うことができる．

2）　年齢調整死亡率の年次推移

　性・主要死因別にみた年齢調整死亡率の年次推移（人口 10 万対）を**図 2-10**に示す．2019 年の**人口動態統計**によると，年齢調整死亡率（人口千対）は男性 4.6，女性 2.4 で，男性は前年と同率となったが，女性は前年の 2.5 より低下した．悪性新生物，心疾患などの粗死亡率は増加しているが，人口の高齢化の影響を取り除いた年齢調整死亡率をみると，いずれも減少傾向であることがわかる．

●人口動態統計

③　平 均 寿 命，健 康 寿 命

> 「平均寿命の増加分を上回る健康寿命の増加」が目標とされている

a　平均寿命

　平均余命とは，各年齢の生存者があと何年生きることができるかを示すも

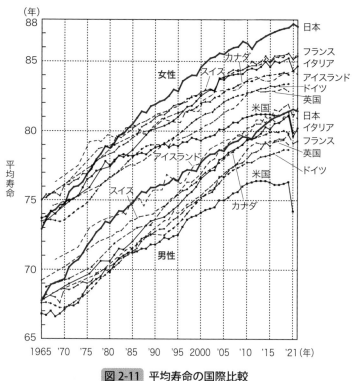

図 2-11　平均寿命の国際比較
[厚生労働省：令和 3 年簡易生命表の概況，2022 より引用]

のであり，0 歳の平均余命である**平均寿命**は，健康水準を示す総合的な指標として広く用いられている．平均寿命の国際比較を**図 2-11** に示す．2021 年の**簡易生命表**では，日本人の平均寿命は男性 81.47 年，女性 87.57 年と前年と比較して男性は 0.09 年，女性は 0.14 年下回っている．平均寿命の男女差は 6.1 年で，前年より 0.07 年縮んでいる．わが国の平均寿命は男性，女性ともに高い水準を示し，世界有数の長寿国の 1 つとなっている．　　　　　　　●簡易生命表

b　健康寿命

1)　健康寿命の定義

　健康寿命とは，2000 年に WHO（世界保健機関）が提唱した指標で，「日常的に介護を必要としないで自立した生活ができる生存期間」のことである．2016 年 6 月に WHO より公表された 2015 年のわが国の健康寿命は男性 72.5 歳，女性 77.2 歳（男女平均 74.9 歳）で，世界のトップとなっている．一方，わが国では，「健康上の問題で日常生活が制限されることなく生活できる期間」（厚生労働省）と定義されている．平均寿命と健康寿命との差は，日常生活に制限のある「不健康な期間」を意味する．健康寿命は，広く用いられている健康寿命の計算法であるサリバン法を用いて算定する．すなわち，**国民生活基礎調査**における質問項目の「あなたは現在，健康上の問題で日常生活に何か影響がありますか」に対する「ない」の回答を日常生活に制限なしと　　●国民生活基礎調査

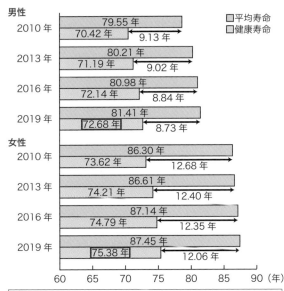

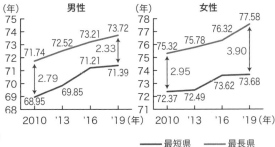

※厚生労働科学研究費補助金：健康寿命及び地域格差の要因分析と健康
　増進対策の効果検証に関する研究（研究代表者 辻一郎）において算出.
※健康寿命を用いたその他のおもな政府指標
・健康日本21（第二次）の目標：平均寿命の増加分を上回る健康寿命
　の増加（令和4年度）
・健康寿命延伸プランの目標：健康寿命を男女ともに3年以上延伸し
　（2016年比），75歳以上とする（2040年）

資料：○平均寿命：厚生労働省「平成22年完全生命表」「平成25年/平成28
年/令和元年簡易生命表」
○健康寿命：厚生労働省「平成22年/平成25年/平成28年/令和元年簡易生命表」
「平成22年/平成25年/平成28年/令和元年人口動態統計」「平成22年/平
成25年/平成28年/令和元年国民生活基礎調査」，総務省「平成22年/平成
25年/平成28年/令和元年推計人口」
※平成28年（2016）調査では熊本県は震災の影響で調査なし

図 2-12 性別にみた平均寿命と健康寿命の差（2010，2013，2016，2019年の比較）

［厚生労働省健康局健康課：地域保健の最近の動向，2021，http://www.phcd.jp/02/soukai/pdf/soukai_2021_file_t09.pdf および
厚生労働省：健康日本21（第二次）最終評価報告書, https://www.mhlw.go.jp/content/10904750/000998790.pdf（最終アクセス2023年3月1日）
をもとに作成］

定義し，性・年齢階級別の日常生活に制限のない者の割合および生命表を用
いた計算により，「日常生活に制限のない期間の平均」を得ている．それに
より算定された健康寿命（日常生活に制限のない期間）は2019年で男性72.68
年，女性75.38年であり，平均寿命と健康寿命との差は，男性8.73年，女性
12.06年である（**図 2-12**）．なお，健康寿命のWHO公表値と厚生労働省公表
値の違いは，定義や算出方法の違いによるもので，2つの値を単純に比較す
ることはできない.

2) 平均寿命と健康寿命の年次推移（図 2-13）

　2013年度に開始された**健康日本21（第二次）**（☞第3章E-**1c**，95頁）に
おいても，「健康寿命の延伸・健康格差の縮小」は中心課題として位置づけ
られ，2022年度までの10年間（期間延長により2013～2023年度までとなっ
た）で「平均寿命の増加分を上回る健康寿命の増加」「日常生活に制限のない
期間の平均の都道府県格差の縮小」を実現することを目指している．性別に
みた平均寿命と健康寿命の年次推移について，健康日本21（第二次）最終評
価（2022年10月）によると，2019年の健康寿命（日常生活に制限のない期間
の平均）は，2010年と比較して男性で2.26年（70.42年→72.68年，p<0.001），

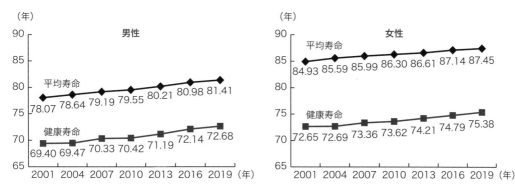

図 2-13 性別にみた平均寿命と健康寿命の年次推移
[内閣府：令和４年版高齢社会白書（概要版）より引用]

女性で 1.76 年（73.62 年→ 75.38 年，p<0.001）増加した．一方，同期間における平均寿命は，男性で 1.86 年（79.55 年→ 81.41 年），女性で 1.15 年（86.30 年→ 87.45 年）増加したことから，健康寿命の増加分は平均寿命のそれを上回っており，男女ともに目標である「平均寿命の増加分を上回る健康寿命の増加」を達成したといえる．一方，都道府県格差については，変わらない，という結果であった（**図 2-12**）．今後，健康日本 21 の展開による疾病予防と健康増進，介護予防などによって健康寿命をさらに延伸することにより，個人の生活の質の低下を防ぐだけでなく，医療費や介護給付費などの社会保障負担の軽減につながることが期待される．

❹ 疾病構造の変化と栄養・食生活

> 食生活をはじめとする生活習慣が疾病構造の変化に影響を及ぼしている

ⓐ 生活習慣病の定義

　わが国の死因別の状況をみると，1950 年代以降，結核による死亡が大きく減少して，死因構造の中心が感染症から**生活習慣病**に大きく変化した．生活習慣病は「食習慣，運動習慣，休養，喫煙，飲酒などの生活習慣が，その発症・進展に関与する疾患群」と定義されている．食習慣は，生活習慣の中でも主要な要素であり，健康的な食生活の実践を通じた生活習慣病の一次予防が重要である．

◉生活習慣病

ⓑ わが国の栄養・健康状態の変遷と疾病構造の変化

　1960 年代から 1970 年代にかけて，エネルギー摂取量が増加するとともに，総エネルギー摂取量に占めるたんぱく質および脂質の構成割合が増加し，炭水化物が大きく減少した．1980 年代以降，エネルギー摂取量は減少傾向となり，現在まで大きな変化はみられていない．また，食塩摂取量については漸減傾向にあり，2019 年の国民健康・栄養調査では 1 日当たりの食塩摂取

量の平均値(20歳以上)は10.1 gである．しかし，日本人の食事摂取基準(2020年版)による目標量の(男性7.5 g，女性6.5 g)，健康日本21(第二次)で目標値である8 gに比べると高い値を示している．

　死因別死亡率では，高齢化の影響により悪性新生物(がん)，心疾患の粗死亡率は増加している．脳血管疾患の粗死亡率は1995年に増加したが，以後は低下傾向にある(**表2-3**，☞**図2-8**)．一方，年齢調整死亡率はいずれも減少傾向となっている(☞**図2-10**)．2019年の国民健康・栄養調査によると，

表 2-3　わが国の栄養・健康状態の変遷

分野	指標			1960年	1970年	1980年	1990年	2000年	2010年	2020年
健康・疾病予防	平均寿命 *1(年)		男性	65	69	73	76	78	80	82
			女性	70	75	79	82	85	86	88
	成長期の体格 *2	平均身長 (cm)	10歳男児	132	135	137	139	139	139	140
			10歳女児	132	136	138	140	140	140	142
		平均体重 (kg)	10歳男児	28	31	32	34	35	34	36
			10歳女児	28	31	33	34	35	34	35
	肥満者の割合 *3(%)		成人男性	−	−	18	22	27	30	33
			成人女性	−	−	21	22	21	21	22
	低栄養傾向の高齢者の割合 *3(%)		65歳以上男性	−	−	33.6	25.6	18.5	15.6	12.4
			65歳以上女性	−	−	23.2	22.1	18.9	18.8	20.7
	栄養不良による身体症候発現率 *3(%)		0歳以上男性	18	13.2	−	−	−	−	−
			0歳以上女性	23.7	20.5	−	−	−	−	−
	死因別死亡率 *4 (人口10万対)	粗死亡率	悪性新生物 男性	111	133	164	216	291	343	369
			女性	90	101	116	139	181	219	249
			心疾患 男性	76	91	112	136	117	144	166
			女性	71	83	101	134	116	155	168
			脳血管疾患 男性	172	192	143	96	103	98	84
			女性	150	161	136	103	108	98	83
		年齢調整死亡率	悪性新生物 男性	188	199	211	216	214	182	150
			女性	132	127	119	108	104	92	84
			心疾患 男性	153	162	158	139	86	74	−
			女性	112	115	104	89	49	40	−
			脳血管疾患 男性	341	334	202	98	74	50	33
			女性	243	223	141	69	46	27	18
	推計患者数 *5 (万人)	高血圧性疾患		−	−	55.40	68.52	60.75	67.06	59.89
		脳血管疾患		−	−	25.89	37.75	35.01	28.38	19.75
		糖尿病		−	−	12.03	19.86	21.99	23.24	23.02
栄養	エネルギー *3	平均摂取量(国民1人1日当たり)(kcal)		2,096	2,210	2,084	2,026	1,948	1,849	1,903
	PFCエネルギー比率(エネルギー産生栄養素バランス *6)*3(%)	たんぱく質(P)		13	14	15	16	16	15	15
		脂質(F)		11	19	23	25	27	26	29
		炭水化物(C)		76	67	62	59	58	59	56
	食塩 *3	平均摂取量(国民1人1日当たり)(g)		−	−	13	13	12	10	10
		対エネルギー摂取量(g/1,000 kcal)		−	−	6.2	6.2	6.3	5.5	5.3

*1 厚生労働省：完全生命表(2020年は令和2年簡易生命表)．　*2 文部科学省：学校保健統計調査．　*3 厚生労働省：国民栄養調査(2002年まで)，国民健康・栄養調査(2003年以降．2020年，2021年は新型コロナウイルス感染症の影響により調査中止のため2020年は2019年データを使用)．　*4 厚生労働省：人口動態統計(2020年は2019年データを使用)．　*5 厚生労働省：患者調査．　*6 たんぱく質，脂質，炭水化物に由来する摂取エネルギーの比．
[厚生労働省：日本人の食事をめぐる状況と「健康な食事」のあり方，2014，一部改変]

糖尿病が強く疑われる者の割合は男性 19.7％，女性 10.8％である．男女とも有意な増減はみられない．また，65 歳以上の高齢者の低栄養傾向の者（BMI ≦ 20 kg /m²）の割合は 16.8％（男性 12.4％，女性 20.7％）で，この 10 年間でみるといずれも有意な増減はみられない．2020 年の患者調査による全国の推計患者数* は，高血圧性疾患 60 万人，脳血管疾患 20 万人，糖尿病 23 万人となっている（表 2-3）．

＊推計患者数　調査日当日に病院，一般診療所，歯科診療所で受療した患者の推計数．

　第二次世界大戦以降，食生活が動物性たんぱく質や脂質を多く摂取する内容に変わったことが，生活習慣病に関連する肥満や脂質異常につながったと考えられる．高度経済成長期を経た頃には，がん，心疾患，脳血管疾患や糖尿病等の生活習慣病の増加が深刻な問題となった．さらに現在では高齢者の低栄養問題も指摘されている．これらの背景には食生活の欧米化および 1 人暮らしの増加などの世帯構造の変化があると考えられ，栄養・食生活や高齢化に伴う生活習慣の変化が，疾病構造の変化と密接にかかわっている．

コラム　患者調査

　患者調査は国民の健康状態や疾病状況を知るために重要な調査であり，患者数の実態を医療機関を通じて把握するものである．

　統計法に基づき，全国の層化無作為抽出した医療機関を利用した患者を調査し，患者数の推計を行うもので，3 年に 1 回実施される．入院および外来患者については，1 日間（10 月の指定された日）の調査となっている．調査目的は国民の傷病状況の把握と医療計画の算定式などへの応用であり，推計患者数，受療率，おもな傷病の総患者数などが資料として得られる．1 年間の受療状況や患者数を推計したものではなく，1 日のみの調査であるため，調査日の天候の影響を受けやすいという性質がある．このため年次比較の際には注意する必要がある．

B 食事の変化

　日本人の栄養上の課題について，食事調査に基づくエネルギー・栄養素摂取量，食品群別摂取量，料理・食事パターンの面から，経時的変化と現状について考える．公衆栄養学的視点に立った栄養調査は，第二次世界大戦直後に GHQ の指令で東京都民を対象に行われたのが最初で，以後調査対象を全国に広げ，1952（昭和 27）年から栄養改善法に基づき「国民栄養調査」が，2003年以降は健康増進法に基づき「国民健康・栄養調査」（☞ 69 頁）が厚生労働省により毎年実施され，国民の健康状態と食生活実態を把握するために不可欠な資料となっている．なお，供給ベースの栄養量や食料構成，食料需給の全般的動向の把握には，農林水産省で作成される「**食料需給表**」（☞ 48 頁）が用いられ，経年変化や国際比較も可能な資料として活用されている．

🍎 エネルギー・栄養素摂取量の変化

🥕 食塩摂取量やエネルギー産生栄養素バランスの適正化が課題である

a 肥満・やせの年次推移

「令和元年国民健康・栄養調査結果」では，肥満者（BMI ≧ 25 kg/m²）の割合は男性 33.0%，女性 22.3% で，2005 年以降，男性はほぼ横ばい状況である（図 2-14）．また，やせの者（BMI<18.5 kg/m²）の割合も，男性 3.9%，女性 11.5% で，男女とも横ばい状況である．なお，性年代別（図 2-15）でみると，肥満は 40 歳代男性の 39.7%，やせは 20 歳代女性の 20.7% で多い．なお，65 歳以上の低栄養傾向（BMI ≦ 20 kg/m²）の高齢者の割合は 16.8% で，この 10 年間横ばいで推移している．

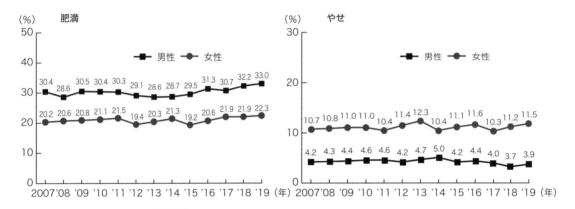

図 2-14　肥満者・やせの割合の年次推移（20 歳以上）
肥満：BMI ≧ 25 kg/m², やせ：BMI < 18.5 kg/m².
［厚生労働省：令和元年国民健康・栄養調査結果をもとに作成］

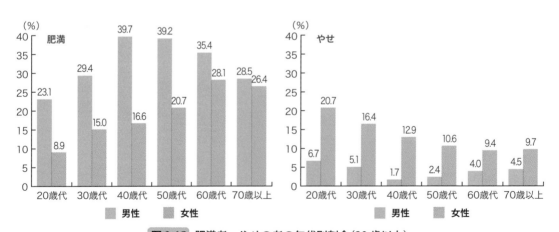

図 2-15　肥満者・やせの者の年代別割合（20 歳以上）
肥満：BMI ≧ 25 kg/m², やせ：BMI < 18.5 kg/m²
［厚生労働省：令和元年国民健康・栄養調査結果をもとに作成］

b　エネルギー・栄養素摂取量

　1946（昭和21）年の全国1人1日当たり摂取量を100としてみると，エネルギーは若干減少，ほぼ横ばい傾向にあり，炭水化物は70以下にまで減少，たんぱく質は1975（昭和50）年まで徐々に増加し，その後2000（平成12）年まで130～135で推移，2000年以降は減少，2010年以降は115～120で推移している．また，動物性たんぱく質と脂質は初期の50年間で約4倍，動物性脂質は1955年から5倍近くまで増加し，2019年にはそれぞれ3.8，4.2，5倍になっている（**図2-16**）．

　カルシウムは1955年から25年で約2倍に増加したが，1975年以降は横ばい状態である．なお，鉄の摂取量は減少しているようにみえるが，栄養量の算定に用いられた食品成分表の改訂（1955年「改訂日本食品標準成分表」，1965年「三訂日本食品標準成分表」，1975年「四訂日本食品標準成分表」，2001年「五訂日本食品標準成分表」）による影響が現れた結果と考えられる（**図2-16**）．

　成人の1日当たり平均食塩摂取量は最近10年間で約1g減少しているが，2019年の1日当たり平均食塩摂取量は，男性10.5 g，女性9.0 gで，依然として摂取過多の状況である．また，1,000 kcal当たり平均摂取量（赤線）でみると，女性のほうが男性より多く，女性5.4 g，男性5.1 gである（**図2-17**）．

●食塩摂取量

　なお，**図2-16, 17**の値は，各年度全国調査総数の平均値だが，**表2-4**は「令和元年国民健康・栄養調査結果」に基づく，20歳代と60歳代男女の栄養素等摂取量の平均値と標準偏差である．国民健康・栄養調査は1日分の食事調査であるため，平均値に対する標準偏差が大きく，とくにビタミンAは，バラツキが大きいことがわかる．また，表の4群間において，調査の際の過小・過大申告の影響が同程度だったと仮定すると，20歳代，とくに女性では，多くの栄養素摂取量が60歳代より少なくなっている．

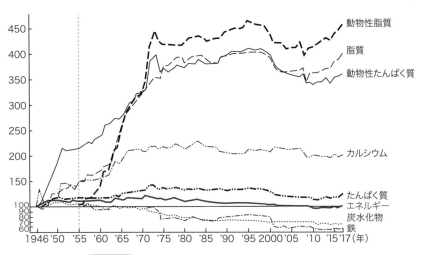

図2-16　エネルギー・栄養素摂取量平均値の年次推移

エネルギー・栄養素摂取量の推移は，1946（昭和21）年＝100.
注）動物性脂質・鉄については1955年＝100としている．
〔厚生労働省：国民栄養調査および国民健康・栄養調査結果　各年度1人1日当たり平均摂取量（総数）をもとに作成〕

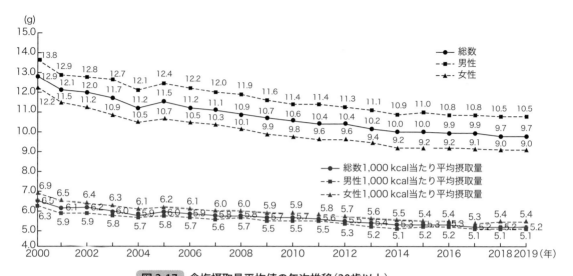

図 2-17　食塩摂取量平均値の年次推移（20歳以上）
［厚生労働省：国民栄養調査および国民健康・栄養調査結果をもとに作成］

表 2-4　栄養素等摂取量の平均値と標準偏差（20歳代と60歳代男女）

項目（調査人数）		男　　性				女　　性			
		20〜29歳（183）		60〜69歳（502）		20〜29歳（182）		60〜69歳（544）	
		平均値	標準偏差	平均値	標準偏差	平均値	標準偏差	平均値	標準偏差
エネルギー	kcal	2,199	710	2,177	542	1,600	445	1,784	562
たんぱく質	g	80.1	30.0	80.6	23.9	61.1	18.4	70.2	22.9
うち動物性	g	47.9	24.2	44.8	19.5	35.4	14.8	37.6	17.0
脂質	g	72.9	32.0	66.2	25.8	55.5	21.9	58.3	27.4
うち動物性	g	39.5	23.5	35.5	19.3	29.2	14.4	29.3	17.0
炭水化物	g	286.1	97.4	274.5	81.6	202.1	63.7	236.1	81.4
食塩相当量	g	10.6	4.3	11.5	4.2	8.3	3.1	10.0	3.7
カルシウム	mg	462	295	533	264	408	210	539	272
鉄	mg	7.4	3.4	8.8	3.3	6.2	2.5	8.4	3.3
ビタミンA	μgRE	451	599	596	1,474	447	878	604	1,029
ビタミンB$_1$	mg	1.07	0.58	1.03	0.47	0.77	0.37	0.93	0.40
ビタミンB$_2$	mg	1.20	0.58	1.30	0.52	0.97	0.43	1.21	0.51
ビタミンC	mg	62	42	102	71	62	48	118	76
食物繊維	g	17.5	6.6	20.6	7.4	14.6	5.7	19.8	7.8

［厚生労働省：令和元年国民健康・栄養調査結果をもとに作成］

ⓒ　エネルギーの栄養素別摂取構成比（PFC エネルギー比率）

　PFC エネルギー比率 PFC energy ratio とは，摂取エネルギーに占めるた　　●PFCエネルギー比率
んぱく質・脂質・炭水化物の構成比で，日本人の食事摂取基準（2020 年版）
では，「エネルギー産生栄養素バランス」として，1 歳以上の目標量が，た
んぱく質 13 〜 20（50 〜 64 歳 14 〜 20，65 歳以上 15 〜 20）％エネルギー，
脂質 20 〜 30（中央値 25.0）％エネルギー，炭水化物 50 〜 65（中央値 57.5）％

2

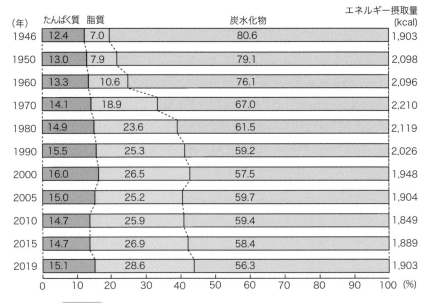

図 2-18 エネルギーの栄養素別摂取構成比と摂取量の年次推移

［厚生労働省：国民栄養調査および国民健康・栄養調査結果各年の平均値（1歳以上の総数）をもとに作成］

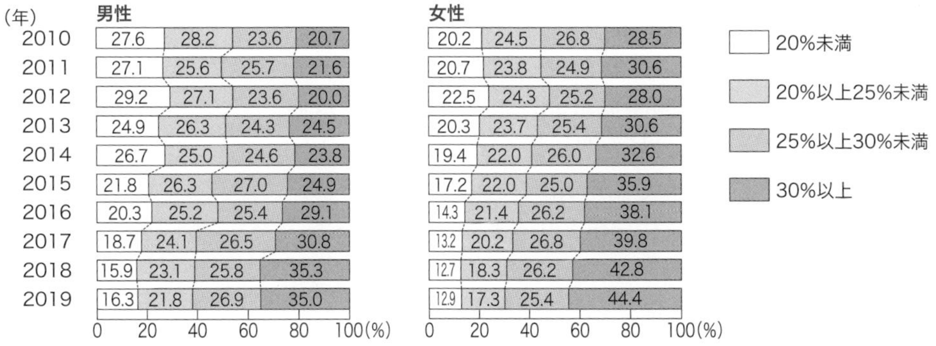

図 2-19 脂肪エネルギー比率の分布（階級別該当者の割合）の年次推移（20歳以上）

脂肪エネルギー比率：脂肪からのエネルギー摂取割合．

［厚生労働省：国民健康・栄養調査結果をもとに作成］

エネルギーと設定された．

　脂肪エネルギー比率の平均値（1歳以上の総数）は，1946年の7％から急激に増加し，1990年には25％を超えたが，2000年以降は横ばい傾向である（**図 2-18**）．なお，成人の脂肪エネルギー比率の分布を最近10年間の年次推移でみると，男女ともに30％以上の者の割合が漸増，とくに女性では44.4％にまで増加している（**図 2-19**）．メタボリックシンドロームを予防するために，脂質からのエネルギー摂取が多くならないよう，エネルギー産生栄養素バランスの適正化を図りたい．

◉脂肪エネルギー比率

d　エネルギーと主要栄養素の食品群別摂取構成比（図 2-20）

　1960 ～ 1980（昭和 35 ～ 55）年の平均エネルギー摂取量（1 歳以上）には，ほとんど変化がみられないが，たんぱく質摂取量が 8.2 g，脂質摂取量が 27.7 g 増え，食品群別の構成に大きな変化がみられる．米類由来のエネルギーは 3 分の 2 以下に減少，油脂類は約 3 倍，動物性食品は 2 倍以上に増加した．その後の 39 年間で，エネルギーが約 200 kcal 減少，たんぱく質摂取量も減少傾向にある．食品群別摂取構成比の変化にはそれまでと同様の傾向がみられるが，油脂類の割合は減少している．また，**穀類エネルギー比率**は，1960 年の 70.6% が 1980 年には 48.7% となり，2019 年は 39.5% にまで低下している．

●穀類エネルギー比率

　一方，脂質とカルシウムの摂取量は，初期の 20 年間で 2.1 倍と 1.4 倍に増加し，脂質は肉類・乳類からの摂取が増え，漸増傾向がみられる．カルシウムは乳類からの摂取が増えているが，40 年間摂取量は増えていない．

❷ 食品群別摂取量の変化

　年齢階級に応じた栄養素摂取量の偏りを改善する必要がある

a　食品群別摂取量平均値の年次推移

　国民栄養調査および国民健康・栄養調査結果に基づく，食品群別摂取量平均値の年次推移を**図 2-21** に示したが，野菜類や果実類は季節変動や経済変動の影響を受けやすく，調査回数や時期，食品群分類・重量基準等の違いが，摂取量の増減に大きくかかわっている．1965（昭和 40）年に年 4 回の調査が 5 月に 1 回となり，その年の野菜類は急激に増加，果実類は減っている．また，1972（昭和 47）年以降は 11 月調査となり果実類が大幅に増加，1984（昭和 59）年以降はトマトとピーマンが緑黄色野菜に分類されるようになったため，1985 年は緑黄色野菜が増加，その他の野菜には減少がみられる．さらに，2001 年以降は穀類や海藻類が乾燥重量ではなく，食材重量で示されているために，それまでの 2 倍以上の値となっている．

　そこで，供給ベースではあるが食料需給表に基づく経年変化（**図 2-22**）と合わせてみると，米類の摂取量は依然として減少傾向にあり，現在，50 年前の半分，150 g 以下にまで低下している．いも類は終戦直後摂取量が多かったものの，1970 年 40 g 以下にまで減り，1975 年以降は 50 ～ 60 g 台で安定から若干減少傾向にある．小麦類は 1970 年まで 60 g 台，1975 年以降は 90 ～ 100 g 台で推移，安定傾向にある．油脂類は 1970 年までの 25 年間で約 9 倍に増加，その後も漸増したが，1985 年以降は減少に転じ，2002 年以降 9.5 ～ 11 g で推移，供給ベースでも 40 g 未満に抑えられている．砂糖類は 1970 年まで増加傾向であったが，2001 年以降は 6 ～ 7 g で安定傾向である．

　魚介類と豆類の摂取量は戦後 10 年間で 1.7 ～ 1.8 倍前後にまで増加したが，それ以降は鈍化し，1988 年以降，魚介類は減少，豆類は安定傾向で，2020 年は，64 g と 25 g であった．畜産物の終戦直後の摂取量はごくわずかであったが，所得水準の伸びとともに 1975 年まで急激に増加した．しかし，1995

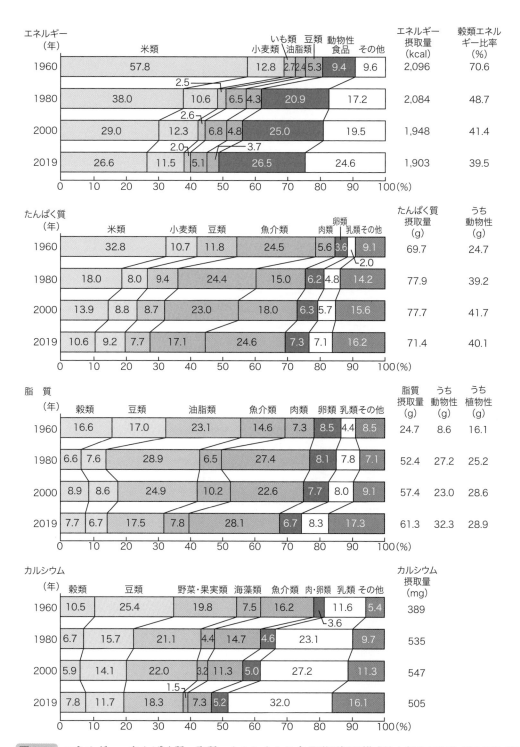

図 2-20　エネルギー・たんぱく質・脂質・カルシウムの食品群別摂取構成比と摂取量平均値の年次推移

［厚生労働省：昭和 35 年，55 年，平成 12 年国民栄養調査結果，令和元年国民健康・栄養調査結果（1歳以上の総数）をもとに作成］

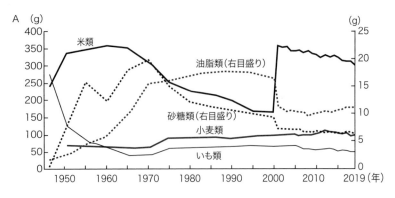

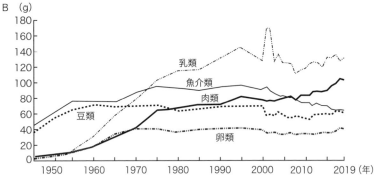

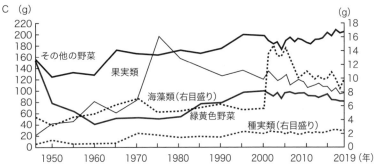

図 2-21 食品群別摂取量平均値の年次推移（1946 ～ 2019 年，1 歳以上）

注1　1964 年までは年 4 回，それ以降は年 1 回調査（1965，1967 ～ 1971 年は 5 月，それ以外は 11 月実施）.

注2　トマトは，1965 年まで果実類，1966 ～ 1983 年その他の野菜，1984 年以降緑黄色野菜.

注3　緑黄色野菜は，1984 年以降新分類で，トマト・ピーマン等が加わる.

注4　きのこ類は，その他の野菜類に含まれる.

注5　米類と海藻類は，2001 年以降は原重量ではなく，「めし」「かゆ」，あるいは「水戻しわかめ」などで算出.

注6　図（A，C）中，点線の目盛りは右軸. 2000 年以前は 5 年間隔でプロット.

注7　2001 年以降分類方法が変わり（例：ジャムは砂糖類から果実類に，味噌は豆類から調味料類に，マヨネーズは油脂類から調味料類に），米類や海藻類の値が乾燥重量から調理後の重量になるなど，値が大きく変化している.

［健康・栄養情報研究会栄養調査研究班編：戦後昭和の栄養動向，第一出版，1988/ 健康・栄養情報研究会編：国民栄養調査結果 / 厚生労働省：国民健康・栄養調査結果各年度全国平均値をもとに作成］

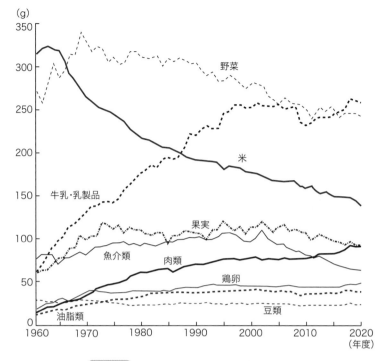

図 2-22 1人1日当たり供給純食料の年次推移
［農林水産省：食料需給表, 1960 〜 2020 年をもとに作成］

年以降は増加に歯止めがかかり，卵類は 40 g，乳類は 130 g 前後で安定しており，肉類は 100 g 前後で若干増加傾向がみられる．野菜や果実の摂取量は多少の増減を示しながらも，ここ数年，野菜は 300 g，果実は 100 g 前後でほぼ安定している．

b 年齢階級別食品群別摂取量（図 2-23）

最近の食品群別摂取量の平均値は比較的良好な水準で安定化傾向にあるが，年齢階級別にみると，豆類，野菜類，果実類，魚介類は 60 歳以上が多く，肉類は 50 歳以上で少なくなる傾向がみられる．また，果実類は 20 〜 40 歳代でとくに少なく，乳類は学齢期で多いなど，摂取量に偏りがみられる．この結果が栄養素摂取量の偏りとなって表れており，年代に応じた食生活改善の必要性が示唆される．

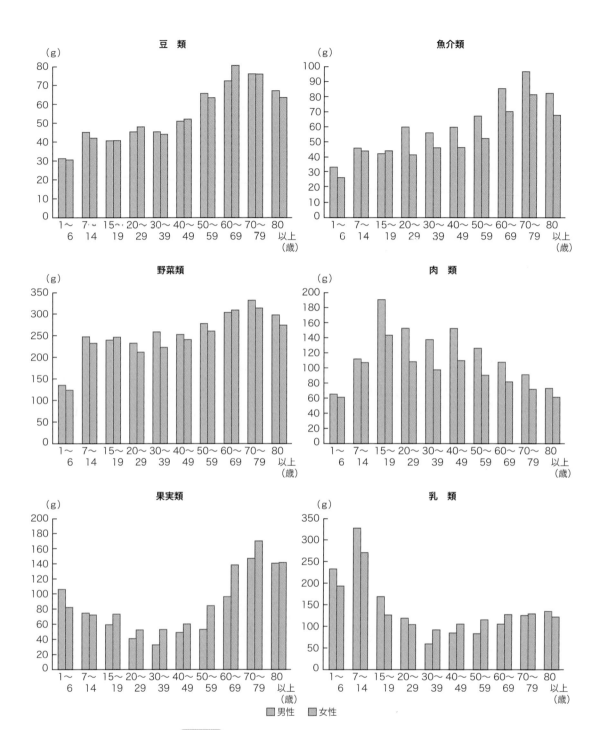

図 2-23 年齢階級別主要食品群別摂取量の平均値

注　全国・性別・年齢階級別1人1日当たり平均摂取量（g）
［厚生労働省：令和元年国民健康・栄養調査結果をもとに作成］

❸ 料理・食事パターンの変化

🥕 日本型食生活の定着が求められる

　以上，70年間のエネルギー・栄養素摂取量の変化と食品群別摂取量の変化から，日本人の食事は，総摂取エネルギー（すなわち全体量）がほとんど変わっていないにもかかわらず，質的には大きく変化したことがわかる．

　日本人の料理・食事パターンは全体的に，米中心の伝統的な和食型が減り，おかず中心の欧米型が増え，ごはん食におかず食あるいはパン/パスタ食が，和風料理に洋風/多国籍料理が加わり多様化したといえる．食材料として，米・魚介・野菜・大豆類に，肉・卵・乳・果実類が加わると同時に，油脂類を使って炒めたり揚げたりする調理方法が加わり，塩・砂糖・味噌・醤油・酢が中心であった調味料に，胡椒やいろいろなスパイス類が加わり，ソース・ドレッシングが日常的に使用されるようになった．

　このような料理・食事パターンの変化は，不足していた動物性食品とくに畜産物や油脂類の摂取を増やして食生活を豊かにし，日本人の栄養状態を改善した．しかし，一方で米類の摂取を大幅に減らし，穀類エネルギー比率の低下と脂肪エネルギー比率の上昇を促し，肥満やメタボリックシンドローム，生活習慣病の増加，さらに食料や環境の問題も深刻になっている．食生活指針（☞第3章D-❶ⓐ，76頁）や日本版フードガイド「食事バランスガイド」（☞第3章D-❷，86頁）に基づき，食事の欧米化を見直し，理想的なエネルギーバランスで適量摂取，主食のある多様な食パターンといわれた「**日本型食生活**Japanese eating habits」の定着を図りたいものである．なお，日本型食生活とは，米・魚・野菜・大豆を中心とした伝統的な食物に，肉・卵・乳・油脂・果物が加わり，調理方法も多様な食生活のことである．1980年に今後の農政の基準方針の一環として公表され，「日本の気候風土に適した，健康的で豊かな食生活」を目標に，その維持と定着化が図られた．ごはん等の主食を中心とした多様な食パターンが，適量摂取と優れた栄養バランス，食料自給率の向上や食文化の継承につながることが期待される．

C 食生活の変化：食行動・食態度・食知識・食スキルの変化

　人間が望ましい栄養素摂取・食物摂取を実現するには，その食物をどこから入手し，どのように準備して，どこで，誰と，どのように食べるかといった**食行動**のあり方が重要である．また，望ましい食行動を実践するには，正しい**食知識**と実践のための**食スキル**を習得し，健康に配慮した望ましい食事をしようという**食態度**の形成が必要とされる．食態度には，知識や情報を咀しゃくして判断した結果形成される食事観や食物観，食事に関する信念などと，「この食べ物が好き」「理屈ではなく食べたい」，あるいは逆に「どうしても食べたくない」といった食物の好き嫌いや食嗜好がある．前者は食態度の認知的側面，後者は感性的側面である．

●食スキル

　食行動・食態度・食知識などの最近の課題として，食行動では，朝食の欠食（**図2-24，25**），外食や中食（持ち帰りの弁当・惣菜等）の利用による食の外部化（**表2-5，図2-26**），食事づくりの機会の減少，家族との共食頻度が少ないことなどの課題がある（**図2-27**）．朝食の欠食については，男女とも高止まりの傾向があるが，男女とも50〜59歳，60歳以上では若干の増加傾向が続いている（**図2-24**）．朝食の欠食は肥満や糖尿病の発症リスクとの関連が報告されていることから，生活習慣病対策の視点からもより重点的な対策が求められる．一方，子ども・若者においては，ここ10年間ではほぼ横ばいで推移しており*，年齢が上がるほど欠食率が高くなる（**図2-25**）．多くの場合，朝食の欠食習慣は，親から自立する思春期頃に始まり，青年期でピークに達する．このライフステージは，個人や集団にむけて直接働きかける機会を持つことは難しい．最近では，大学のカフェテリアや企業の食堂で朝食を提供する取り組みも広がっているが，望ましい食行動を実践しやすい**食環境**の整備の充実が若年層の食生活支援において重要と考える．

　また，外食や持ち帰りの弁当・惣菜を定期的に利用している人では，ほとんど利用していない人に比べて，健康日本21（第二次）の目標項目の1つである「主食・主菜・副菜の組み合わせた食事を1日2回以上食べている」者

＊子ども・若者の朝食欠食率は，サンプル数が少なく，年によってばらつきがみられ単純な比較はできない．

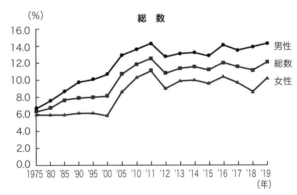

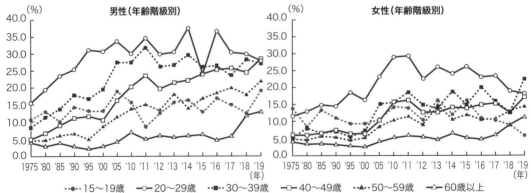

図2-24 朝食欠食率の年次推移
「欠食」とは国民健康・栄養調査の調査日において「菓子・果物などのみ」「錠剤などのみ」「何も食べない」に該当した場合をいう．
総数は1歳以上の平均値．2012, 2016年は全国補正値である．
［厚生労働省：国民健康・栄養調査結果をもとに作成］

の割合が少ない（**図2-26**）．もちろん，家庭で野菜等の食材を買ってきて調理することの大切さや具体的なスキルを高める支援も重要ではあるが，消費者のニーズやライフスタイルに寄り添って，外食や中食そのものを健康的なものに変える支援も重要となる．

　以上のような食行動，食態度，食知識，食スキルなどの変遷については，国民健康・栄養調査の生活習慣調査や，農林水産省の食育に関する意識調査

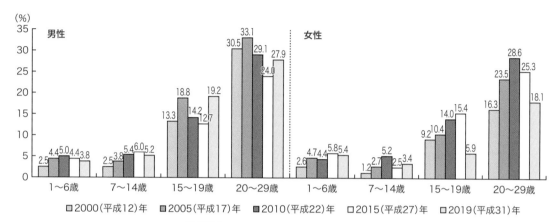

図2-25　子ども・若者の朝食の欠食率

注　欠食とは次の3つの合計である．①食事をしなかった場合，②錠剤などによる栄養素の補給，栄養ドリンクのみの場合，③菓子，果物，乳製品，嗜好飲料などの食品のみを食べた場合
［厚生労働省：国民健康・栄養調査をもとに作成］

表2-5　1日の食事に占める家庭食・外食等の比率（%）（男女別，総数，1歳以上）

		2015年		2016年		2017年		2018年		2019年	
		男性	女性	男性	女性	男性	女性	男性	女性	男性	女性
朝	家庭食	79.2	85.1	77.6	83.5	77.0	84.1	76.9	84.8	76.9	84.2
	調理済み食	5.9	4.6	6.3	5.5	7.1	5.7	7.1	6.1	6.8	5.1
	外食（外食・給食）	1.9	0.7	1.9	0.6	2.3	0.4	2.1	0.5	2.0	0.6
	菓子・果物などのみ	8.1	6.5	8.2	7.0	8.0	6.5	8.2	5.9	8.4	6.6
	錠剤などのみ	0.1	0.2	0.3	0.2	0.2	0.2	0.4	0.4	0.2	0.4
	欠食	4.8	3.0	5.6	3.1	5.5	3.0	5.4	2.3	5.8	3.2
昼	家庭食	52.0	63.9	51.4	61.4	47.7	60.3	49.7	60.5	50.4	62.6
	調理済み食	8.1	9.3	8.8	10.5	10.0	10.3	9.1	10.3	9.5	9.7
	外食（外食・給食）	36.2	23.2	36.0	24.7	17.7	25.6	36.9	26.0	35.8	24.0
	菓子・果物などのみ	1.9	2.0	1.6	1.8	2.0	2.2	1.7	2.1	1.4	2.2
	錠剤などのみ	0.0	0.1	0.1	0.0	0.0	0.0	0.1	0.1	0.1	0.1
	欠食	1.8	1.4	2.1	1.5	2.3	1.6	2.5	1.1	2.7	1.4
夕	家庭食	89.1	92.6	88.1	91.9	87.3	91.6	88.3	92.0	89.3	91.9
	調理済み食	5.7	4.4	6.7	4.4	6.9	4.9	6.7	4.9	5.6	4.7
	外食（外食・給食）	4.4	2.5	4.6	2.6	5.1	2.5	4.5	2.2	4.2	2.4
	菓子・果物などのみ	0.4	0.4	0.3	0.6	0.4	0.5	0.2	0.4	0.4	0.4
	錠剤などのみ	0.0	0.0	0.0	0.0	0.0	0.0	0.0	0.0	0.0	0.0
	欠食	0.3	0.2	0.4	0.4	0.4	0.5	0.3	0.5	0.5	0.6

注　食事の分類が，年次によって変化しているため，経年変化を単純に比較できない．
［厚生労働省：平成27～令和元年国民健康・栄養調査結果をもとに作成］

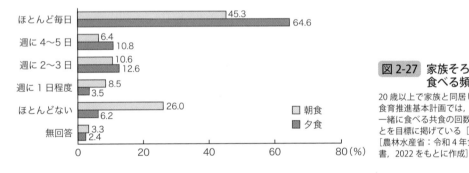

男性

		持ち帰りの弁当・惣菜を利用している頻度	
		週2～3回以上[*1]	週1回以下[*2]
外食の利用頻度	週2～3回以上[*1]	11.9%	13.0%
	週1回以下[*2]	16.4%	58.7%

→ 定期的に利用している[*3]　41.3%（1,339名）
→ ほとんど利用していない[*3]　58.7%（1,902名）

女性

		持ち帰りの弁当・惣菜を利用している頻度	
		週2～3回以上[*1]	週1回以下[*2]
外食の利用頻度	週2～3回以上[*1]	5.0%	5.2%
	週1回以下[*2]	19.0%	70.8%

↗ 定期的に利用している[*3]　29.2%（1,104名）
→ ほとんど利用していない[*3]　70.0%（2,683名）

利用頻度別，主食・主菜・副菜を組み合わせた食事の頻度[*4]

ほとんど毎日　週に4～5日　週に2～3日　ほとんどない

35.5	19.2	27.9	17.3
55.9	16.1	17.9	10.1
41.0	20.5	27.5	11.0
57.5	16.9	18.1	7.5

図 2-26　外食および持ち帰りの弁当・惣菜の利用状況（20歳以上，男女別）

[*1] 「週2～3回以上」は，「週2～3回」「週4～6回」「毎日1回」「毎日2回以上」と回答した者の割合の合計.
[*2] 「週1回以下」は，「週1回」「週1回未満」「全く利用しない」と回答した者の割合の合計.
[*3] 外食および持ち帰りの弁当・惣菜は「定期的に利用している者」とは，外食または持ち帰り弁当・惣菜のいずれかの利用頻度が週2回以上の者，「ほとんど利用していない者」とは，外食および持ち帰り弁当・惣菜のいずれの利用頻度も週1回以下の者である.
[*4] 主食・主菜・副菜を組み合わせた食事を1日に2回以上食べている頻度.
［厚生労働省：平成27年国民健康・栄養調査結果の概要，2016をもとに作成］

ほとんど毎日　45.3 / 64.6
週に4～5日　6.4 / 10.8
週に2～3日　10.6 / 12.6
週に1日程度　8.5 / 3.5
ほとんどない　26.0 / 6.2
無回答　3.3 / 2.4

朝食　夕食

図 2-27　家族そろって一緒に食事を食べる頻度

20歳以上で家族と同居している人が対象. 第4次食育推進基本計画では，「朝食または夕食を家族と一緒に食べる共食の回数」を週11回以上とすることを目標に掲げている［2020年度9.6回］.
［農林水産省：令和4年食育に関する意識調査報告書，2022をもとに作成］

表 2-6　調査間の比較における留意事項

調査項目	調査名	質問文	留意事項
習慣的な朝食の摂取状況	平成21年国民健康・栄養調査	「あなたはふだん朝食を食べますか.」	平成21年と23年国民健康・栄養調査では，ほぼ同一の内容で習慣的な朝食の摂取状況をたずねているが，対象年齢が15歳以上（平成21年）と20歳以上（平成23年）と異なるため，総数の結果を単純に比較できない.
	平成23年国民健康・栄養調査	「あなたはふだん，朝食を食べますか.」	
栄養成分表示の利用行動	平成21年国民健康・栄養調査	「あなたは，ふだん外食する時や食品を購入する時に，栄養成分の表示を参考にしていますか.」	平成21年は「外食する時や食品を購入する時」とあるが，平成27年は「食品を購入する際」と購入の場が限定されていないため，結果を単純に比較することはできない. 加えて，質問紙調査の対象年齢が調査年間で異なっている.
	平成27年国民健康・栄養調査	「あなたは，ふだん食品を購入する際，栄養成分の表示を参考にしていますか.」	
中食の利用行動	平成27年国民健康・栄養調査	「あなたは，持ち帰りの弁当や惣菜をどのくらい利用していますか」	食育に関する意識調査では，食事の場や食品の種類を限定しているため，国民健康・栄養調査結果とは単純に比較はできない.
	平成28年度食育に関する意識調査	「あなたは，家庭で食べるために，市販の弁当や惣菜などの調理済み食品（冷凍食品やレトルト食品は含まない）をどのくらいの頻度で購入しますか.」	

等で把握可能である. これらは質問紙調査によるものだが, 質問紙調査の場合, 質問項目の言葉使いや回答形式が異なると単純に比較できないため, 正確に変遷を追えるデータが少ない現状にある. さらに健康日本21や食育推進基本計画の目標項目によって調査される内容が限定されてしまい変遷が追えないことも多い(表2-6). こうしたことも今後, 公衆栄養分野の課題として解決していかなければならないことの1つであろう.

D 食環境の変化

❶ 食環境整備とは

> 食環境整備は, 食物へのアクセスと情報へのアクセスの両者を統合して進めることが重要である

2004年に発表された「健康づくりのための食環境整備に関する検討報告書」の中で, 食環境とは, 食物へのアクセスと情報へのアクセス, ならびに両者の統合を意味すると定義された(図2-28).

食物へのアクセスとは, 食物がどこで生産され, どのように加工され, 流通し, 食卓にいたるかという食物生産・情報のシステム全体をさす. これは, フード・システムの概念とほぼ同じである. すなわち, 「川上」の農水産業, 「川中」の食品製造業, 食品卸売業, 「川下」の食品小売業, 外食産業, それに最終消費である消費者をつなげ, その全体を1つのシステムでとらえる考え方である. したがって, 食物へのアクセス面の環境づくりとは, 健康づくりのために役立つ食物の入手可能性が高まるように, 食物生産から消費までの各段階での社会経済活動, およびそれらの相互関係の整備を行い, 人々がより健康的な食物が入手しやすい環境を整えることを意味する.

情報へのアクセスとは, 個人を取り巻く身近なネットワークや地域社会の中での栄養や食生活関連の情報, ならびに健康に関する情報の流れ, およびそのシステム全体を意味する. より健康的な食物選択を可能にする食情報に関する学習の場は, 図2-28に示すように, 家庭(家族), 保育所, 学校や職場などの帰属組織, 保健・医療・福祉・社会教育機関, 地区組織やNPO等の地域活動, 地域のスーパーマーケットや小売店, 飲食店などでの情報提供, 食品・外食・給食等での栄養成分表示, マスメディア・インターネットによる情報提供など多様であり, 情報の受発信の範囲は国内に留まらず国外にも及ぶ. さまざまな場から正しい情報が発信され, 人々が氾濫する情報の中で混乱しないような仕組みづくりが重要である.

さらに, 給食がよい例であるように, 提供される食物や食事そのものが情報になる, あるいは食物や食事に付随しておのずと情報が人々の手元に届けられる点に, 栄養・食生活分野における環境づくりの特徴がある. 自ら進んで健康や食生活に関する情報を求めていない健康づくりに関心が低い人でも, 人間は生きている限り, 食物を入手して食べ続ける. したがって, 食物

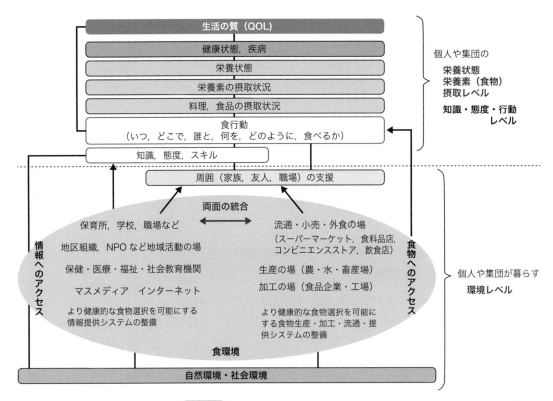

図2-28 健康づくりと食環境との関係

［厚生労働省：健康づくりのための食環境整備に関する検討会報告書，2004より引用］

へのアクセス面と情報へのアクセス面の環境整備は，別立てに検討されるべきものではなく，両者を統合した食環境づくりを進める．それが，地域で暮らす人々にとって，適切な情報とともに健康的な食物を入手する可能性を高めることになる．同時に，得られた情報を適切かつ効果的に活用することにつながり，ひいては健康状態，QOLの向上に役立つと考えられる．

❷ 食品生産・流通（食物へのアクセス）

高齢者や子どもにおいて，食物へのアクセスが困難なケースが存在する

ⓐ 食の外部化と食物へのアクセス面の整備

　近年，女性の社会進出に伴う共働き世帯の増加，核家族化，単身世帯の増加等により，利便性や簡便性を求める消費ニーズが高まっている．1970年頃までは，肉や野菜などの食材をスーパーなどで購入し，家庭内で調理して食べるという食生活が一般的であったが，その後，外食や中食，加工食品や調理食品の利用といった，調理そのものを外部から購入したり，サービスを購入したりする形態へ家計が変貌している．すなわち，食の外部化が進展している．とくに近年では，外食と家庭食の中間的な形態である「**中食**」の利用が拡大している．また，弁当や惣菜等の，買ってきてすぐに食べられる

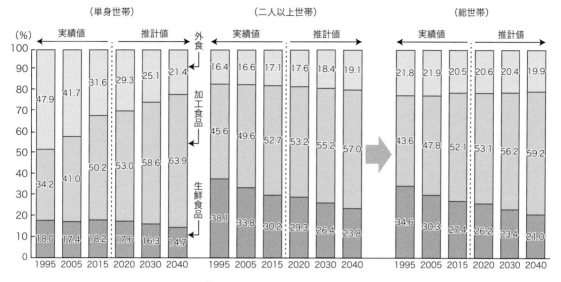

図 2-29 世帯類型別の食料支出割合の推移

注1　2015 年までは，家計調査，全国消費実態調査等より計算した実績値で，2020 年以降は推計値
注2　生鮮食品は，米，生鮮魚介，生鮮肉，牛乳，卵，生鮮野菜，生鮮果物の合計．加工食品は，生鮮食品と外食以外の品目
［農林水産省：我が国の食料消費の将来推計（2019 年版）についてより引用］

（ready-to-eat）料理だけでなく，半調理済み食品や調味料（ready-to-cook/ready-to-prepare）などの需要も拡大している．**図 2-29** には，世帯類型別の食料支出割合の推移を示したが，生鮮食品への支出が減少する一方で，加工食品への支出は増加し，今後さらに単身世帯の増加とともに加工食品の割合は増加する見込みである．

　そこで，こうした消費ニーズを満たしつつも，人々が健康的な食生活を実現できるよう，食品や料理，農産物の生産等が推進されることが重要である．厚生労働省は，2021 年 6 月，「**自然に健康になれる持続可能な食環境づくりの推進に向けた検討会報告書**」を公表した．これは，国民の健康の保持増進に関する視点に加えて，持続可能な開発目標（SDGs）の達成に資する食環境づくりを推進するために，産学官等連携のもと，優先的に取り組むべき課題などを示したものである．栄養面では，減塩を最優先課題とし，加えて，経済格差に伴う栄養格差や若年女性のやせも取り組むべき課題としてあげられた．食環境整備の対象となる食事は，「内食」（家庭内調理）と「中食」（持ち帰り弁当・惣菜など）で，関連事業者が栄養面・環境面に配慮した商品開発・流通を主流化したり，手頃な価格で商品を供給したりすることで，誰もが自然に健康になれる食環境の実現を目指している．参画事業者（2022 年 11 月末現在）は 21 であるが，各事業者は具体的な行動目標を設定し，進捗を評価し，取り組みをスケールアップさせていくことが期待されている．

　また，「健康日本 21（第二次）」では，食環境に関する目標として，健康づくりや適切な栄養管理を目的とした食品・メニューを提供する企業，飲食店，特定給食施設を増加させることを目標に掲げており，現状と目標は**表 2-7** のとおりである．

表 2-7 健康日本 21（第二次）における食環境整備に関する目標項目について

目標項目	策定時	直近値	目 標 （2022 年度）
食品中の食塩や脂肪の低減に取り組む食品企業および飲食店の登録数の増加	食品企業登録数 14 社 （2012 年）	117 社 （2021 年度）	100 社
	飲食店登録数 17,284 店舗 （2012 年）	24,441 店舗 （2019 年）	30,000 店舗
利用者に応じた食事の計画，調理および栄養の評価，改善を実施している特定給食施設の割合の増加 （参考値）管理栄養士・栄養士を配置している施設の割合	70.5% （2000 年度）	74.7% （2019 年度）	80%

［厚生労働省健康局健康課：健康日本 21（第二次）最終評価報告書より作成］

b 健康格差と食物へのアクセス

　わが国において，食物へのアクセスに困難が生じやすい集団は，移動手段に制限のある高齢者と，経済的に厳しい状況下にある 1 人親家庭等の子どもやその親である．

　まず，高齢者の健康的な食生活を維持するうえで，買い物の利便性や宅配弁当等を含む食物の入手可能性は重要な問題である．中心商店街が空洞化した都市部や過疎地域等において買い物の不便化などにより食生活が悪化する問題は「**フードデザート問題**」と呼ばれ，食料品の購入に不便や苦労を感じている者は「**買い物弱者**」「**買い物難民**」などと呼ばれている．その多くは高齢者であり，低栄養を引き起こす要因となりうる．このような買い物弱者，買い物難民への対策としては，移動販売車やネットスーパー，買い物バス等の運行など，高齢者の物理的環境を改善するための取り組みがある．さらに，地域での共食会や配食サービスの実施など，地域高齢者の食生活を支える手段はさまざまである．

　内閣府の「高齢社会白書」によると，65 歳以上の高齢者のいる世帯は全世帯の約半分を占め，さらに 1 人暮らし高齢者は男女とも 1980 年頃に比べて現在約 2 倍に増加し，今後さらに増加が見込まれている．1 人暮らしの高齢者は，家族や地域社会から孤立し，買い物代行やおすそ分け，会食などへの誘いを受けにくいため，高齢者の自立的な食生活の営みを維持するための食環境整備が今後ますます重要な課題となっている．なお，配食サービスについては，公的・民間ともに今後さらに市場規模は拡大することが見込まれている．そこで，国では高齢者の配食サービス事業者向けに適切な栄養管理のあり方についてのガイドライン（「**地域高齢者等の健康支援を推進する配食事業の栄養管理に関するガイドライン**」）を，2017 年 3 月に発表した．ガイドラインでは，配食事業における商品管理のあり方と，配食利用者の身体状況等の把握に関するあり方について，それぞれへの対応法を示した．高齢者が地域で自立した生活を送るうえで食生活は重要であり，その支援において中心的な役割を担う者として管理栄養士の活躍が期待されている（☞ 237 頁）．

　また，わが国では子どもの貧困率が高く，経済的な理由で食物の入手を控

えたことのある者は世帯収入の少ない者で多いことが国民健康・栄養調査でも報告されている．さらに，新型コロナウイルス感染症の感染拡大の影響を受け，世帯収入が少ない集団において，栄養・食生活の状況が悪化した可能性が指摘されている．栄養格差の縮小に向けては，国や都道府県等だけでなく民間団体等の協力が不可欠である．生活支援の一例として，地域において，家庭における共食が難しい子どもやその親に対し，無料や安価で共食の機会を提供する取り組みが全国各地に広がっている．この「**子ども食堂**」の取り組みは，民間主導で始まったものであるが，2014年1月に施行された「**子どもの貧困対策の推進に関する法律**」に基づき，同年8月に「**子供の貧困対策に関する大綱**」が閣議決定されたことを受け，現在は国や地方自治体が食育を推進するうえでの重要な連携先の1つとして認知されている．さらに，子どもの健康的な食生活を維持するうえで学校給食の役割は大きいが，近年，**給食無償化**の取り組みなども各地で広がりつつある．

❸ 食情報の提供（食情報へのアクセス）

> 健康的な食物選択のため，正しい情報を提供する環境の整備が求められる

ⓐ 法的整備と食情報へのアクセス

正しい食情報を提供する食環境整備の一例として，健康増進法第31条（誇大表示の禁止）や景品表示法による規制がある．健康増進法第31条では，「何人も，食品として販売に供する物に関して広告その他の表示をするときは，健康の保持増進の効果その他内閣府令で定める事項（次条第3項において「健康保持増進効果等」という．）について，著しく事実に相違する表示をし，又は著しく人を誤認させるような表示をしてはならない」としている．健康保持増進効果等を表示して食品として販売に供する物，つまり『健康食品』に対して虚偽誇大な表示をすることを禁止している．健康保持増進効果等とは，疾病の治療または予防を目的とする効果，身体の組織機能の増強を主たる目的とする効果，栄養成分の効果，人の身体の美化に資する効果などが該当し，暗示的または間接的に表現するものも含む．

また，景品表示法第5条では，「一般消費者による自主的かつ合理的な選択を阻害するおそれがあると認められるもの」，つまり不当表示として禁止される表示について定めている．いずれの法律も，違反に対して強制力をもって罰則を適用する規定が定められている．

消費者庁では，インターネットにおける健康食品などの虚偽・誇大表示の監視を実施し，規定に違反するおそれのある文言などについて，事業者に改善要請等の措置を行っており，その件数やおもな内容をホームページで公開している．また，国立研究開発法人 医薬基盤・健康・栄養研究所では，市場にあふれる多くの健康食品や食品成分に関する最新のニュースや，成分に関する正しい情報を提供し，消費者の正しい選択を促し，健康被害を防止するために，「健康情報」の安全性・有効性情報と題したサイトを運営してい

る（https://hfnet.nibiohn.go.jp/）．このように，すべての人々が健康や栄養・食生活に関する正しい情報が得られる環境整備が重要である．

b　情報端末による食情報へのアクセス

　今日，携帯電話やスマートフォン，タブレットなどの情報端末の開発・普及により，健康や栄養に関する情報へのアクセスが以前に比べて，はるかに容易になった．総務省統計によると，携帯電話・PHSの世帯保有率は1999年67.7％であったのに対して，2021年のスマートフォンを含むモバイル端末全体の世帯保有率は97.3％となっている．栄養・健康管理関連のアプリも進化している．食事を記録するアプリは多数あるが，これまではユーザーが食べた食物や料理を登録されたデータベースの中から選んで記録するタイプが主流であった．しかし現在は，食べた料理の写真を撮るだけでAIが画像解析して候補を提示してくれるものもある．従来の記録する方法だと，次第に記録が面倒になり続かないことも多い．また，登録した写真を管理栄養士・栄養士が分析し，後日栄養価計算の結果とともに改善ポイントをアドバイスするサービスもある．ユーザーにとって入力の手間がなくなり，面倒さは軽減されるものの，分析結果は後から届くため，普段の傾向はつかめても，すぐの行動変容は促しにくい．その点，目の前にある料理や食事の写真を撮るだけで，エネルギーや栄養素量が分かったり，自分にとって適切な量・バランスかどうかの判定ができれば，その場で「少し量を減らしたほうがよさそうだ」などの意思決定につながり，望ましい行動変容を促しやすくなる．このようなAIやITを活用した企業が主導する食情報の技術開発だけでなく，

コラム　ヘルスリテラシー

　ヘルスリテラシーとは，情報の入手や活用に対するスキルのことであり，より健康的な行動をとったり，健康のための社会的活動に参加したりするうえで獲得されるべき必要な能力と考えられている．主体的に望ましい食生活を実践するためには，何をどれだけ食べればよいかという食事の知識や食物選択のスキルは重要であるが，それを実現するために必要な情報を入手し，活用することができなければならない．そこで，高泉らは，食行動にかかわるヘルスリテラシーとして，相互作用的リテラシー（情報を積極的に獲得できる能力）と批判的リテラシー（情報を批判的に分析・吟味し，健康改善のために活用できる能力）を評価する5項目の「食生活リテラシー尺度」を開発した．

　インターネット調査を用いて20～50歳代の男女を対象とした研究では，食生活リテラシー尺度で測定された得点が高い人ほど，食情報を多く検索し，また適切な食行動の実践と正の関連があることを示している．食生活リテラシー尺度得点は，男性や若年層では得点が低くなることも示されており，性別や年齢層別に提供する情報の内容等を工夫する必要があることが示唆された．

　[出典　高泉佳苗，他：食生活リテラシーと食情報検索行動および食行動との関連．日健教誌 **24**；133-140，2016]

利用者参加型のレシピサイトや個人のブログなどによる食情報へのアクセスも広がりをみせている.

　このように情報端末の普及は，食情報へのアクセスが充実するというプラスの側面と，逆にたくさんの情報が氾濫する中で，不適切な情報が広まるといったマイナスの側面も生み出している. また，こうした情報にアクセスできる人と，そうでない人での格差を生み出すことにもつながる. 人々が主体的に自らの健康をコントロールするために，必要な情報にアクセスし，また活用ができるような個人のヘルスリテラシーを高める学習の機会の提供も必要である.

❹ 保健を目的とした食品の提供

🥕 保健機能の表示は食品表示法により規定されている

　近年，国民の健康志向の高まりや，国の健康づくり戦略，経済成長戦略等の流れを受けて，いわゆる**健康食品**やサプリメント等が広く普及している. 民間調査会社(株式会社矢野経済研究所)の調べによると，2021年度の健康食品市場規模は前年度比102.5%の8,880億円の見込みとなっており，年々拡大基調にある. さらに，テレビや新聞，折り込みチラシやインターネット等を利用した広告・宣伝も活発に行われており，健康の保持増進の効果が必ずしも実証されていないにもかかわらず，当該効果を期待させる虚偽または誇大と思われる広告や不当表示のおそれのある宣伝等も多数見受けられる. そのような中で，いわゆる健康食品による健康被害や相談事例も国民生活センターにより多数報告されており，国立研究開発法人 医薬基盤・健康・栄養研究所では，食品や成分の有効性や安全性に関する科学的根拠についての情報提供を行っている.

　健康食品をめぐる国の動きとしては，厚生省(当時)が「機能性食品」の研究成果を受け，1991年に**特定保健用食品**制度を施行し，1993年6月に特定保健用食品許可第1号が誕生した. 対象は食品に限られ，錠剤やカプセル等は除外された. その後，2001年4月には保健機能食品を食品衛生法施行規則に位置づけ，新たに**栄養機能食品**が制度化された. その後，いわゆる「健康食品」に関する制度の在り方に関する検討や見直しが繰り返し行われ，2013年6月には**食品表示法**が公布された. さらに，2013年には安倍内閣の日本再興戦略の中で，健康食品の機能性表示に関して規制を緩和する方針が閣議決定され，2015年4月には**機能性表示食品制度**が施行された. なお，保健機能食品制度に関する業務は，2009年9月より消費者庁に移管された.

　特定保健用食品，栄養機能食品および機能性表示食品以外の食品に，食品の持つ効果や機能を表示することはできない. 医薬品の承認を受けていないものについて，その効能効果等に係る表示をすることは「医薬品医療機器等法(旧薬事法)」により禁止されている. その他，食品表示法，健康増進法，不当景品類および不当表示防止法(景品表示法)などにより，食品の表示・広

コラム　「ナッジ」を応用した食環境整備

　健康に関心の高い人（一般的に経済的にゆとりがある人など社会経済的状況が恵まれている人）しかアクセスできないような食物や食情報の提供のあり方では，もともと健康な人はより健康に，健康に関心の低い人（一般的に社会経済的状況が恵まれていない人）は不健康のままといったように，健康格差が拡大することが懸念されている．そこで，健康に関心の低い人でも，知らず知らずのうちに健康行動を選択するように誘導する戦略に「ナッジ」がある．

　「ナッジ」の考え方は，2017年にノーベル経済学賞を受賞したリチャード・セイラー教授が生み出したもので，「選択構造」を利用した行動経済学に基づく戦略である．今日，教育，医療，福祉，環境といったさまざまな分野で応用されているが，人々に選択の自由を与えながら，強制せずに，そっと「肘で軽くつつく」ようにして，よりよい意思決定を促進するという考え方である．

　たとえば，社員食堂で野菜料理の喫食率を高めるために，目につきやすい場所に野菜料理を並べたり，「限定10食」「料理長のおすすめ」などと表示したり，トレイを主食・主菜・副菜・その他などに区切って，それぞれの料理をトレイにのせたくなるような仕組みを整えることが「ナッジ」である（図2-30）．ナッジはあくまで選択の余地を残しながらも，人々を特定の選択肢に誘導する手法であるため，自発的に選択した（強制されていない）感覚があり，「●●しましょう」という情報提供に比べて，反発や不満を感じにくくなる．したがって，健康に関心の低い人の行動変容を促すうえで効果が期待されている．

 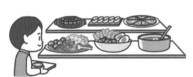 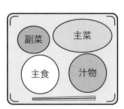

図2-30 ナッジを用いた食環境整備の例

告等の適正化が強化されている．

⑤ フードバランスシート（食料需給表）

食料需給表には食料の生産〜最終消費の各総量が示されている

　食料需給表 food balance sheets は，原則として国連食糧農業機関 Food and Agriculture Organization（FAO）の食料需給表作成の手引に準拠して，毎年農林水産省が作成しているものである．計測期間は，特別な理由がない限り，毎年4月1日から翌年の3月31日までの1年間である．また，1971（昭和46）年以前の統計には，沖縄県は含まれない．1人1日当たりの食料供給

量は，その年度の10月1日現在のわが国の総人口を用いて算出している．なお，この人口は，国勢調査結果または総務省統計局の推計値に基づく．

　食料需給表は，わが国で供給される食料の生産から最終消費にいたるまでの総量を明らかにしたものであり，食料自給率の算出の基礎となる．食料自給率の算出や食料自給の長期見通しなどは，国内の食料・農業政策を評価する際などに利用されている．また，食料需給表は，食料安全保障のための政策分析や意思決定の際の重要な基礎資料となる．

　食料需給表は，経年的な国際比較が可能な唯一の標準化されたデータであるという強みがあるが，データ利用において，いくつか留意点がある．まず，食料需給表は，食料供給の側面から食料消費を計測したものであり，実際の摂取された食料の量や栄養量を示すものではない．また，国内における異なる集団(異なる地域，異なる社会経済状況など)についての違いを示唆するデータは得られない．さらに，食料需給表から食料供給における季節変化の情報を得ることはできない．

　以下に，食料需給表に示される，食料自給率の指標について示す．なお，畜産物および加工品については，国産であっても輸入した飼料を使って生産された分は除かれている．

[品目別自給率]
　各品目における自給率を重量ベースで算出．
　　　　食料の国産生産量(t)÷食料の国内消費仕向量(t)×100(%)
　※「国内消費仕向量」とは，国内で1年間に消費される食料の量のこと．すなわち，国内生産量＋輸入量－輸出量－在庫の増加量(または＋在庫の減少量)で算出される．

[総合食料自給率]
　食料全体における自給率を示す指標として，カロリーベース，生産額ベースの2とおりの方法で算出．

●カロリーベース食料自給率:
1人1日当たり国産供給熱量(kcal)÷1人1日当たり供給熱量(kcal)×100(%)
　※「日本食品標準成分表2015」に基づき，重量を供給熱量に換算したうえで，各品目を足し上げて算出．これは，1人1日当たり国産供給熱量を1人1日当たり供給熱量で除したものに相当．

●生産額ベース総合食料自給率:
　　　　食料の国産生産額(円)÷食料の国内消費仕向額(円)×100(%)
　※「国内消費仕向額」とは，国内で1年間に消費される食料の額のこと．
　※「農業物価統計」の農家庭先価格等に基づき，重量を金額に換算したうえで，各品目を足し上げて算出．これは，食料の国内生産額を食料の国内消費仕向額で除したものに相当．

---

❻ 食料自給率

🌱 経済成長や食生活の変化に伴い，わが国の食料自給率は大きく低下した

　わが国では，1965年には約7割あったカロリーベース**食料自給率**は低下

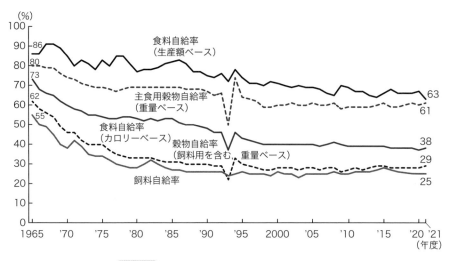

図 2-31 わが国の食料自給率の推移

注　1993 年は異常気象等の影響による米の不作で自給率が一時的に減少した.
2021（令和 3）年度は概数.
〔農林水産省：食料需給表をもとに作成〕

し続け, 2021 年度には 38％となった（**図 2-31**）. こうした自給率低下の背景
には, 急激な経済成長に伴い, 食の嗜好の変化や, 国産農産物の利用が低調
な食の「外部化」の進展があったとされる. また, 米の需要低下に伴い畜産
需要が増え, その飼料としての小麦等の穀物の需要も増加し, 輸入が増加し
たことも理由とされる. さらに, 主食として, パンや麺などの利用が増え,
食料としての小麦需要も増加した. また, 食の欧米化に伴い, 油脂類の消費
量も増加したが, 原料となる大豆やとうもろこしなどは海外に依存している.
さらに, 農地の減少や, 農業従事者の高齢化の問題等もある. このように,
わが国の食料供給構造が脆弱化する中で, 食料自給力を高めるには, 個人の
取り組みに加えて, 生産者が農地等を最大限活用することや食品企業等が米
粉を用いた加工品の製造を強化するなど, さまざまな対策が必要である.

　なお, 農林水産省によると, 国民がごはんをあともう一口（17 g）食べる,
国産大豆 100％使用豆腐を月にもう約 2 丁（533 g）食べるなどを実践すると,
カロリーベース食料自給率は 1％向上するといわれている. また, 品目別で
みると, 小麦や大豆はその多くを輸入に頼っているため, 国産の農作物を選
択することで, 食料自給率が改善するといわれている. 2020 年に閣議決定
された「**食料・農業・農村基本計画**」では, 2030 年度までのカロリーベー
ス食料自給率の目標を 45％とした〔現状値：2020 年度 37％〕. また, 生産
額ベースの目標は 75％としている〔現状値：2020 年度 67％〕.

　世界各国の食料自給率をみると, カロリーベースでカナダ 233％, オース
トラリア 169％, 米国 121％, フランス 131％, ドイツ 84％, 英国 70％となっ
ており, わが国の食料自給（カロリーベース）は先進国の中で最低の水準と
なっている（**図 2-32**）.

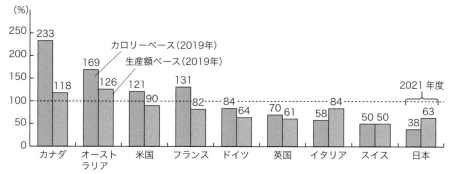

資料：農林水産省「食料需給表」，FAO"Food balance Sheets" 等をもとに農林水産省で試算．（アルコール類等は含まない）
注1　数値は暦年（日本のみ年度）．スイスおよび英国（生産額ベース）については，各政府の公表値を掲載．
注2　畜産物および加工品については，輸入飼料および輸入原料を考慮して計算．

図 2-32　各国の食料自給率の比較

［農林水産省：世界の食料自給率 https://www.maff.go.jp/j/zyukyu/zikyu_ritu/013.html（最終アクセス2023年3月1日）］

コラム　食料自給力

　食料自給力とは，「わが国の農林水産業が有する食料の潜在生産能力」を表すものである．「食料自給率」は国内で消費された食料のうち国産が占める割合を示し，これまで生産力を評価する指標として広く用いられてきたが，再生することで利用可能な荒廃農地など，潜在的な生産能力を完全に評価することはできていなかった．そこで，国内にある荒地や食料以外の植物を育てている農地もすべて食料生産に転換した場合，どれだけ国内生産だけで食料を供給できるかを示す指標として，2015年に閣議決定した「食料・農業・農村基本計画」ではじめて「**食料自給力指標**」が設定された．

　食料自給力（食料の供給可能熱量）指標の試算では，以下の3つの要素を加味して，2つの生産パターンで行われている．

【基本要素】	【生産パターン】
①農地面積：栄養バランスも考慮しつつ最大限熱量を供給できる品目を生産する農地面積 ②農業技術：品目ごとの単位当たりの投入労働時間を用いて，上記品目を生産するために必要な労働時間を算定 ③労働力：現状の就業者によるのべ労働時間で上記の必要労働時間をどの程度充足できるか（労働充足率）	①栄養バランスを考慮しつつ，**米・小麦を中心**に熱量効率を最大化して作づけ ②栄養バランスを考慮しつつ，**いも類を中心**に熱量効率を最大化して作づけ

　2018年度の試算では，農地と労働力を最大限活用し，かつ日本人の平均的な1人当たりの推定エネルギー必要量を上回るには，「いも類中心」の生産パターンで一部を米・小麦などに置き換えることが必要とされた．なお，農林水産省によると，食料自給率は2000年頃から横ばい傾向が続いているが，食料自給力は2018年度まで低下傾向で推移してきたと報告している．

E 諸外国の健康・栄養問題の現状 ─・─・─・─

❶ 先進諸国の健康・栄養問題

> NCDs予防のため，食生活や身体活動の見直しが必要である

ⓐ おもな死因とその背景要因について

　世界保健機関（WHO）が発表した2019年の統計によると，世界で5,540万人が年間死亡しており，その半分以上（55%）が非感染性疾患（NCDs）を含む死因トップ10で亡くなっていた．死因の第1位は虚血性心疾患（16%），第2位は脳卒中（11%）であるが，2000年に比べて虚血性心疾患で亡くなった人は，200万人以上増加し，890万人となっている．高所得国でも虚血性心疾患と脳卒中はおもな死因であるが，2000年に比べていずれも減少し，その他の国々とは異なる状況を示している．またアルツハイマー型認知症，その他の認知症で亡くなる人は増加し，2016年は3位だったのが，2019年は2位と脳卒中を上回った（**図2-33**）．WHOでは喫煙が死亡につながる主要な要因の1つであると分析しており，喫煙が直接の原因で亡くなっている人は年間700万人以上と推定している．そのうち120万人（17%）は受動喫煙が原因で亡くなっている．

　喫煙以外の予防可能要因として肥満・過体重があるが，WHOでは全世界の肥満人口は1975年に比べて約3倍に膨らんでいると報告している．2016年の発表では，全世界で成人（18歳以上）の39%は過体重（BMI 25以上）であり，さらに13%はBMI 30以上の肥満と推計されている．また，少なくとも毎年280万人は肥満・過体重により死亡していると報告している．さらに，小児肥満の問題も増加しており，5〜19歳の子どもで過体重・肥満であった者は1975年の4%から2016年には18%強と，4倍以上に膨んでいる．**図2-34**に，おもな先進国におけるBMI 30 kg/m^{2}以上の肥満者の年齢調整推計値（%）を男女別に示したが，わが国を除くほとんどの国では男女とも20%を超えている．わが国でも近年，とくに男性における肥満の問題が指摘されているが，より厳しい状況が欧米諸国にはある．

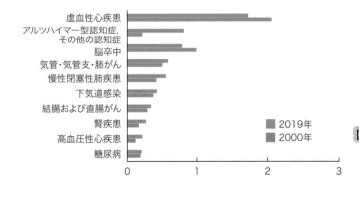

図2-33 高所得国における死因トップ10（100万人当たり）
[WHO：Global Health Estimate, 2019 をもとに作成]

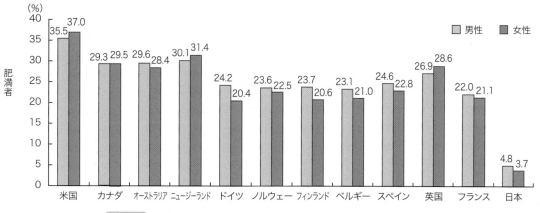

図2-34 先進国における成人の肥満*の現状（年齢調整推計値，%）

*18歳以上でBMI 30 kg/m²以上の者
［WHO：Global Health Observatory Data Repositoryより2016年の各国のデータをもとに作成］

2
健康・栄養問題の現状と課題

b 食生活について

　世界では死因トップ10のうち7つが非感染性疾患（NCDs）であり，全死因の約7割を占めている．高所得国に限ると88%にも及び，NCDsによる疾病負担が増大している．第70回国連総会（2015年）で採決された「持続可能な開発のための2030アジェンダ」（☞114頁）では，目標3「あらゆる年齢のすべての人々の健康的な生活を確保し，福祉を推進する」の中で，2030年までに予防や治療を通じてNCDsによる早期死亡を3分の1減少させ，精神保健および福祉を促進することをあげている（ターゲット3.4）．また，WHOでは，2025年までにNCDsによる早期死亡を25%低減するというグローバルターゲットを定めた．

　全9つのグローバルターゲットのうち，食生活に関しては，「食塩・ナトリウムの摂取を30%低減する」が含まれた．その他，血圧の上昇を25%低減する，糖尿病・肥満の0%増加を目指すなども提示された．具体的な栄養モニタリングの指標には，果物・野菜，食塩，飽和脂肪酸が食生活に関する内容として作成されている．食塩については，1日5gを超えないこと，野菜・果物については1日400g以上を摂ること，飽和脂肪酸については総エネルギー比率の10%を超えないことが推奨されている．その他，加工食品に含まれるトランス脂肪酸の排除なども重要な課題となっている．

　WHOでは，減塩の取り組みは人々の健康状態を改善するために各国が講じることのできるもっとも費用対効果の高い対策の1つであるとしている．食塩の摂取量が推奨される値まで減れば，毎年250万人の命を救うことができると推定している．WHOは2021年5月，減塩の取り組みの一環として，さまざまな食品に含まれるナトリウム量の基準（ベンチマーク）を設定した．この取り組みにより，各国における食品中のナトリウムの削減が促進されることをねらっている．

[c] 身体活動について

　WHO が 2025 年までに達成することを掲げたグローバルターゲットでは，「身体不活動を 10% 低減する」ことが 9 つのうちの 1 つにあげられている．身体不活動はおもな死因の 1 つとなっており，成人では WHO が推奨するレベルの運動をしている者(下記参照)に比べて，していない者では全死亡リスクが 20 〜 30% 高まるといわれている．WHO によると，成人の 4 人に 1 人は十分に身体活動をしておらず，この状況は過去 15 年間ほとんど変わっていない．WHO は 2020 年に「運動・身体活動と座りがちな行動に関する WHO ガイドライン」(WHO Guidelines On Physical Activity And Sedentary Behaviour)を発表した．新たなガイドラインでは，5 〜 17 歳の子ども・若者，18 〜 64 歳の成人，65 歳以上の高齢者，高血圧や 2 型糖尿病，がんなどの慢性疾患にある人，妊娠中・産後の女性などについても，運動・身体活動の目安が示されている．たとえば，成人にはウォーキングなどの有酸素運動を週に 150 〜 300 分，より強度の高い有酸素運動であれば週に 75 〜 150 分を行うことを推奨している．

❷ 開発途上国の健康・栄養問題

開発途上国には，栄養不良などさまざまな健康・栄養問題が存在する

[a] はじめに

　世界には 200 近い国があるが，そのうち 150 ヵ国以上が開発途上国に分類される(☞❸地域間格差，60 頁)．低所得国を中心とした**開発途上国**では，感染症や母子の栄養不良，乳幼児死亡率の高さが大きな問題となっている．

●開発途上国

　世界の 7 億 2,000 万人〜 8 億 1,100 万人(2020 年時点)が飢餓状態にあり，その人数は COVID-19 パンデミックの下で 2019 年より大幅に増加していること，そしてその半数以上がアジア地域，次いでアフリカ地域に多く分布していることが報告されている(FAO：The State of Food Security and Nutrition in the World 2021)．栄養必要量を満たすのに十分な量の食物を摂取できない**低栄養 undernutrition** の状態が続くと，たんぱく質・エネルギー欠乏症(PEM)，鉄，ビタミン A，ヨウ素，亜鉛などの微量栄養素欠乏症などの栄養不良に陥る．

　とくに，妊娠・出産・授乳期の女性と乳幼児への影響は深刻で，予防可能なリスクファクターが疾病や障害による**生存と健康の損失 disability-adjusted life years(DALYs，障害調整生存年数)**に及ぼす寄与率をみると，低所得国では**小児の低体重**のリスクがもっとも高く，その他にも不適切な母乳哺育，ビタミン A 欠乏，亜鉛欠乏等の栄養に関連した要因が大きなリスクとなっていることがわかる(**図 2-35**)．また，近年，開発途上国においても，とくに都市部において，肥満や心疾患，がん，糖尿病などの**非感染性疾患 noncommunicable diseases(NCDs)**が増加しており，開発途上国における健康・栄養問題も複雑化している．

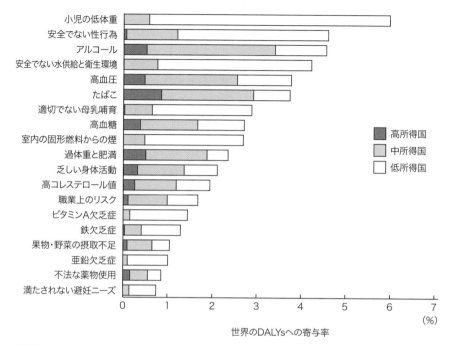

図 2-35 予防可能なリスクファクターが生存と健康の損失（DALYs）に及ぼす寄与率：国の所得レベル別（2004）

[WHO：Global health risks，2009 をもとに作成]

b　たんぱく質・エネルギー欠乏症

　たんぱく質とエネルギー，もしくはどちらか一方の不足が長期化し，悪化すると，重度の臨床症状を呈するクワシオルコール kwashiorkor やマラスムス marasmus といった重篤な**たんぱく質・エネルギー欠乏症 protein energy malnutrition（PEM）**に陥る．クワシオルコールは，エネルギーを摂取できていても，たんぱく質摂取が不足している場合に発症するといわれており，おもな特徴は，毛髪変化，皮膚疾患，浮腫，成長遅滞，知能障害，肝臓肥大等である．マラスムスの場合は，エネルギーもたんぱく質も不足した状態で発症するといわれており，極度の体重減少(標準体重の60％以下)，皮下脂肪消失，筋萎縮，発育障害などを起こし，乳児であっても老人様顔貌を呈する．

　最近では，大規模な自然災害(例：干ばつ，地震，洪水)および紛争などの緊急事態を除くと，これらクワシオルコールやマラスムスのような重度のPEM は減少してきているが，表面的に観察しただけでは判定が難しい**中・軽度の栄養不良**の蔓延が開発途上国において大きな問題となっている．これら中・軽度の栄養不良の判定には，身長と体重を測定し，年齢データをもとにして，年齢別身長 height-for-age，年齢別体重 weight-for-age，身長別体重 weight-for-height を健康な小児の基準集団の標準値と比較する形で算出する方法が用いられている．その結果，各指標の Z-score が－2未満の小児をそれぞれ慢性栄養不良（発育阻害）stunting，低体重 underweight，急性栄養不良（消耗症）wasting と判定している．現在，世界の5歳未満児の

22.0%（1億4,920万人）が stunting，6.7%（4,540万人）が wasting であることが報告されている（UNICEF/WHO/World Bank 2021）．成人の栄養状態評価においても身長と体重を測定するが，この場合はBody Mass Index（BMI）［体重（kg）／身長（m）²］を用いるのが一般的であり，BMI 18.5 kg/m² 未満を慢性エネルギー欠乏症 chronic energy deficiency（CED）と判定している．

c　微量栄養素欠乏症

　心身の健全な成長・発達や健康の維持には，エネルギーやたんぱく質だけでなく，ビタミンやミネラルの摂取にも注意を払う必要がある．これらは，1日の必要量がわずかであることから微量栄養素と呼ばれており，とくに妊娠中や授乳中，幼児期や成長期に不足すると，その影響は深刻になる．微量栄養素欠乏症の予防・対策には，カプセル投与による補給 supplementation，食物への添加 fortification，食物ベースのアプローチ food-based approach がある．食物ベースのアプローチとは，食事内容を改善するアプローチで，①農業政策や品種改良などによる生産の促進，②栄養教育・行動変容プログラムなどによる，世帯・個人レベルでの調理・加工・保存・食事の摂取内容の改善などの戦略を含む．欠乏症の深刻さや程度，時期に応じてこれらの方法を適切に組み合わせることで，より効果を上げることができる．とくに重要な**ヨード欠乏症**，**ビタミン A 欠乏症**，**鉄欠乏性貧血**について，以下に概説する．この他にも，近年，亜鉛欠乏症やビタミン B₁ 欠乏症への対策も重要性を増している．

1）ヨード欠乏症

　ヨード欠乏症 iodine deficiency disorders の妊婦と子どもへの影響はとりわけ深刻である．妊娠中では，早産や死産のリスクが高くなり，胎児の発育への深刻な影響も懸念される．小児の知的障害のおもな要因であり，重症化するとクレチン症となり深刻な言語障害や運動機能の発達遅延，身体の発育障害を引き起こす．典型的な症状としては，慢性的な不足による甲状腺腫（首のつけ根の甲状腺の腫れ）があげられるが脳の発達障害も深刻である．

　ヨード欠乏症は，土壌にヨードが不足している内陸山岳地域や，大雨・洪水が多発して土壌が洗い流されたような地域で多発する．ヨード不足の土壌で栽培される食物はヨード不足となるため，食物への添加等により付加的なヨード源が供給されない限り解決できない．ヨード欠乏症対策としては，食塩へのヨード添加が最善の方法とされている．

2）ビタミン A 欠乏症

　ビタミン A 欠乏症 vitamin A deficiency は，半数以上の国で公衆衛生上の問題となっており，とくにアフリカや東南アジアの国々をはじめとする開発途上国の乳幼児や妊婦への影響がより深刻である．世界の約2億5,000万人の就学前児童がビタミン A 欠乏症であり，欠乏地域では多くの妊婦がビタミン A 欠乏症にかかっている．また，毎年25万〜50万人のビタミン A 欠乏症の乳幼児が失明し，この半数が失明後1年以内に死亡していることが報告されている．開発途上国の乳幼児にとって，ビタミン A 欠乏は失明の

最大の原因であり，免疫能低下による麻疹や下痢症などの感染症の罹患率や死亡率が増加するなど重大な栄養障害の1つである．ビタミンA欠乏症が多発する国では，拡大予防接種計画の一部として，生後9ヵ月に麻疹のワクチン接種とともにビタミンAの補給が行われている．同時に母乳哺育を行うことも重要であり，長期的な改善のためには，食品へのビタミンAの添加や，ビタミンAを多く含む食事を食べるようにする必要がある．

3)　鉄欠乏性貧血

　鉄欠乏は世界でもっとも一般的な栄養障害であり，単一の栄養欠乏症の中ではもっとも高い頻度でみられる．WHOは，世界人口のほぼ1/3を占める約20億人が鉄欠乏性貧血 iron deficiency anemia であると推定しており，とくに多い地域は，アフリカ，南アジア，南米である．また，開発途上国の妊婦の約半数と就学前児童の約40％が貧血であると報告されている．

　深刻な鉄欠乏性貧血により，仕事や学習の能力が低下し，乳幼児の場合は知能発達の遅れ，妊産婦の場合は分娩時出血による死亡や敗血症，低出生体重児の出産，周産期の感染症などによる死亡の危険性が増加し，鉄欠乏性貧血が解決すれば，妊産婦死亡の20％が改善するといわれている．鉄分を多く含む食品の摂取を増やし，吸収率を上げ，鉄の補給や食品への強化などにより鉄の摂取を増加させるとともに，ビタミンB_{12}や葉酸，ビタミンAなども含めた栄養状態を改善させ，マラリアや寄生虫などの感染症対策も行う必要がある．

d　ライフサイクルにおける栄養不良

　ある時点で栄養不良に陥り，改善への努力がなされないと，次のライフステージおよび次のライフサイクルに大きく影響する．母親は，母親自身の健康状態やQOLだけではなく，とくに妊娠中に低栄養であった場合，胎児の子宮内発育不全や，低出生体重，**慢性栄養不良（発育阻害）stunting**や低体重 underweight のおもなリスクファクターになることが知られている．また，胎児期の低栄養が，成人期の慢性疾患（高血圧，糖尿病，脂質異常症など）のリスクを増加させることが指摘されており［developmental origins of health and disease（DOHaD）学説］，生まれてくる子どもの生涯にわたる影響が懸念されている．

　WHOは，5歳未満児の死因のうち，半数以上が栄養不良に直接・間接的に関連していることを報告している．さらに，慢性栄養不良の小児の成長過程において食事などが改善されない状態が続くと，大人になっても慢性栄養不良のままであり，また栄養不良の子どもを産むという悪循環が生じる．このように，栄養不良は世代を超えて引き継がれていくことがわかっている．慢性栄養不良は胎児期から2〜3歳までの間に起こることが知られており，この時期の正常な発育を確保するために，適切な**乳児期の授乳・離乳の実践 infant feeding practice** を推進することの重要性が提唱されている．

e 過体重*・肥満

＊過体重の定義　身長別体重 weight-for-heightのZ-score がWHO標準値に対して＋2以上

　開発途上国でも，とくに都市化が急速に進行する地域の高所得の人々の間で糖分や脂肪等を含む食事が広範にみられるなど，人々のライフスタイル（例：食生活）は地球規模での大きな構造変化と連動している．WHOによると，世界の19億人の成人（20歳以上）が過体重（BMI ≧ 25）で，そのうち6億人以上は肥満（BMI ≧ 30）である（2016年現在）．肥満は，2型糖尿病や高血圧症，心疾患や脳卒中，がんなどの非感染性疾患（NCDs）の主要なリスクファクターとなっている．これまで肥満やNCDsは先進国特有の問題とされてきたが，近年，開発途上国でも経済発展とともに急増している．現在，世界の5歳未満児の5.7%（3,890万人）が肥満であることが報告されており（UNICEF/WHO/World Bank 2021），従来からの栄養不良の問題に加えて新たな課題となっている．

f 健康・栄養政策

　開発途上国の栄養政策およびその方向性は，WHOやUNICEF，FAO等の国連機関（☞第3章F-❶，113頁）が主催の栄養・食料に関する国際会議およびこれら機関が作成したガイドラインなどに基づいて策定されることが多い．1990年代には，「子どものための世界サミット」（1990），「国際栄養会議」（1992），「世界食料サミット」（1996）など，栄養問題の改善に向けて国際的なコミットメント（深い関与）が形成され，たんぱく質・エネルギー欠乏症やヨード欠乏症，ビタミンA欠乏症などの栄養不良は減少してきた．しかし，まだ当初期待されていた目標には到達しておらず，これらの目標を21世紀に引き継ぐ努力が求められている．

　前述した「国際栄養会議」（1992）で批准された「**世界栄養宣言 World Declaration on Nutrition**」には「安全で栄養的に望ましい食物へのアクセスは1人ひとりの権利である」ことが謳われた．そして，各国が人々に**栄養的に良好な状態 nutritional well-being** をもたらし，食物摂取行動を改善するためにふさわしい戦略とそのためにとるべき行動の具体的な活動の1つとして，WHO/FAO合同専門家会議（1995）により，「**食物ベース食生活指針**」の開発と活用のためのガイドライン（1998）が作成された．現在では約100ヵ国で，その国や地域で入手可能な食物をベースとし，健康状態やライフスタイルを踏まえて行動変容・環境づくりをねらった食生活指針が開発され，活用・展開されている．

●世界栄養宣言

　近年の動きとしては，2010年の世界銀行・IMF総会において，WHOをはじめとする国連機関および栄養分野の関連機関は「**栄養への取り組みの拡充 scaling up nutrition（SUN）**」に合意し，1,000 days（妊娠期間から2歳まで）を最優先として費用対効果および実績が認められている介入策を用いて栄養不良対策を進めている．また，2012年に開催されたWHO総会では，2025年までに達成すべき栄養改善に関する6つの目標 Global Nutrition Targets 2025 が設定され，2014年11月には第2回目の「国際栄養会議」が開催され，「**栄養に関するローマ宣言 Rome Declaration on Nutrition**」が採択されるな

2

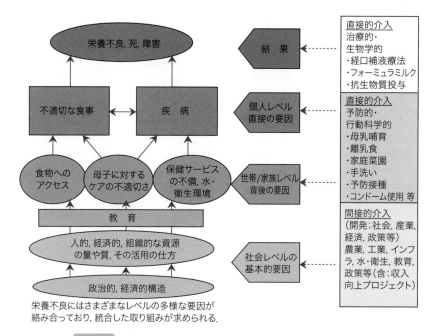

図 2-36　栄養不良の要因と各レベルで実施可能な介入の例
［UNICEFの図（1990）および Millard（1994），Mosley（1984）をもとに作成］

ど，栄養分野への取り組みの重要性の認識が国際的に高まっている．

g 栄養不良の要因分析と公衆栄養プログラムの計画のための枠組み

　栄養不良の持続可能な解決策を模索し，子どもの成長・発達や人々の生存を実現するには，栄養不良の要因を構造的に理解する必要がある．**図 2-36** は，UNICEF によって開発され，栄養不良の要因のアセスメントや，栄養プログラムの計画・立案に開発途上国で広く用いられている枠組みである．この枠組みによれば，栄養不良には，個人レベルから，世帯やコミュニティ（地区）レベル，地域レベル，国レベル，国際的なレベルといったさまざまなレベルの多様なものが複雑に絡み合っている．つまり，栄養不良の個人レベルの直接の要因は不適切な食事と感染症などの疾病であるが，不適切な食事は，世帯の食物へのアクセスが悪いという要因がその根底にある．また，食物の入手が不十分な世帯では，母親や幼児（とくに女児）に食物が十分に与えられないといった慣習や，保健サービスや健康的な環境（安全な飲料水）へのアクセスが悪いといった状況が背景にある．食物や保健サービスへのアクセスを妨げるおもな要因としては，教育機会や情報へのアクセスが不十分なことなどがあるが，その根本には，社会の中で，資源が誰によってコントロールされ，どのように使われているのかという問題がある．つまり，政策やイデオロギーなどの社会構造に起因しているのである．

　したがって，人々の栄養状態を改善するためには，異なるレベルの多様な要因に対応する対策を総合した包括的な取り組みが必要である．

表 2-8　5 歳未満児死亡率が高い上位 5 ヵ国と日本におけるおもな保健・栄養指標の比較

	5 歳未満死亡率 (U5MR) 出生1,000人当たり	乳児死亡率 (IMR) 出生1,000人当たり	妊産婦死亡率 (MMR) 出生10万人当たり	慢性栄養不良 (発育阻害 stunting) %	急性栄養不良 (消耗症 wasting) %
1. ナイジェリア	117	74	917	35	6
2. ソマリア	117	74	829	27	14
3. チャド	114	69	1140	35	14
4. 中央アフリカ 共和国	110	81	829	40	5
5. シエラレオネ	109	81	1120	27	5
日本	2	2	5	5	2
世界	38	28	211	22	7

［UNICEF：世界子供白書 2021 をもとに作成］

❸ 地域間格差

先進国と開発途上国の間には食料・栄養上の格差が生じている

　前述のような「先進国」と「開発途上国」の区分としては，国際連合（UN）が後発開発途上国 least developing countries（LDC）の定義を定めている他は世界共通の定義がないが，世界銀行は**国民総所得** Gross National Income（GNI）によって分類し，このうち 1 人当たり GNI が 12,056 ドル以上の国・地域を「高所得経済」，それ以外の国の経済を 1 人当たり GNI により「低所得経済」「低位中所得経済」「高位中所得経済」に分類している．

　国連ミレニアム開発目標（MDGs）では，世界で生産される食料（食糧*）をすべて平等に分配すれば，すべての人々が 1 日に 2,760 kcal を消費できる試算になると報告している．しかし，実際には多くの先進国では食料余剰，過剰摂取と肥満，開発途上国では慢性的な食料不足，飢餓と栄養不良という格差がみられているのが現状である．さらに，開発途上国では衛生問題から感染症の罹患率が高く，栄養不良との悪循環による乳幼児の死亡率の高さが依然として深刻な問題となっている．**表 2-8** は，5 歳未満児死亡率が高い上位 5 ヵ国と先進国の 1 つとしてわが国についておもな保健・栄養指標を比較したものであり，ここでも格差が明らかになっている．

　これらの食料・栄養問題には，保健・栄養に直接関連する因子だけではなく，政治的・文化的・社会的要因も大きな影響を与えている．近年，開発途上国の中でも経済発展とともに食事内容の変化（例：穀類中心から高脂肪・糖分過多への移行）およびライフスタイルの変化（例：身体活動量の低下）によって疾病構造が変化する「**栄養転換 nutrition transition**」がみられる国が増えている．これらの国においては，都市部との地方農村部の格差のみならず，同じ人口集団，コミュニティ，さらには家庭内においても低栄養 undernutrition と過剰栄養 overnutrition という相対する栄養問題が同時に存在する「**栄養不良の二重負担 double burden of malnutrition**」が新たな課題となっており，国レベルでの対処が急務となっている．

＊「食糧」は米や麦などの主食を，「食料」は食物全般もしくは主食類以外の食物を指す言葉として使い分ける場合があるが，近年では同義とみなして「食料」と表記されることも多く，本書でも「食料」を原則として用いている．

●食料不足

●栄養転換

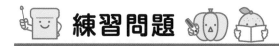

練習問題

2-A

1．人口構成の変遷と現在の課題について，正しいものに○，誤っているものに×をつけよ．
(1) 高齢化率は，総人口に対する 75 歳以上の割合である．
(2) わが国の人口は増加傾向にある．
(3) 少子化問題は改善されつつある．
(4) わが国では，西欧諸国よりも急速に高齢化が進んでいる．
(5) 現在のわが国の人口ピラミッドは，つぼ型となっている．

2．わが国における健康状態の変化について，正しいものに○，誤っているものに×をつけよ．
(1) 日本人の 3 大死因は，悪性新生物，心疾患，老衰である．
(2) 悪性新生物の年齢調整死亡率は，減少傾向にある．
(3) 0 歳児の平均余命を，平均寿命という．
(4) 平均寿命と健康寿命との差は，男性，女性ともに 5 年以下である．
(5) 2019 年では，2010 年に比較し，健康寿命は短縮している．

2-B

わが国における食事の変化について，正しいものに○，誤っているものに×をつけよ．
(1) エネルギー摂取量は，戦後所得水準の伸びとともに増加した．
(2) 20 歳代男性のたんぱく質平均摂取量は，60 歳代男性より多い．
(3) 炭水化物エネルギー比率は，70 年前の半分以下になっている．
(4) 成人女性のうち，脂肪エネルギー比率が 30％以上の者は漸増している．
(5) 果実摂取量は，最近 10 年間で増加している．

2-D

食料需給表について，正しいものに○，誤っているものに×をつけよ．
(1) わが国の食料需給表は農林水産省が FAO の食料需給法の手引きに準拠して，5 年ごとに作成しているものである．
(2) 世界各国のビタミン類の供給量が示されている．
(3) わが国のカロリーベース食料自給率は，近年，40％を下回っているが，他の主要先進国とほぼ同等である．
(4) 食料需給表により求められる食料の自給率は，国内生産量と輸入量から算出された数字である．
(5) 食料需給表により，世界各国の食料供給量を比較することができる．

2-E

1．諸外国の栄養問題について，正しいものに○，誤っているものに×をつけよ．
(1) WHO は body mass index(BMI)が 25 kg/m² 以上を「肥満」と定義している．
(2) WHO では，2025 年までに非感染性疾患(NCDs)による早期死亡を 25% 低減することや，野菜・果物の摂取量を 30% 増加させるなどの目標を含むグローバルターゲッ

トを作成した.

2. 開発途上国でみられる小児の栄養不良の特徴について，正しいものに○，誤っているものに×をつけよ.

(1) ビタミン A 欠乏症は失明の最大の原因である.
(2) stunting とは，年齢の割に体重が少ない状態である.
(3) ヨード欠乏症の典型的な症状は甲状腺腫であり，脳の発達にも影響する.
(4) underweight とは急性栄養不良のことである.
(5) 開発途上国では小児の過体重・肥満はほとんどみられない.

3. 開発途上国の健康・栄養政策について，正しいものに○，誤っているものに×をつけよ.

(1) 開発途上国では各国が独自に栄養政策を策定している.
(2) 食物ベースの食生活指針は各国で入手可能な食物をベースとして開発されている.
(3) scaling up nutrition が最優先としている 1,000 days は，妊娠開始から 2 歳までのことである.
(4) double burden of malnutrition に対して，国レベルの対策は必要ではない.

3 栄養政策

🍚 **学習目標**

❶ わが国の法律や制度ならびに政策と関連づけて，公衆栄養活動の意義を説明できる.

❷ 国民健康・栄養調査について，目的および調査方法を説明できる.

❸ 食生活および身体活動に関する各種計画，指針，ガイドの目的と内容を説明できる.

❹ 健康日本 21 の目的と，栄養・食生活分野にかかわる目標と推進方策を説明できる.

❺ 健康・栄養政策に関して，国際的な枠組みと動向を説明できる.

A わが国の公衆栄養活動と関連法規 ──・──・──

❶ 公衆栄養活動の役割

保健・医療・福祉システムとのかかわりの中で公衆栄養活動は行われる

　第 1 章で述べられているとおり，公衆栄養活動は人々の健康や QOL の向上をゴールとして，さまざまな場で展開されている．その特徴は，「集団」を対象としたマクロな視点であり，地球レベル，国レベル，地域レベルで，食料生産・流通・消費にいたるフード・システムと人々の食生活とのかかわりの中で，さまざまな活動が行われている．活動を行う主体として，公的組織(例：国際機関，国，地方公共団体およびそれらに関連する組織)，民間組織(例：フード・システムにかかわる私企業)と，中間的な組織(例：職能団体，ボランティア団体，公益法人)などがある．公的組織はその役割と活動内容が法律に細かく規定され，税金等をおもな財源として活動している．私企業は基本的に利潤を得ることを目的として活動を行うが，各種の法律によりその活動の規制がなされている．中間的な組織は利潤を追求することを目的とせず，設立の目的・理念に沿った活動を行っている．また，これらの組織・団体とは別に，住民 1 人ひとりが主体となって公衆栄養活動を行うこともある．

　人々の健康の増進・疾病予防をゴールとした公衆栄養活動では，保健・医療・福祉システム(法律，制度，組織，財源，その他資源)とのかかわりの中で活動が行われる(☞第 1 章 A–❸，3 頁)．そのため，公的組織がその役割の中心となることが多い．しかし，それ以外の私企業(営利組織)や，中間的な組織(非営利組織)，さらには住民 1 人ひとりも，大きな役割を果たすことはいうまでもない．ただし，これらのすべての公衆栄養活動は，社会の骨格を形成している法律，政策，制度等を土台にして行われているので，「栄養政策・関連法規」を概観し，それらの相互の関連を含む全体像を理解することが重要となってくる．

❷ 栄養政策・関連法規

公衆栄養にかかわる法律は多岐にわたる

　「公衆栄養」にかかわる活動の範囲や主体はとても幅広いので，関連する政策や法律ならびにそれを所轄する国の省庁も多岐にわたる．おもに，厚生労働省，農林水産省，内閣府，文部科学省が法律やそれに関連する政策を所管している．その概略を，おもな法律に対応させながら**表3-1**にまとめた．なお，1つの法律にかかわる政策や制度の所管が複数の省庁にまたがることがあることに留意してほしい．ある法律に基づく政策が，たとえば厚生労働省から消費者庁（内閣府）に移管された場合等にそのようなことが生じやす

表3-1　公衆栄養活動に関連する法律と各種政策・制度・事業，所管省庁

省　庁	おもな法律	おもな政策・制度・事業	参照頁
厚生労働省	地域保健法	・保健所，健康科学センター ・住民への健康相談・保健指導など	285 頁
	健康増進法	・健康増進計画（健康日本 21）　　　・栄養指導員 ・国民健康・栄養調査　　　　　　　・特定給食施設 ・食事摂取基準 ・保健指導	285 頁
	医療法	・医療計画	289 頁
	栄養士法	・栄養士，管理栄養士 ・免許，国家試験	287 頁
	食品衛生法	・衛生管理基準 ・食品の監視指導 ・食品および表示の規格基準	287 頁
	母子保健法	・妊産婦指導　　　　　　　　　　　・乳幼児健康診査 ・新生児訪問　　　　　　　　　　　・母子手帳の交付 ・未熟児訪問　　　　　　　　　　　・未熟児療育医療の実施	290 頁
	高齢者医療確保法	・医療費適正化計画 ・特定健康診査と特定保健指導 ・後期高齢者医療制度	291 頁
	老人福祉法	・在宅福祉対策 ・特別養護老人ホームなどの老人福祉施設	
	障害者総合支援法	・障害福祉サービス	291 頁
	労働安全衛生法	・労働災害を防止するための危害防止基準の確立 ・事業者による，安全管理者，衛生管理などの設置や資格の取得や技能講習などの推進 ・労働者の安全と衛生を高めるための事業者の自主的活動の促進	292 頁
農林水産省	食育基本法	・食育推進基本計画の策定	286 頁
	食料・農業・農村基本法	・食料・農業・農村基本計画 ・食料の安定供給の確保に関する施策 ・農業の持続的な発展に関する施策 ・農村の振興に関する施策	
内閣府 　食品安全委員会	食品安全基本法	・食品安全委員会	293 頁
消費者庁	食品表示法	・食品表示基準　　　　　　　　　　・栄養機能食品 ・特定保健用食品　　　　　　　　　・機能性表示食品	286 頁
	健康増進法	・誇大表示の禁止　　　　　　　　　・特別用途表示	285 頁
文部科学省	学校保健安全法	・学校保健計画の策定，実施　　　　・児童生徒や教職員の健康診断 ・保健室の設置などの管理運営　　　・感染症の予防 ・保健指導などの健康相談	293 頁
	学校給食法	・学校給食の実施	294 頁

い．また，おもな法律の条文については，巻末の「付録　栄養関連法規」(☞ 285頁)に抜粋したので適宜参照されたい．

❸ 公衆栄養活動と組織

> 🥕 行政機関，職能団体，民間団体などが協働して公衆栄養活動を推進している

わが国の公衆栄養活動は，行政が主導する形で国レベル，地方レベルにおいて，栄養政策として事業展開されている．国レベルの活動は，国民の疾病予防，健康増進，QOLの向上を目指し，全国的に統一して実施したほうが効率的かつ効果的な課題について実施される．地方レベルの活動は，国の政策の方向性を踏まえつつ，地域の実情に応じた活動を展開することがより効果的な課題について実施される．

ⓐ　行政機関

わが国において，国レベルの公衆栄養活動を主として担っているのは，**厚生労働省**である．所管法令としては，健康増進法，地域保健法，母子保健法，高齢者の医療の確保に関する法律(高齢者医療確保法)，介護保険法，障害者の日常生活及び社会生活を総合的に支援するための法律(障害者総合支援法)などがあり，これら法令の施行を通して，わが国における保健医療福祉分野における栄養政策の方向性を示す．この中でも，**健康増進法**は公衆栄養活動の根拠法令ともいえるものであり，健康日本21の策定，国民健康・栄養調査の企画，日本人の食事摂取基準の策定，食に関する環境の整備などが規定され，国の栄養政策推進の根拠となっている．地域生活者である住民を対象とする公衆栄養活動は地域保健活動でもあり，厚生労働省が指導的役割を担いながら，都道府県，市区町村の保健部門との連絡調整を図りつつ，推進している．

この他，国で公衆栄養活動と関連が深い機関としては，内閣府食品安全委員会(食品安全対策)，内閣府消費者庁(食品表示対策)，農林水産省(食育推進，食料需給)，文部科学省(学校給食，栄養教諭制度，食に関する指導，日本食品標準成分表作成)などがあげられる．

ⓑ　職能団体

地域における公衆栄養活動の推進にあたっては，管理栄養士・栄養士によって組織されている公益社団法人**日本栄養士会**が主要な職能団体となっている．日本栄養士会は定款において，その設立目的を，「国民との広範な協働のもと，栄養・食事指導にかかる科学とその専門的実用技術に立脚しながら，保健，医療，福祉及び教育等の分野において，健康を豊かに育む食生活の確立と栄養・食事療法の進歩に資する諸般の事業を遂行し，もって公衆衛生の向上に寄与すること」としている．各都道府県レベルでも栄養士会が組織されている．地域において栄養士会は，①行政等の公衆栄養活動実施機関

と協働する，②栄養士会が公衆栄養活動を主催する，③行政が実施する公衆栄養活動を支援する，といったさまざまな形で公衆栄養活動に取り組んでいる．医師会，歯科医師会，薬剤師会，看護協会など他職種の職能団体とも協働することがある．

c 民間団体

公衆栄養活動と関連の深い民間団体として，**食生活改善推進員**団体がある．「私達の健康は私達の手で」をスローガンに，食を通した健康づくりのボランティア活動を推進している．地域においては，①市町村保健センターや保健所と協働する，②食生活改善推進員団体が公衆栄養活動を主催する，③行政が実施する公衆栄養活動を支援する，といったさまざまな形で公衆栄養活動に取り組んでいる．

この他，特定非営利活動法人(NPO 法人)，企業においても公衆栄養活動が行われている．

B 管理栄養士・栄養士制度と職業倫理—・—・—

❶ 公衆栄養活動を担う人材育成

疾病予防を担う管理栄養士・栄養士への社会的期待が高い

公衆栄養活動を担う人材として，法律に基づく国家資格である管理栄養士・栄養士が養成されている．管理栄養士免許，栄養士免許取得後は，栄養と食のプロフェッショナルとして国民の生活習慣病の発症予防，重症化予防，健康増進を推進する役割が期待されている．

a 管理栄養士・栄養士制度の沿革

わが国の管理栄養士・栄養士制度の沿革は，**表 3-2** のとおりである．米国留学から帰国した**佐伯矩**は，栄養学研究の重要性と研究活動がもたらす成果の社会への還元が国民の健康保持，体力増強，国家発展のために重要であることを国に訴え，国はその重要性を認め，1920 年，佐伯の設立した私立栄

表 3-2 管理栄養士・栄養士制度の沿革

1914(大正 3)年	佐伯矩，私立栄養研究所設立
1920(大正 9)年	国立栄養研究所設立(内務省)
1925(大正 14)年	佐伯矩，私立栄養学校設立
1926(大正 15)年	栄養学校第 1 期生卒業(栄養手)
1945(昭和 20)年	栄養士規則制定(栄養士)
1947(昭和 22)年	栄養士法公布(栄養士規則廃止)
1962(昭和 37)年	栄養士法一部改正公布(管理栄養士制度創設)
2000(平成 12)年	栄養士法一部改正公布(管理栄養士の定義見直し，資格の登録制から免許制への変更)

養研究所を国立としている.

　続いて, 1925 年, 栄養の指導を実践的な立場で担う専門技術者の養成を開始し, これがわが国の栄養士養成のスタートとなった. 翌年には, 第 1 期生が卒業し, 栄養手となって栄養改善活動に取り組んだ. 戦時下, 深刻な食料不足による国民の栄養改善が重要な課題となる中, 国は栄養士規則(厚生省令)を制定した. 法令に基づく栄養士の誕生である.

　終戦後の 1947 年, 日本国憲法下において**栄養士法**が公布, 翌年施行された. その後, 国民の健康状態や社会情勢の変化などに対応する形で一部改正が数次にわたり行われている. 1962 年の栄養士法一部改正では, 管理栄養士制度が創設された. さらに, 2000 年の栄養士法一部改正では, 管理栄養士の定義が見直されるとともに, 資格が登録制から免許制へと改正となった.

b 栄養士法

　栄養士法 [1947(昭和 22)年法律第 245 号] は, 管理栄養士, 栄養士の定義や免許取得方法などについて規定した法律である. 栄養士法, 栄養士法施行令, 栄養士法施行規則に規定されているおもな内容は, **表 3-3**, **表 3-4** のとおりである. 栄養士法には, 栄養士の定義, 管理栄養士の定義, 栄養士免許の取得方法, 管理栄養士免許の取得方法, 管理栄養士国家試験, 傷病者に対する療養のため必要な栄養の指導を行うに当たっての主治の医師の指導, 名称の独占, 罰則について規定されている. 栄養士法施行令, 栄養士法施行規則には, 段階的により詳細な事務内容が示されている.

　栄養士と管理栄養士の定義の変遷を新旧対照でみたものが, **表 3-5** である. 現行の 2000 年改正によって, 管理栄養士の定義が大きく変更されたことがわかる.

　管理栄養士国家試験の受験資格は, **図 3-1** のとおりである. 管理栄養士養成施設在籍者は, 最終学年時に受験することができる. 栄養士養成施設の出身者については, 養成施設の修業年限に応じて 1 年から 3 年の実務経験を経た後の受験となる.

表 3-3 栄養士法に規定されているおもな内容

・栄養士の定義
・管理栄養士の定義
・栄養士免許の取得方法
・栄養士養成施設の入所資格
・管理栄養士免許の取得方法
・免許の相対的欠格事由
・栄養士名簿・免許証交付
・管理栄養士名簿・免許証交付
・管理栄養士国家試験の実施・受験資格
・管理栄養士の傷病者に対する療養のため必要な栄養の指導を行うに当たっての主治の医師の指導
・栄養士の名称の独占
・管理栄養士の名称の独占
・罰則

表 3-4 栄養士法施行令, 栄養士法施行規則に規定されているおもな内容

<栄養士法施行令>
・免許の申請
・免許証の書き換え交付, 再交付
・養成施設の指定および指定の基準
・管理栄養士国家試験の実施

<栄養士法施行規則>
・免許の申請手続き
・免許証の書き換え交付, 再交付
・申請手数料
・養成施設の指定および指定の基準
・管理栄養士国家試験科目
・管理栄養士国家試験受験資格に係る実務経験施設

表 3-5 栄養士および管理栄養士の定義の新旧比較

1962(昭和 37)年改正	2000(平成 12)年改正
<栄養士> 都道府県知事の免許を受けて，栄養士の名称を用いて栄養の指導に従事する者(※1) <管理栄養士> 栄養士の業務のうち，複雑または困難なものを行う適格性を有する者として，厚生労働大臣の登録を受けた者 ※1　1947(昭和 22)年制定時に同じ	<栄養士> 都道府県知事の免許を受けて，栄養士の名称を用いて栄養の指導に従事することを業とする者 <管理栄養士> 厚生労働大臣の免許を受けて，管理栄養士の名称を用いて，傷病者に対する療養のため必要な栄養の指導，個人の身体の状況，栄養状態等に応じた高度の専門的知識及び技術を要する健康の保持増進のための栄養の指導並びに特定多数人に対して継続的に食事を供給する施設における利用者の身体の状況，栄養状態，利用の状況等に応じた特別の配慮を必要とする給食管理及びこれらの施設に対する栄養改善上必要な指導等を行うことを業とする者

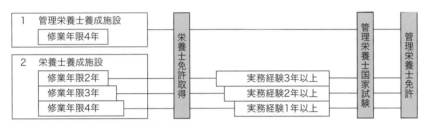

図 3-1 管理栄養士国家試験受験資格

c　管理栄養士・栄養士の社会的役割

　わが国は，諸外国にも例をみない急速な少子高齢化を迎えている．高齢者の全人口に占める割合が上昇する中，疾病予防や要介護状態となることを予防し，健康寿命を延伸させることは，本人にとっても，家族にとっても，国にとっても喜ばしいことである．

　健康づくりの推進，生活習慣病の予防，生活習慣病の重症化予防，疾病の治療など，管理栄養士・栄養士の役割は大きい．一方で，次世代を担う若者や子どもの健康支援，食育の推進など，正しい情報を提供する役目も決して小さくはない．さらには，公衆栄養活動を担う管理栄養士・栄養士には，食を通じた社会環境の整備を推進するという使命がある．プロフェッショナルとしての研鑽を絶えず積みながら，科学的根拠に基づく公衆栄養活動を推進することができるよう努めなければならない．

❷ 職業倫理

専門職として，常に職業倫理を意識することが求められる

　職業に就いている個人や社会で活動する組織は，社会の中でおのおのの専門分野において重要な役割を担い，その活動には社会的責任が伴っている．倫理とは，社会生活で人が守るべき道理であり，人が何らかの行動，社会活

表 3-6　管理栄養士・栄養士倫理綱領

制定　2002 年 4 月 27 日 / 改訂　2014 年 6 月 23 日

本倫理綱領は，すべての人びとの「自己実現をめざし，健やかによりよく生きる」とのニーズに応え，管理栄養士・栄養士が，「栄養の指導」を実践する専門職としての使命 1）と責務 2）を自覚し，その職能 3）の発揮に努めることを社会に対して明示するものである．
1）管理栄養士・栄養士は，保健，医療，福祉及び教育等の分野において，専門職として，この職業の尊厳と責任を自覚し，科学的根拠に裏づけられかつ高度な技術をもって行う「栄養の指導」を実践し，公衆衛生の向上に尽くす．
2）管理栄養士・栄養士は，人びとの人権・人格を尊重し，良心と愛情をもって接するとともに，「栄養の指導」についてよく説明し，信頼を得るように努める．また，互いに尊敬し，同僚及び他の関係者とともに協働してすべての人びとのニーズに応える．
3）管理栄養士・栄養士は，その免許によって「栄養の指導」を実践する権限を与えられた者であり，法規範の遵守及び法秩序の形成に努め，常に自らを律し，職能の発揮に努める．また，生涯にわたり高い知識と技術の水準を維持・向上するよう積極的に研鑽し，人格を高める．

［日本栄養士会：管理栄養士・栄養士倫理綱領より引用］

3

栄養政策

動を行う際の規範となるものである．とくに職業倫理とは，職業人に求められる一般的な倫理または特定の職業に要請される倫理のことをいい，個人や組織がその役割と責任を果たすために，自身の行動を律するためのものでもある．社会における規範を明示したものの代表は法規であり，法を遵守することは義務であるが，単に法を守るということだけでは社会からの信頼を得ることはできない．栄養士法に規定された栄養の指導を業として行う専門職として，職業倫理感を身につけた管理栄養士・栄養士である必要がある．

このように職業倫理が社会から求められる時代となった中，管理栄養士・栄養士の団体である公益社団法人日本栄養士会は，2002 年に「管理栄養士・栄養士倫理綱領」（2014 年改訂）を策定，発表している（**表 3-6**）．疾病構造の変化や少子高齢化という課題を抱えたわが国の社会状況を考えるとき，今後ますます管理栄養士・栄養士の業務に対するニーズが高まっていくものと考えられる．公共の利益と人々の幸福に貢献する専門職として，常に職業倫理を意識することが求められる．

C　国民健康・栄養調査

❶ 調査の目的

🍎 国民健康・栄養調査はさまざまな健康増進対策に役立てられている

調査開始当初の 1945（昭和 20）年には，戦後の食料不足の状況下において，国民の食生活の実態を把握し，食料輸入の基礎資料を得ることを目的に実施された．その後，調査の目的は，調査結果に基づく国民の食生活の改善および体位の向上から，近年では国民の健康増進まで，時代に合わせて変遷してきている．2003 年より**国民健康・栄養調査**の根拠法令となった**健康増進法**［2002（平成 14）年法律第 103 号］では，調査の目的を「国民の身体の状況，栄養摂取量及び生活習慣の状況を明らかにし，国民の健康増進の総合的な推

●国民健康・栄養調査

進を図るための基礎資料を得ること」としている．現在，国民健康・栄養調査は，「健康日本 21」(☞ 93 頁)の実施評価や，「日本人の食事摂取基準」「食生活指針」(☞ 76 頁)「食事バランスガイド」(☞ 86 頁)「健康づくりのための身体活動基準 2013」(☞ 80 頁)など，さまざまな健康増進対策を立案する際の基礎資料として幅広く活用されている．

❷ 調査の沿革

> 近年は大規模調査が実施されている

ⓐ 国民栄養調査から国民健康・栄養調査へ

　国民栄養調査は，1945 年 12 月に連合国軍司令部(GHQ)によって，東京都内 35 区，約 30,000 人を対象に実施されたのが始まりである．1946 年 2 月にはわが国の 4 都市および 19 都道府県に調査地区が拡大され，体重増減，栄養素摂取不足による身体的症候(貧血，毛孔性角化症，口角炎，腱反射消失，浮腫等)，エネルギーおよび栄養素摂取量に関する都市部と農村部における結果が示された．調査が全国 46 都道府県に拡大されたのは 1948 年である．1952 年には，国民の栄養改善の必要性から国民栄養調査が**栄養改善法**に規定され，法律に基づき国が実施する調査となった．1973 年には，米国からの沖縄返還により，調査県に沖縄が加わった．2003 年には栄養改善法に替わり健康増進法が施行され，「国民栄養調査」から「**国民健康・栄養調査**」へと名称が変更された．2012 年および 2016 年には，都道府県別の地域間格差の有無を検討するため，例年の約 4 倍の人数を対象とする大規模調査が実施された．

●栄養改善法

ⓑ 調査項目・調査内容の変遷

　国民の健康状態や食生活の変化に伴い，調査項目や内容についても変更が行われてきた．食物摂取状況調査の実施時期は，1963 年までは 2 月，5 月，8 月，11 月の年 4 回，それ以降は 5 月または 11 月の年 1 回に変更された(近年は 11 月)．食物摂取状況調査の調査日数も 1994 年までは連続 3 日間，もしくは連続 5 日間であったが，1995 年に，1 日間の調査となった．また，従来は世帯単位の摂取量に基づき 1 人当たりの摂取量が推定されていたが，1995 年に**比例案分法**が導入され，これにより性別，年齢階級別摂取量が公表されるようになった．2001 年からは，エネルギーや栄養素摂取量の算出の際に，調理による重量や栄養素等の変化が考慮されるようになった．

　体重および身長は調査開始時から現在まで継続的に調査されており，血圧は 1956 年，血液検査は 1989 年，服薬状況は 1986 年から継続的に調査が実施されている．その一方で，栄養素摂取不足による身体的症候に関する調査は，1976 年以降行われていない．

　2003 年には，「国民健康・栄養調査」への名称変更に伴い，生活習慣に関する調査項目［運動，休養(睡眠)，飲酒，喫煙，歯の健康等］が拡充された．

●運動
●飲酒
●喫煙

③ 調査方法

国民健康・栄養調査は厚生労働省の調査である

a 調査体制と流れ（図3-2）

　調査の企画立案は厚生労働省が行う．厚生労働省は，国民健康・栄養調査解析検討会を開催し，本調査の調査設計，解析方法，結果の解釈について，専門的な立場から意見を聞く．調査は都道府県，保健所設置市および特別区に委託し，実際の調査は対象となった地区を管轄する保健所が実施する．保健所では，医師，管理栄養士，保健師などの専門家が調査の実施に当たり，回収された調査票は，保健所で確認後，都道府県，保健所設置市および特別区でそれぞれの管内を取りまとめて，国立研究開発法人 医薬基盤・健康・栄養研究所に送付される．研究所では，調査票の整理から調査結果の集計，解析までを行い，報告書の作成は厚生労働省が担当する．

b 調査対象の選定

　国民健康・栄養調査の対象者は，国民生活基礎調査*により設定された単位区より無作為抽出した300単位区内の世帯および当該世帯の1歳以上の世帯員が対象となる[1]．健康増進法第11条に基づき，**厚生労働大臣**が毎年**調査地区**を定め，その地区内において都道府県知事が**調査世帯**を指定する．令和元年国民健康・栄養調査では，令和元年国民生活基礎調査において設定された単位区より層化無作為抽出された300単位区内の世帯（東日本台風の影響による4単位を除く：約4,500世帯）および当該世帯の満1歳以上の世帯員を対象とした．

*国民生活基礎調査　保健，医療，福祉，年金，所得等国民生活の基礎的事項を調査し，厚生労働行政の企画および運営に必要な基礎資料を得るとともに，各種調査の調査客体を抽出するための親標本を設定するために行われる．

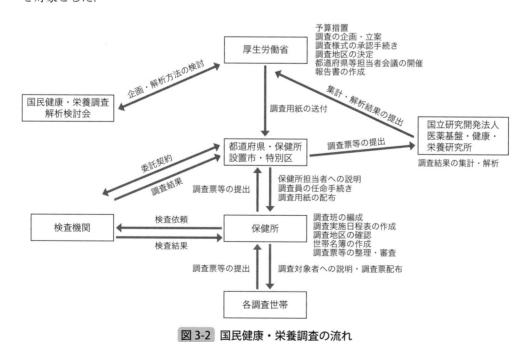

図3-2 国民健康・栄養調査の流れ

❹ 調査票の種類

> 国民健康・栄養調査は，栄養摂取状況・生活習慣・身体状況の調査からなる

ⓐ 栄養摂取状況調査

◉栄養摂取状況調査

1) 世帯状況・食事状況・身体状況

　世帯状況は，世帯員の氏名，生年月日，性別，妊娠・授乳，仕事の種類（専門的・技術的職業従事者，管理的職業従事者，事務従事者など21項目）および食事状況（家庭食，調理済み食，外食など9項目）を，身体状況は1日の身体活動量（歩数）および歩数計の装着状況を対象者が記入する（図3-3）．歩行数は，対象者が調査専用の歩数計を起床から就寝まで1日装着することにより測定している．

2) 食物摂取状況調査（図3-4）

　調査は，日曜日および祝祭日を除く11月中[2]の1日を調査担当地区が任意に定めて実施する．調査員である管理栄養士等が各対象世帯を訪問して，世帯の代表者あるいは食事を作っている者に面接の上，記入方法を指導する．

　本調査では世帯単位で摂取した料理とその構成食品について，その世帯でおもに調理を担当した者が調査票にその重量を記入する**秤量法**（☞第4章E-❶ⓐ，160頁）を採用している．さらに個人単位での摂取量は，だれが何をどれだけ食べたか，その割合を記入する**比例案分法**（☞コラム）によって把握する．

3) エネルギーおよび栄養素摂取量の算出

　国民健康・栄養調査では，日本食品標準成分表の食品番号，および給食，外食，惣菜や乾燥食品の「ゆで」「水戻し」など，日本食品標準成分表に収載されていない食品に関しては独自の食品成分表が作成され，エネルギーおよび栄養素摂取量の算出に用いられている．また，食品を加熱調理して摂取している場合には，加熱調理に伴う栄養素量の変化を考慮したエネルギーおよび栄養素摂取量の算出が行われている．

◉日本食品標準成分表

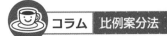

コラム　比例案分法

　比例案分法では，**図3-4**に示すように，食べた量（割合），残食を対象者が記入する．たとえば，寄せ鍋を家族3人（太郎さん，花子さん，京子さん）で食べたとする．太郎さんが全体の2/5，花子さんが全体の1/5を食べ，京子さんが全く食べなかった場合，案分比率は，太郎さん「2」，花子さん「1」，京子さん「0」となり，残食分が「2」（1 − 3/5 = 2/5）となる．

---

[1] 大規模調査（2012年，2016年）の場合は，2010年の国勢調査の一般調査区から，各道府県当たり10地区，東京都のみ15地区を層化無作為抽出した475地区の世帯および当該世帯の満1歳以上の世帯員を対象とした．

[2] 2016年調査の場合は，調査時期は10 〜 11月中とした．

I 世帯状況・II 食事状況

「栄養摂取状況調査票の書き方」に沿って，記入してください．

I 世帯状況						II 食事状況 *1			身体状況調査項目	
1. 世帯員番号	2. 氏名	3. 生年月日	4. 性別	5. 妊娠・授乳	6. 仕事の種類	朝	昼	夕	1日の身体活動量(歩数)(20歳以上)	歩数計の装着状況 朝起きてから寝るまで，ほぼずっと着けていましたか．(入浴，水泳中などを除く)
0 1		1 明治 2 大正 3 昭和 4 平成 □□年 □□月 □□日	1 男 2 女	1 妊娠している □□週 2 分娩後満6か月未満で現在授乳している 3 分娩後満6か月未満で現在授乳していない 4 分娩後満6か月以上で現在授乳している	□□	□	□	□	□□□□□	□はい □いいえ (いずれかに，✓印をつけて下さい)

図 3-3 世帯状況・食事状況・身体状況

［厚生労働省：令和元年国民健康・栄養調査より引用］

*1 食事状況は，朝・昼・夕食に1～9(1. 家庭食，2. 調理済み食，3. 外食 4 保育所・幼稚園給食，学校給食，5. 職員給食，6. 菓子・果物・乳製品・嗜好飲料のみ，7. 錠剤・カプセル・顆粒状のビタミン・ミネラル，栄養ドリンク剤のみ，8. 何も口にしない，9. 不明)を選択し，記入する．

【夕食】 食物摂取状況調査

家族が食べたもの，飲んだもの(水以外)は全て記載してください / その料理は，誰がどの割合で食べましたか？（残した分があれば「残食分」に書いてください） / 調査員記入欄（ここには，記入しないで下さい）

料理名	食品名	使用量(重量または目安量とその単位)	廃棄量	氏名 太郎 1	氏名 花子 2	氏名 京子 3	氏名 4	氏名 5	氏名 6	氏名 7	氏名 8	氏名 9	残食分 残	料理・整理番号	食品番号	調理コード	摂取量(左記の家庭記録欄の使用量－廃棄量を記入，外食の場合は，「人前」)	案分比率 1	2	3	4	5	6	7	8	9	残
寄せ鍋	たら(切り身)	2切れ(1切れ80g×2)		2	1	0							2	1	10205	B	160	2	1	0							2
	さわら(切り身)	2切れ(1切れ100g×2)													10171	B	200										
	ブラックタイガー	6尾	殻												10329	B	170										
	白菜(生)	320g													06233	B	320										
	人参(生)	100g	皮												06212	B	97										
	根深ねぎ(生)	1本(135g)	株元												06226	B	81										
	もやし(生)	1袋(1袋250g×2)													06291	B	500										
	えのきだけ(生)	1袋(125g)	いしづき												08001	B	106										
	つゆ(3倍濃厚めんつゆ)	100mL													17030		100										
	水	500mL		↓	↓	↓							↓					↓	↓	↓							↓
ごはん	めし	360g		1	1	0							0	2	01088		360	1	1	0							0
親子丼(外食)	親子丼	1人前		0	0	1							0	3	30232		1	0	0	1							0

図 3-4 食物摂取状況調査票の記入例

［厚生労働省：令和元年国民健康・栄養調査をもとに作成］

b 生活習慣調査

　生活習慣調査で把握される内容は，食生活，身体活動・運動，休養（睡眠），飲酒，喫煙，歯の健康など，広範囲である．2019（令和元）年の生活習慣調査票では，外食利用頻度，運動習慣の行動変容ステージ，1日の平均睡眠時間，1週間あたりの飲酒頻度，喫煙状況，歯の本数，住んでいる地域での助け合い・人々とのつながり，現在の就職状況，グループ活動への参加などの内容についての設問がある．2019年度の調査では喫煙の設問は，たばこの製品の種類（紙巻たばこ，加熱式たばこ，その他）についても把握している．

　国民健康・栄養調査結果は，健康日本21の評価にも用いられている．健康日本21（第二次）の評価項目は，2019年の調査票を例にとると，高齢者の社会参加の促進，地域のつながりの強化，生活習慣病のリスクを高める量を飲酒している者の割合，成人の喫煙率，受動喫煙，歯の喪失防止が該当する．

c 身体状況調査

　身体の状況を客観的に把握するために，身体計測，血圧測定や血液検査が行われる．調査項目および対象年齢は次のとおりである．身長および体重：1歳以上，腹囲：20歳以上，血圧（収縮期血圧，拡張期血圧）：20歳以上，血液検査：20歳以上，問診：20歳以上．測定指標については，生活習慣病の予防の観点などから必要な項目が設定されている．また，血圧や血液検査等の調査結果の解釈に必要な服薬状況や，運動の習慣状況も問診によって把握を行う．2019年の身体状況調査票を図3-5に示した．

 コラム 韓国の国民健康・栄養調査

　韓国では，韓国疾病制御予防センター（KCDC）慢性疾患サーベイランス部がKorean National Health and Nutrition Examination Survey（KNHANES）と呼ばれる健康・栄養調査を実施している．韓国でも以前はわが国と同様に，時期を限定して調査を実施していたが，2005年から年間を通して3年1周期の調査を実施している．韓国全土を4つの地域に分けて，Mobile Examination Center（MEC）と呼ばれる2台のバスをそれぞれ巡回させて，身体計測，血液検査，問診等の調査を行っている．食事については，調査員が対象地区の各戸を訪問して，24時間思い出し法と食物摂取頻度調査法を併用して調査している．

政府統計　統計法に基づく国の統計調査です。調査票情報の秘密の保護に万全を期します。

令和元年国民健康・栄養調査

身体状況調査票

地区番号 □□□□□－□□　市郡番号 □

世帯番号 □□　世帯員番号 □□

性別　1 男　2 女

年齢 □□（令和元年11月1日現在）　都道府県　保健所

[身体計測]

(1) 身長（1歳以上）□□□.□cm □

(2) 体重（1歳以上）□□□.□kg □

(3) 腹囲（20歳以上）（へその高さ）□□□.□cm □

計測方法
1 調査員が測定
2 被調査者が測定（自己申告）

(4) 血圧（20歳以上）

1回目
収縮期（最高）□□□mmHg　拡張期（最低）□□□mmHg

2回目
収縮期（最高）□□□mmHg　拡張期（最低）□□□mmHg

(5) 血液検査実施の有無（20歳以上）（検査項目は裏面に記載）

1 有　2 無

[問診]（20歳以上）

(6) 現在、aからeの薬の使用の有無

(a) 血圧を下げる薬　有・無

(b) 脈の乱れに関する薬　有・無

(c) コレステロールを下げる薬　有・無

(d) 中性脂肪（ﾄﾘｸﾞﾘｾﾗｲﾄﾞ）を下げる薬　有・無

(e) 貧血治療のための薬（鉄剤）　有・無

[問診]（20歳以上）

(7) これまでに医療機関や健診で糖尿病といわれたことの有無（「境界型である」、「糖尿病の気がある」、「糖尿病になりかけている」、「血糖値が高い」などのようにいわれたことも含む）

1 有　2 無 → (8)へ

(7-1) 現在、糖尿病治療の有無（通院による定期的な検査や生活習慣の改善指導を含む）

1 有　2 無 → (8)へ

(7-2) 現在、どのような状況ですか。【複数回答可】

1 インスリン注射または血糖を下げる薬を使っている

2 通院による定期的な血糖の検査や生活習慣の改善指導を受けている

(8) 現在、医師等からの運動※禁止の有無

1 有　2 無

(9) 運動※習慣
（医師等から運動を禁止されている（(8)で「1 有」と回答した）者は記載不要）

(a) 1週間の運動日数 □日

(b) 運動を行う日の平均運動時間 □□時間□□分

(c) 運動の継続年数

1 1年未満　2 1年以上

※運動とは、スポーツやフィットネスなどの健康・体力の維持・増進を目的として、計画的・定期的に行うもの。

図 3-5 身体状況調査票

［厚生労働省：令和元年国民健康・栄養調査より引用］

D 実施に関する指針，ツール ——・——・——・——・——

❶ 食生活指針，運動指針

> 食生活指針，運動指針では，PDCAサイクルの活用により，実践を積み重ねていくことを狙いとする

ⓐ 食生活指針

●食生活指針

1） 策定の背景

　厚生省(現 厚生労働省)は 1978 年を「健康づくり」元年として，栄養・運動・休養を柱とする国民健康づくり運動を開始し，国民の生涯を通じた健康管理と保健指導の推進に努めている．わが国の食生活は，平均的には栄養状態は良好なものとなっているが，個々の世帯，個々の人についてみた場合には，食生活を取り巻く環境の急速な変化に伴い，エネルギーの過剰摂取，脂肪摂取量の増加，加工食品への依存による栄養バランスの偏り，子どもの 1 人食べ(孤食)の増加による家族の団らんの減少などの問題が生じてきた．こうした状況を踏まえて，厚生省は「第三次改定日本人の栄養所要量」で示された基本的考え方と「疾病予防と栄養に関する検討委員会報告」[1981 年健康づくり特別研究] による知見を基礎資料として，1985 年，「**健康づくりのための食生活指針**」を策定した．

　この指針は，国民の健康を保持増進する観点から健康に及ぼす影響度，改善の緊急性，将来に備えての過剰摂取予防の必要性等を考慮し，日本人の食生活においてとくに留意すべき事柄として，5 項目と 10 文肢を設定し，国民 1 人ひとりが食生活改善に取り組むよう策定された．

　厚生労働省は，1990 年，「**健康づくりのための食生活指針(対象特性別)**」を策定した．「第四次改定日本人の栄養所要量」における，個々人の特定に対応した考え方を背景に，対象の特性に応じた具体的な食生活の目標として，成人病(現在の生活習慣病)予防，女性(母性を含む)，成長期，高齢者について，対象特性別の指針が策定された．

　最近のわが国における食生活は，健康・栄養についての適正な情報の不足，食習慣の乱れ，食料の海外依存，食べ残しや食品の廃棄の増加等により，栄養バランスの偏り，生活習慣病の増加，食料自給率の低下，食料資源の浪費等の問題が生じている．このような事態に対処して，国民の健康増進，生活の質の向上および食料の安定供給の確保を図るため，「第六次改定日本人の栄養所要量(食事摂取基準)」の改定等を踏まえ，「健康づくりのための食生活指針」を改定し，2000 年に厚生省，文部省(現 文部科学省)および農林水産省が連携して，「**食生活指針**」を策定した．この指針は，食料生産・流通から食卓，健康へと幅広く食生活全体を視野に入れた 10 項目とその実践のために取り組むべき 2 ～ 4 個の具体的内容から構成されている．

2） 改定の趣旨

　「食生活指針」策定後，2005 年には食育基本法が制定され，2013 年には 10 年計画の国民の健康づくり運動「健康日本 21（第二次）」が開始されると

ともに，「和食：日本人の伝統的な食文化」がユネスコ無形文化遺産に登録された．さらに，2016年度より食育基本法に基づく「第3次食育推進基本計画」が開始されるなど，食生活に関する幅広い動きを踏まえ，2016年6月に「食生活指針」が改定された（**表3-7**）．

この改定では，肥満予防とともに高齢者の低栄養予防が重要な健康課題となっている状況を踏まえ，適度な身体活動量と食事量の確保の観点から「適度な運動とバランスのよい食事で，適正体重の維持を.」という項目の順番を，7番目から3番目に変更した．また，健康寿命の延伸とともに，食料の生産から消費にいたる食の循環を意識し，食品ロスの削減などの環境に配慮した

3

栄養政策

表3-7 食生活指針（文部省・厚生省・農林水産省共同策定．2016年6月一部改定）

	食生活指針	食生活指針の実践	PDCA
生活の質(QOL)の向上	①食事を楽しみましょう	・毎日の食事で，健康寿命をのばしましょう ・おいしい食事を，味わいながらゆっくりよく噛んで食べましょう ・家族の団らんや人との交流を大切に，また，食事づくりに参加しましょう	**Plan**（企画） 健全な食生活をどう楽しむか考える
	②1日の食事のリズムから，健やかな生活リズムを	・朝食で，いきいきした1日をはじめましょう ・夜食や間食はとりすぎないようにしましょう ・飲酒はほどほどにしましょう	
適度な運動と食事	③適度な運動とバランスのよい食事で，適正体重の維持を	・普段から体重を量り，食事量に気をつけましょう ・普段から意識して身体を動かすようにしましょう ・無理な減量はやめましょう ・とくに若年女性のやせ，高齢者の低栄養にも気をつけましょう	
バランスのとれた食事内容	④主食，主菜，副菜を基本に，食事のバランスを	・多様な食品を組み合わせましょう ・調理方法が偏らないようにしましょう ・手づくりと外食や加工食品・調理食品を上手に組み合わせましょう	
	⑤ごはんなどの穀物をしっかりと	・穀類を毎食とって，糖質からのエネルギー摂取を適正に保ちましょう ・日本の気候・風土に適している米などの穀類を利用しましょう	**Do**（実践）　**Action**（改善）
	⑥野菜・果物，牛乳・乳製品，豆類，魚なども組み合わせて	・たっぷり野菜と毎日の果物で，ビタミン，ミネラル，食物繊維をとりましょう ・牛乳・乳製品，緑黄色野菜，豆類，小魚などで，カルシウムを十分にとりましょう	
	⑦食塩は控えめに，脂肪は質と量を考えて	・食塩の多い食品や料理を控えめにしましょう．食塩摂取量の目標値は，男性で1日8g未満，女性で7g未満とされています ・動物，植物，魚由来の脂肪をバランスよくとりましょう ・栄養成分表示を見て，食品や外食を選ぶ習慣を身につけましょう	
食料の安定供給や食文化への理解	⑧日本の食文化や地域の産物を活かし，郷土の味の継承を	・「和食」をはじめとした日本の食文化を大切にして，日々の食生活に活かしましょう ・地域の産物や旬の素材を使うとともに，行事食を取り入れながら，自然の恵みや四季の変化を楽しみましょう ・食材に関する知識や調理技術を身につけましょう ・地域や家庭で受け継がれてきた料理や作法を伝えていきましょう	
食料資源や環境への配慮	⑨食料資源を大切に，無駄や廃棄の少ない食生活を	・まだ食べられるのに廃棄されている食品ロスを減らしましょう ・調理や保存を上手にして，食べ残しのない適量を心がけましょう ・賞味期限や消費期限を考えて利用しましょう	
	⑩「食」に関する理解を深め，食生活を見直してみましょう	・子供のころから，食生活を大切にしましょう ・家庭や学校，地域で，食品の安全性を含めた「食」に関する知識や理解を深め，望ましい習慣を身につけましょう ・家族や仲間と，食生活を考えたり，話し合ったりしてみましょう ・自分たちの健康目標をつくり，よりよい食生活を目指しましょう	**Check**（評価） 食生活を振り返り，改善する

食生活の実現を目指し, 項目中の具体的表現について一部見直した. さらに, 脂肪について, 量とともに質にも配慮するよう追記し, 食塩摂取量については, 日本人の食事摂取基準(2015年版)を踏まえて, 男性で1日8g未満, 女性で7g未満に目標値を変更した.

3) 食生活指針の活用

「食生活指針」では, 1番目と10番目の項目の「……しましょう」という表現を用いて, まず, 健全な食生活をどう楽しむか考え(Plan), 2〜9番目の内容を実践する(Do)中で, 食生活を振り返り(Check), 改善する(Action)という PDCA サイクルの活用により, 実践を積み重ねていくことを狙いとしている.

b 妊娠前からはじめる妊産婦のための食生活指針

1) 策定の背景と改定の趣旨

2006(平成18)年2月に「『健やか親子21』推進検討会」において, 「妊産婦のための食生活指針」は, 妊娠期および授乳期における望ましい食生活の実現に向けて策定され, 自治体や関係機関で活用されてきた. 「妊産婦のための食生活指針」の策定から約15年が経過し, 健康や栄養・食生活に関する課題を含む妊産婦を取り巻く社会状況等が変化していることなどを踏まえ, 2021(令和3)年3月に「妊娠前からはじめる妊産婦のための食生活指針〜妊娠前から, 健康なからだづくりを〜」として改定された(図3-6). また, 保健医療従事者などを対象とした解説要領が作成された.

改定の主な内容は以下の3点である.

① 妊娠, 出産, 授乳等に当たっては, 妊娠前からの健康なからだづくりや適切な食習慣の形成が重要であるため, 改定後の指針の対象には妊娠前の女性も含むこととし, 名称を「妊娠前からはじめる妊産婦のための食生活指針」とした.

② 改定後の指針は, 妊娠前からの健康づくりや妊産婦に必要とされる食事内容とともに, 妊産婦の生活全般, からだや心の健康にも配慮した, 10項目から構成する.

③ 妊娠期における望ましい体重増加量については, 「妊娠中の体重増加指導の目安」(2021年3月8日, 日本産科婦人科学会)を参考として提示した(表3-8).

「妊娠中の体重増加指導の目安」は, 改定前に比べて, 大きく引き上げられた. 目安は, 妊娠前の体格に応じて策定され, 妊娠前に「低体重(やせ): BMI 18.5未満」の者は, 妊娠全期間を通しての体重増加量の目安は12〜15kg, 「ふつう:BMI 18.5以上25.0未満」の者は10〜13kg, 「肥満(1度): BMI 25.0以上30.0未満」の者は7〜10kgである. なお, BMI 30.0以上の「肥満(2度以上)」は個別対応とし, 上限5kgまでを目安としている.

指針の改定にあたっては, クリニカルクエスチョン(CQ)を作成し, 系統的レビューにより根拠となる論文を抽出, 整理することで, 既存の項目の改定もしくは新規の項目の作成をした. たとえば, 妊娠中の身体活動・運動に

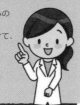

図 3-6　「妊娠前からはじめる妊産婦のための食生活指針〜妊娠前から，
健康なからだづくりを〜」

［厚生労働省：リーフレット https://www.mhlw.go.jp/content/000788598.pdf（最終アクセス 2023 年
3 月 1 日）より引用］

表 3-8　妊娠中の体重増加指導の目安[*1]

妊娠前の体格[*2]	体重増加量指導の目安
低体重（やせ）：BMI 18.5 未満	12 〜 15 kg
ふつう：BMI 18.5 以上 25.0 未満	10 〜 13 kg
肥満（1 度）：BMI 25.0 以上 30.0 未満	7 〜 10 kg
肥満（2 度以上）：BMI 30.0 以上	個別対応（上限 5 kg までが目安）

[*1]「増加量を厳格に指導する根拠は必ずしも十分ではないと認識し，個人差を考慮したゆるやかな指導を心が
ける」産婦人科診療ガイドライン産科編 2020 CQ 010 より
[*2] 日本肥満学会の肥満度分類に準じた
［厚生労働省：「妊産婦のための食生活指針」改定の概要 https://www.mhlw.go.jp/content/000776927.pdf（最
終アクセス 2023 年 3 月 1 日）より引用］

ついては，「妊産婦のための食生活指針」にはなかったが，国内外の根拠と
なる論文を整理した結果，早産および低出生体重児のリスクを増加させない
可能性が明らかになってきた．そこで，「無理なくからだを動かしましょう」
という項目を新設することとなった．また，依然として若い世代の「やせ」
が多く，必要な栄養素を十分に摂取できていない女性が多いことから，「しっ
かり」「たっぷり」「十分に」などの表現により，妊娠前からしっかりと食事
を摂る習慣を促すよう項目の文言を変更した．

2） 活　　用

　食生活はすぐに変えられるものではないため，妊娠前から，バランスよく，
野菜をたっぷり摂れる食習慣を身につけることが重要である．そのため，本
指針とあわせて，国民の健康の保持・増進を図るうえで摂取することが望ま
しいエネルギーおよび栄養素の摂取基準を定めた「日本人の食事摂取基準
（2020 年版）」およびバランスのとれた食生活の実現を目指して策定された
「妊産婦のための食事バランスガイド」を活用することが望まれる．

c 健康づくりのための身体活動基準 2013・アクティブガイド

1）　健康づくりにおける身体活動の意義

　身体活動とは，安静にしている状態よりも多くのエネルギーを消費するす
べての動作を指す．それは，日常生活における労働，家事，通勤・通学など
の「生活活動」と，スポーツなど，とくに体力の維持・向上や健康増進など
の目的をもって計画的・継続的に実施される「運動」の 2 つに分けられる．

　身体活動を増やすことで，循環器疾患・糖尿病・がんといった生活習慣病
の発症およびこれらを原因として死亡にいたるリスクや，加齢に伴う生活機
能低下（ロコモティブシンドロームおよび認知症など）をきたすリスクを下げ
ることができる．

　健康日本 21 最終評価によると，1996 年と 2009 年の比較において，15 歳
以上の 1 日の歩数の平均値は男女ともに約 1,000 歩減少（1 日約 10 分の身体
活動の減少に相当）しており，今後も高齢化が進むわが国において，健康づ
くりの観点から身体活動を推奨する重要性は高い．

2）　基準・改定の趣旨と目的

　身体活動・運動は，健康づくりに欠かすことができない生活習慣であり，
栄養・食生活や休養・睡眠，こころの健康など，他の分野とともにその改善
に向けた取り組みを推進していくべきである．こうした取り組みは，国民健
康づくり運動として 1978 年から推進されてきたが，2013 年度からは，健康
日本 21（第二次）として遂行されている．

　「健康づくりのための身体活動基準 2013」（以下「基準」という）は，健
康日本 21（第二次）を推進するための重要な施策ツールである．厚労科学研
究班による科学的知見の系統的レビューと，「運動基準・運動指針改定のた
めの検討会」での審議を経て，2006 年に策定された「健康づくりのための
運動基準 2006」を大幅に改定したものである．

　旧基準やその内容を国民向けに解説した「健康づくりのための運動指針

2006（エクササイズガイド2006）」の認知度を十分に高めることができなかったとの反省から，今回の改定では，利用者の視点に立って旧基準および旧指針を見直し，普及・啓発を強化することを重視した．「健康づくりのための身体活動指針」は愛称をアクティブガイドとし，新たにA4判用紙表裏1枚のパンフレット形式にまとめられた（図3-7）．

3) おもな利用者

　身体活動・運動に関する研究者・教育者や健康運動指導士等の専門家はもちろん，保健活動の現場を担う医師，保健師，管理栄養士等には，この基準を積極的に活用することで指導の質的向上に取り組むことが望まれる．また，身体活動・運動の推進には，個人の努力だけでなく，まちづくりや職場づくりなど，個人の健康を支える社会環境を整備するという視点が重要である．したがって，基準が自治体や企業の関係者にも活用されることが期待されている．

　一方，アクティブガイドは，専門知識のない者を対象とし，より多くの国民に身体活動の意義を伝え，身体活動への取り組みを啓発することに特化した．すなわち，基準は専門家向け，アクティブガイドは一般国民向けとの位置づけをよりいっそう明確にした．

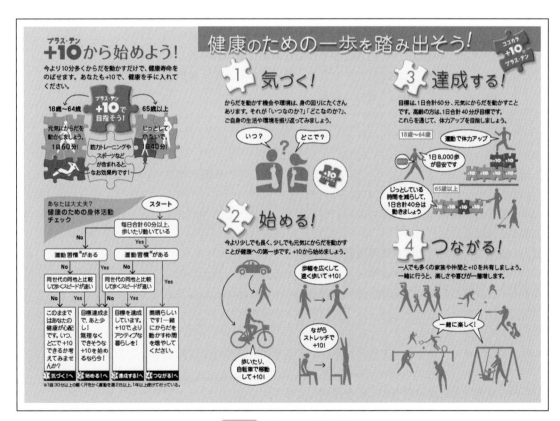

図3-7　アクティブガイド

アクティブガイドでは，左のチャートにより1人ひとりの身体活動状況を明らかにし，それに応じた取り組みを行動変容理論に基づいて提案する．

表 3-9　基準値，考え方の一覧

<**基準値**>
● 18～64 歳の身体活動(生活活動・運動)の基準
　強度が 3 メッツ以上の身体活動を 23 メッツ・時 / 週行う．具体的には，歩行またはそれと同等以上の強度の身体活動を毎日 60 分以上行う
● 18～64 歳の運動の基準
　強度が 3 メッツ以上の運動を 4 メッツ・時 / 週行う．具体的には，息が弾み汗をかく程度の運動を毎週 60 分行う
● 65 歳以上の身体活動(生活活動・運動)の基準
　強度を問わず，身体活動を 10 メッツ・時 / 週行う．具体的には，横になったままや座ったままにならなければどんな動きでもよいので，身体活動を毎日 40 分行う
● 性・年代別の体力：全身持久力の基準
　男性 18～39 歳：11.0 メッツ，40～59 歳：10.0 メッツ，60～69 歳：9.0 メッツ
　女性 18～39 歳：9.5 メッツ，40～59 歳：8.5 メッツ，60～69 歳：7.5 メッツ

<**考え方**>
● 全年齢層における身体活動(生活活動・運動)の考え方
　現在の身体活動量を，少しでも増やす．たとえば，今より毎日 10 分ずつ長く歩くようにする
● 全年齢層における運動の考え方
　運動習慣をもつようにする．具体的には，30 分以上の運動を週 2 日以上行う

4)　健康日本 21 (第二次)の考え方

　厚生労働省は 2012 年 7 月，第四次の国民健康づくり対策として「21 世紀における第二次国民健康づくり運動(健康日本 21 (第二次))」を告示した．健康日本 21 (第二次)は，ライフステージに応じて，健やかで心豊かに生活できる活力ある社会を実現し，その結果として社会保障制度が持続可能なものとなるよう，2013 年度から 2022 年度までの間，健康寿命の延伸・健康格差の縮小を実現することを目指して進められる．

　身体活動・運動分野の目標は，
　①日常生活における歩数の増加(1,200 ～ 1,500 歩の増加)
　②運動習慣者の割合の増加(約 10% 増加)
　③住民が運動しやすいまちづくり・環境整備に取り組む自治体数の増加
　　(47 都道府県とする)，の 3 点である．

　個人の生活習慣の改善と社会環境の改善の両方のアプローチが必要であることを踏まえ目標を設定した．

5)　個人の健康づくりのための身体活動基準

　将来，生活習慣病などに罹患するリスクを減少させるために，個人にとって達成することが望ましい身体活動の基準は表 3-9 の一覧に示すとおりである．今回の基準の策定に当たっては，以下のポイントを重視した．

　①エビデンスに基づくこと
　系統的レビューだけでなく，メタ解析に基づいて基準値の妥当性を検討した．

　②わが国の身体活動や運動習慣の実態や現状を考慮すること
　国民健康・栄養調査のわが国の身体活動の実態に則した基準値を提案した．健康日本 21 (第二次)では健康寿命を現状よりも延伸することを目標としているため，身体活動量の基準値は現状の平均値よりも高く，しかし身体活動

● 身体活動量

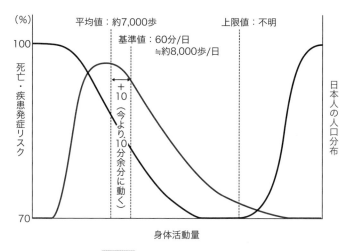

図 3-8 基準値や上限値の理論

わが国の身体活動量の基準値は，国民の平均健康寿命のいっそうの延伸を目指しているため，国民の中央値や平均値を上回る量に設定されている．上限値は理論的には，「健康障害が発生しないことが知られている量の最大値」だが，上限値に関する研究は現状ではきわめて少ない．

による副作用がみられる水準（上限値）を超えない範囲で，かつ実現可能性を考慮して設定された（図 3-8）．

③高齢者を対象とした基準を策定すること

単に生活習慣病だけでなく，がん，ロコモティブシンドローム（ロコモ），うつ，認知症の予防を視野に入れた．

④専門知識をもたない人でも理解が可能な表現を用いること

メッツやエクササイズなどの難解な単位や専門用語をできるだけ使用しないよう配慮した．策定の科学的根拠の詳細は，基準の本文ならびに報告書を参照していただきたい．

6）対象者の拡大

基準は高齢者のための基準値を設けるなど，対象者の拡大にも力を入れている．さらに，18 歳未満の身体活動について，文部科学省の幼児期運動指針や日本体育協会によるアクティブチャイルド 60 min. を参考に，遊びやスポーツを中心に，身体活動を毎日 60 分以上行うことを参考として提示した．

メタボリックシンドローム，高血圧症，脂質異常症，糖尿病といった慢性疾患に罹患している者にも基準を適応するために必要な，さまざまな情報を掲載した．具体的には，生活習慣病患者等に推奨される運動量として，各学会の治療ガイドラインに基づき「30 ～ 60 分の運動を週 3 回以上行うこと」を参考として提示した．また，特定健康診査・特定保健指導におけるメタボリックシンドローム改善のための減量プラン作成に活用できる「内臓脂肪減少のためのエネルギー調整シート」を改定し，身体活動の増加と食事の改善の組み合わせによる効果的で確かな保健指導のためのツールを提供した．単にポピュレーション・アプローチのためだけでなく，特定健康診査・特定保健指導のようなハイリスク・アプローチにも有用なツールとして身体活動基準を活用することができる．

　さらに，安全対策として，保健指導の一環としての運動指導の可否を判断する際の留意事項，身体活動に安全に取り組むための留意事項，保健指導の一環として運動指導を実施する際の留意事項もあわせて掲載した(☞コラム).

7)　健康づくりのための身体活動指針：アクティブガイド

　アクティブガイドは，A4判用紙表裏1枚にシンプルにまとめられた(☞図3-7).身体活動基準でいくつかの基準値が示されたが，そのなかで，すべての世代に共通した考え方として新しく示された「今より毎日10分ずつ長く歩く」をベースにし，「**プラス・テン(＋10)**」をメインメッセージとした.また，＋10を軸に，身体活動状況のアセスメントによる層化をベースとした行動変容アプローチを以下のように提案している(☞図3-7).

　①気づく！　からだを動かす機会や環境は身の回りにたくさんあります.それがいつなのか？どこなのか？自身の生活や環境を振り返ってみましょう.

　②はじめる！　今より少しでも長く，少しでも活発にからだを動かすことが健康への第一歩です.1日10分増やす，歩く時は少し早くなど，できることからはじめましょう.

　③達成する！　からだを動かす目標(基準)は，1日60分≒8,000歩です.高齢の方は，座っている時間を，1日15分軽くてよいので動くことに置き換えることが目標です.

　④広げる！　1人でも多くの家族や仲間に，からだを動かすことのすばらしさを伝えましょう！一緒に行うと楽しさや喜びがいっそう増します.

8)　身体活動を普及啓発するための考え方

　2014年度におけるアクティブガイドの一般国民への認知度は9.1%，2020年度では13%と低値を示している.厚生労働省が身体活動や運動を推奨していることが国民にいま以上に伝わるよう，＋10のメッセージとともに，一層の普及・啓発活動が必要である.また，近年急速に普及しているウェアラブルデバイス*の活用を通し，身体活動や運動への取り組みの見える化を促進することも効果的であると思われる.

　身体活動・運動に関する国民の認知やリテラシーの向上に加えて，身体を動かしやすい，運動しやすい町づくりや就労環境の整備が必要である.近年

＊腕や頭部など，身体に装着して利用することが想定された端末(デバイス)の総称.スマートフォンと連携して使う腕時計型端末であるスマートウォッチなどがあり，心拍測定，歩数計測することなども可能.

 コラム　安全な運動のために

　アクティブガイドは健康な人だけでなく，生活習慣病等の罹患者，その予備群で特定保健指導の該当者，また，65歳以上の高齢者を対象としている.すなわち，身体活動や運動の増加に伴い，足腰に痛みがある人や心事故などを起こす可能性が高い人にも＋10を推奨している.アクティブガイドでは，これらを予防するための必要最小限の注意喚起が記載されている.傷害や事故防止のポイントとして，①体を動かす時間や強度は少しずつ増やしていく，②体調の悪いときは無理をしない，③病気や痛みのある場合は医師や健康運動指導士に相談を，の3点をあげている.

では，スポーツ庁による，2021 年の東京オリンピック・パラリンピックに
伴うスポーツ啓発や経済産業省による健康経営に伴う活動的な職場環境の創
出といった取り組みが進められており，それらとの連携も必要である．

　身体活動・運動にも，地域間格差（都道府県格差）がみられる．運動しやす
いまちづくり環境整備に取り組む自治体数が直近 2 年間（2017 ～ 2018 年）で
増加していない点は大きな課題であり，改善が必要である．また，身体活動・
運動の目標値が達成されていない都道府県において，どのような要因が達成
を阻害しているかを明らかにし，逆に達成されている都道府県においては，
成果の把握とこれまでの取り組みによる改善プロセスの分析を行うことなど
により，今後の新たな取り組みの提案が期待できる．

9）　今後の課題

　今後，子どもの身体活動の基準値や，高齢者の運動量の基準値，身体活動
不足や座位行動時間の基準値，全身持久力以外の体力（筋力や柔軟性など）の
基準値，また副作用やリスクの増大が懸念される身体活動の上限値（☞図
3-8）について，科学的根拠をもって設定できるよう，文献研究や疫学研究を
推進していく必要がある．また，成果の評価をより客観的に行うために，体
力や身体活動量・運動量を，簡便かつ正確に測定する方法や指標の開発が必
須である．さらには身体活動や運動習慣者の割合の増加を引き起こす新しい
対策の開発のための研究も望まれる．

　基準とアクティブガイドは，今後の研究成果の蓄積の状況や，健康日本
21（第二次）の中間・最終評価などを踏まえて見直すことが望ましいとされて
いる．よりよいものにするために，いっそうのエビデンスとファクトの蓄積
が不可欠である．

　2020 年から次期の改定に向けての研究が進められており，座位行動に関
する基準もしくは考え方や子ども，疾患者，障害者，妊産婦など，より多く
の人々に利用可能なものにするためのエビデンスの収集が進められている．

☕ **コラム**　**＋ 10 の効果**

　+10 の効果は意外と大きい．まず，減量効果．体重 70 kg の高血圧の中年男性
が，4 メッツの歩行を＋ 10 した場合，4 メッツ× 1/6 時間× 70 kg で約 35 kcal
余分にエネルギーを消費する．1 年 365 日で 12,775 kcal の累積消費なので，
7,000 kcal/kg の脂肪組織を約 1.8 kg／年も減らす効果が見込まれる．また，2
～ 3 ヵ月で血圧を 1.5 mmHg 下げる効果も期待できる．＋ 10 の長期的効果も
以外に大きく，死亡，生活習慣病等発症，がん発症，ロコモや認知症発症のリ
スクをそれぞれ 2.8％，3.6％，3.2％，8.8％減らす．とくにロコモや認知症へ
の効果は大きく，＋ 10 は小さいながらも確実な健康への第一歩といえる．

❷ 食事バランスガイド

> 「何をどれだけ食べたらよいか」1日の摂取の目安を料理で示したツールである

a 策定の背景

「食生活指針」(2000(平成12)年)では，望ましい食生活に関する10項目の指針が示されている．その中で，「主食，主菜，副菜を基本に，食事のバランスを」という項目をはじめ，いくつかの栄養素・食品・食品群への推奨はあるものの，具体的に"どれだけ食べるか"は示されていない．そこで，健康的な食生活の実現に向け，「食生活指針」を具体的行動に結びつけるためのツールが必要である．さらに，ポピュレーション・アプローチの観点から，食環境の整備が重要であり，「情報へのアクセス」と「食物へのアクセス」を促進するためのツールとして，わかりやすい情報提供の手段が必要である．

厚生労働省と農林水産省は，「フードガイド(仮)検討会」を立ち上げ，2005(平成17)年6月に「食事バランスガイド」を策定した．その後，日本人の食事摂取基準(2010年版)に対応した変更がなされた(図3-9)．食事バランスガイドは，1日の食事の量的な目安を簡潔に示したツールで，ある程度の幅を許容しながら，食生活についての関心が薄い人や食事のバランスが大きく乱れている人の食事改善につながることを目指したツールである．

「何をどれだけ食べたらよいか」を示すには，大きく分けて，栄養素レベル，食品レベル，料理レベルの3つの視点がある．栄養素は目に見えないため，その活用には専門的知識が必要となる．食品(食品群)は，「6つの基礎食品」「3色分類」や多くの国々での「フードガイド」でも用いられているが，食事を

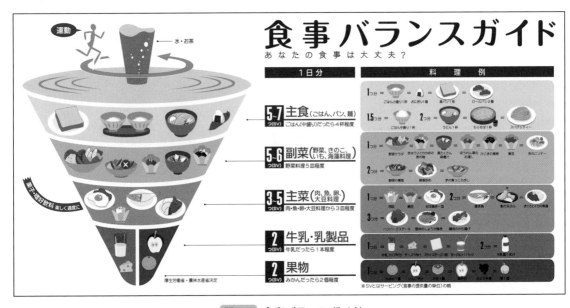

図 3-9　食事バランスガイド

[農林水産省：食事バランスガイド拡大図 https://www.maff.go.jp/j/balance_guide/kakudaizu.html（最終アクセス 2023年3月1日）より引用]

つくらない人には活用しにくいという特徴がある．一方，料理は，実際に食卓で口にする状態で示すことから，普段食事をつくらない人でも，容易に自分の摂取量を把握することができる．そのため，食事バランスガイドでは，「何をどれだけ食べたらよいか」を料理で示している．

b 基本的な考え方
1) 名称とイラストの形

とるべき量を概念的に把握しやすくするために，コマの形が採用され，多く摂取すべき物はそれだけ広い面積で表現されている．また，回転(運動)することではじめてバランスが確保できるという意味が込められた．さらに，コマの形は，日本の文化的背景を大事にするという意味もある．そして，「バランス」という意味合いをとくに強調するため，「食事バランスガイド」(英語名：Japanese Food Guide Spinning Top)という名称となった．

2) 料理の区分と数え方

食事バランスガイドは，主食，副菜，主菜，牛乳・乳製品，果物の5つの料理区分で構成され，コマのイラスト中に配置されている．さらに，コマのヒモに「楽しく適度に」というコメントをつけ，菓子・嗜好飲料を過度の摂取にならないよう注意を喚起している．また，水分はコマの軸に示すことで，その重要性を表現している．なお，他国のフードガイドには，油脂や食塩が示され，過剰摂取への注意喚起を促しているものがあるが，食事バランスガイドでは，直接口にする料理や食品を示すことが基本であるため，コマに示されていない．

料理を数える際，「1つ(SV)」を単位として表している．「SV」は，「Serving(サービング)」の略である．主食，主菜，牛乳・乳製品においては，それぞれ主材料の炭水化物，たんぱく質，カルシウムの量が，量的基準として示されている．一方，副菜と果物においては，主材料の重量にて量的基準が示されている(**表 3-10**)．

①主　食

炭水化物の供給源である，ごはん，パン，麺類，その他の穀物食品を主材料とする料理で，主材料に由来する炭水化物40 g相当が1つ(SV)であると定義されている．主食1つ(SV)は，「ごはん100 g」に相当する量である．

②副　菜

各種ビタミン，ミネラルおよび食物繊維の供給源である野菜類，いも類，大豆以外の豆類，きのこ類，海藻類，種実類を主材料とする料理で，主材料の素材重量70 g相当が1つ(SV)であると定義されている．

③主　菜

たんぱく質，脂質の供給源である肉類，魚類，卵類，大豆・大豆製品を主材料とする料理で，主材料に由来するたんぱく質6 g相当が1つ(SV)であると定義されている．主菜1つ(SV)は，鶏卵1個に相当する量である．

④牛乳・乳製品

カルシウムの供給源である牛乳，ヨーグルト，チーズなどの乳類を主材料

表 3-10　食事バランスガイドを構成する内容

料理区分		食品群	主食材の例	分類条件	サービング基準	おもな供給栄養素
基本的な組み合わせ	主食（ごはん，パン，麺など）6〜7つ（SV）	米類（めし）	ごはん，もち ビーフン	左記の主材料を 2/3 目安量を超えて含むもの	主材料に由来する炭水化物として 40 g	炭水化物 エネルギー
		パン（菓子パンを除く）類	食パン，ロールパン お好み焼き			
		麺類	うどん，そば，そうめん・冷や麦 中華麺，即席麺 マカロニ，スパゲッティ			
		その他の穀類食品	シリアル			
	副菜（野菜，きのこ，いも，海藻料理）5〜6つ（SV）	野菜類	野菜（キャベツ，キュウリ，大根，タマネギ，トマト，ホウレンソウ，レタス）	左記の主材料を 2/3 目安量を超えて含むもの	主材料の素材重量として 70 g	ビタミン ミネラル 食物繊維
		いも類	いも，こんにゃく			
		大豆以外の豆類	あずき，いんげん豆，うずら豆			
		きのこ類	きのこ（しいたけ，しめじ，えのきたけ）			
		海藻類	海藻（海苔，わかめ，ひじき）			
		種実類	落花生・ナッツ類，栗			
	主菜（肉，魚，卵，大豆料理）3〜5つ（SV）	肉類	牛肉，豚肉，鶏肉 肉加工品	左記の主材料を 2/3 目安量を超えて含むもの	主材料に由来するたんぱく質として 6 g	たんぱく質 脂質 エネルギー 鉄
		魚類	魚，貝，エビ，カニ，たこ 魚介加工品（さつまあげ，かまぼこ，ちくわ）			
		卵	卵			
		大豆・大豆製品	豆腐，大豆・納豆			
積極的にとりたいもの	牛乳・乳製品 2つ（SV）	乳類	牛乳，飲むヨーグルト ヨーグルト，チーズ，粉乳		主材料に由来するカルシウムとして 100 mg	カルシウム たんぱく質 脂質
	果物 2つ（SV）	果実類	果実（みかん，りんご，いちご，すいか）		主材料として 100 g	ビタミン C カリウム
楽しく適度に	菓子・嗜好飲料	菓子類	菓子類，菓子パン			
		嗜好飲料	甘味飲料類，酒類			
	水・お茶		※料理，飲物として食事や間食などにおいて十分量をとる			

［厚生労働省・農林水産省：フードガイド（仮称）検討会報告書　食事バランスガイド https://www.maff.go.jp/j/balance_guide/b_report/index.html（最終アクセス 2023 年 3 月 1 日）より作成］

とする料理で，主材料に由来するカルシウム 100 mg 相当が 1 つ（SV）であると定義されている．牛乳・乳製品 1 つ（SV）は，牛乳 100 mL に相当する量である．

⑤果　物

　ビタミン C やカリウムの供給源である果物を主材料とする料理で，主材料の素材重量 100 g 相当が 1 つ（SV）であると定義されている．

c　活　用

1）　料理区分別摂取目安量

　食事バランスガイドのコマには，1 日にとる量の目安が示されているが，

3

栄養政策

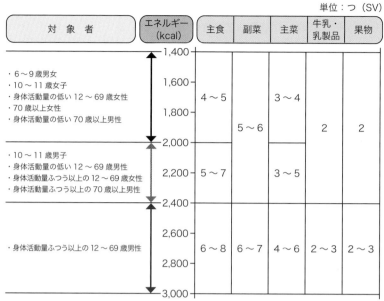

単位：つ（SV）

対象者	エネルギー (kcal)	主食	副菜	主菜	牛乳・乳製品	果物
・6〜9歳男女 ・10〜11歳女子 ・身体活動量の低い12〜69歳女性 ・70歳以上女性 ・身体活動量の低い70歳以上男性	1,400〜2,000	4〜5	5〜6	3〜4	2	2
・10〜11歳男子 ・身体活動量の低い12〜69歳男性 ・身体活動量ふつう以上の12〜69歳女性 ・身体活動量ふつう以上の70歳以上男性	2,000〜2,400	5〜7		3〜5		
・身体活動量ふつう以上の12〜69歳男性	2,400〜3,000	6〜8	6〜7	4〜6	2〜3	2〜3

・1日分の食事量は，活動（エネルギー）量に応じて，各料理区分における摂取の目安［つ（SV）］を参考にする．
・2,200 ± 200 kcal の場合，副菜［5〜6つ（SV）］，主菜［3〜5つ（SV）］，牛乳・乳製品［2つ（SV）］，果物［2つ（SV）］は同じだが，主食の量と，主菜の内容（食材や調理法）や量を加減して，バランスのよい食事にする．
・成長期で，身体活動レベルがとくに高い場合は，主食，副菜，主菜について，必要に応じてSV数を増加させることで適宜対応する．

図 3-10 性・年齢・身体活動レベルに応じた料理区分別摂取目安量

［農林水産省：日本人の食事摂取基準（2010 年版）の改定を踏まえた 食事バランスガイドの変更点について https://www.maff.go.jp/j/syokuiku/kenzensyokuseikatsu/pdf/bg_kaitei.pdf （最終アクセス 2023 年 3 月 1 日）より引用］

活用にあたっては，より習慣的な摂取パターンとしてとらえ，活用していく必要がある．

図 3-9 のコマは，エネルギー量 2,200 kcal（2,000 〜 2,400 kcal）を想定しており，身体活動レベルが「ふつう」以上の成人女性（高齢者を除く）や身体活動レベルが低めの成人男性における 1 日のエネルギー摂取量の目安となる（**図 3-10**）．このように，性，年齢，身体活動レベルに応じた摂取目安量を選択する．基本形の料理区分別摂取目安量は，主食 5 〜 7 つ（SV），副菜 5 〜 6 つ（SV），主菜 3 〜 5 つ（SV），牛乳・乳製品 2 つ（SV），果物 2 つ（SV）である．基本形をもとに，各料理区分を ± 1 〜 2 つ（SV）程度調整することで，1,400 〜 3,000 kcal 程度のエネルギー量をカバーでき，6 歳以上の人に適用できる．

図 3-10 の性，年齢，身体活動レベルに応じた摂取目安量は，「日本人の食事摂取基準（2010 年版）」における，身体活動レベル別の推定エネルギー必要量を参考としたものであり，基礎代謝や体位の個人差などによる個人のエネルギー必要量は，実際には大きく異なるため，個々人の体重の変化などをみながら，全体的な食事量を調整していく必要がある．なお，現在，活用さ

れている「日本人の食事摂取基準(2020 年版)」における推定エネルギー必要量および 50 歳以上の年齢区分は，それ以前の食事摂取基準から変更されているため，注意の上，食事バランスガイド活用の際，参考にする必要がある.

2) ポピュレーション・アプローチにおける活用

対象を限定しないポピュレーション・アプローチにおいて，食事バランスガイドを用いた食環境整備を進めることで，国民全体の健康状態を向上させることが期待される．食環境整備では，「情報へのアクセス」と「食物へのアクセス」の 2 つの要素から，食品産業において，食事バランスガイドを用いたポスター，チラシ，表示カード(POP)，商品へ貼付するシールなどをうまく活用することで，消費者が実際に食べ物を選択する場面における「情報」と「食物」が結びつくことが期待される.

3) ハイリスク・アプローチにおける活用

食事のバランスが大きく乱れ，食事改善への関心が薄い無関心層において，対象者自身が食事の全体像を把握し，目標を設定する際，食事バランスガイドを活用すると比較的簡便に行うことができる．一般に，食事の厳密な評価には，定量的で詳細な食事調査を行う必要があるが，食生活に無関心な層では，実施困難な場合が多いため，第 1 ステップとして食事バランスガイドは有用であろう.

❸ 食育ガイド

食育ガイドは，生涯にわたる具体的な取り組みを示したものである

a 食育ガイド作成の経緯

食育基本法［2005(平成 17)年法律第 63 号］に基づく第 2 次食育推進基本計画(2011 ～ 2015 年度)では，子どもから高齢者にいたるまで，ライフステージに応じた切れ目のない食育を推進し，1 人ひとりの国民が自ら食育に関する取り組みが実践できるように，適切な情報を提供することとされ，「食育ガイド」を作成することが明記された．内閣府では，第 2 次食育推進基本計画に基づき，食育担当大臣が**食育ガイド**を作成し，食育推進会議に報告し，2012 年 5 月に公表した．2019 年 3 月に農林水産省によって改訂された.

●食育ガイド

b 食育ガイドの内容

食育ガイドは，乳幼児から高齢者にいたるまで，ライフステージのつながりを大切にし，生涯にわたりそれぞれの世代に応じた具体的な取り組みを示したものである．最初の一歩として，できることからはじめるためのガイドであり，小学校高学年以上の多くの人が使えるように，表現はわかりやすくするとともに，自分の世代だけでなく他の世代のことも知り，異世代とも共有できるものである.

食べることは生きることであり，食育ガイドでは「**実践の環(わ)を広げよう**」

3
栄養政策

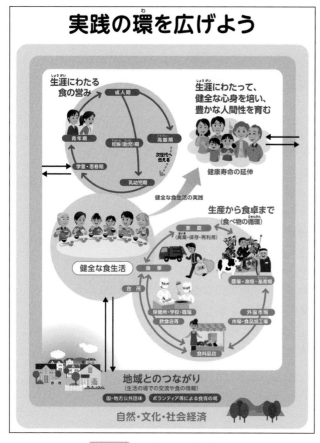

図 3-11　実践の環を広げよう

［農林水産省：食育ガイド https://www.maff.go.jp/j/syokuiku/guide/pdf/00_jp_guide.pdf
（最終アクセス 2023 年 3 月 1 日）より引用］

として食育の全体像が示されている（**図 3-11**）．食物は収穫され，加工され，食料品店やスーパーマーケットなどの店頭に並び，その中から，選び，調理して食べられる（図中の食べ物の循環）．食べることは，1 人ひとりの生きる力につながる．食事は，生涯にわたって大切な心とからだを育み，次の世代を育む（図中の生涯にわたる食の営み）．さらに，食育は豊かな自然，先人から受け継がれてきた文化，社会経済などの環境や生活の場としての地域とのつながりとも関連しながら，健全な食生活の実践および健康寿命の延伸につながる．

　食育ガイドでは，適正体重や昨日の食事，噛んだ回数などを振り返り，栄養バランスや噛むことの重要性を伝えたりなど，誰でもできることからはじめられるものとなっている．また，食品表示の見方，家庭でできる食中毒予防，災害への備えなどの情報についても記載されている．

　第 4 次食育推進基本計画（2021 ～ 2025 年度）において，国民の食育への実践の取り組みについて食育ガイドの活用が明記され，海外における食育推進の普及啓発には，**食育ガイド（英語版）A Guide to Shokuiku** の活用が示されている．

❹ 健康な食事

> 健康な食事とは，健康な心身の維持・増進に必要とされる栄養バランスを基本とする食生活が，無理なく持続している状態である

ⓐ 「健康な食事」検討の背景

　日本人の平均寿命が延伸し，平均寿命および健康寿命が世界でも高い水準を示していることには，日本人の食事が一助になっていると考えられる．また，日本の食事の特徴は，気候と地形の多様性に恵まれ，旬の食物や地域産物といった多様な食物を組み合わせて，調理して，おいしく食べることで，バランスのとれた食事をとってきたことにある．

　こうした特徴を生かし，日本人の長寿を支える「健康な食事」について，国民や社会の理解を深め，取り組みやすい環境の整備が重要であることから，厚生労働省では2013年6月から栄養学や医学の専門家をはじめ，食品や調理，食文化，給食，生産流通など食にかかわる多領域の専門家や実務者など幅広い観点から，日本人の長寿を支える「健康な食事」のあり方に関する検討を重ね，2014年10月に検討会報告書としてとりまとめた．この検討会報告書を踏まえ，2015年9月に「健康な食事」の普及についての通知が発表された．

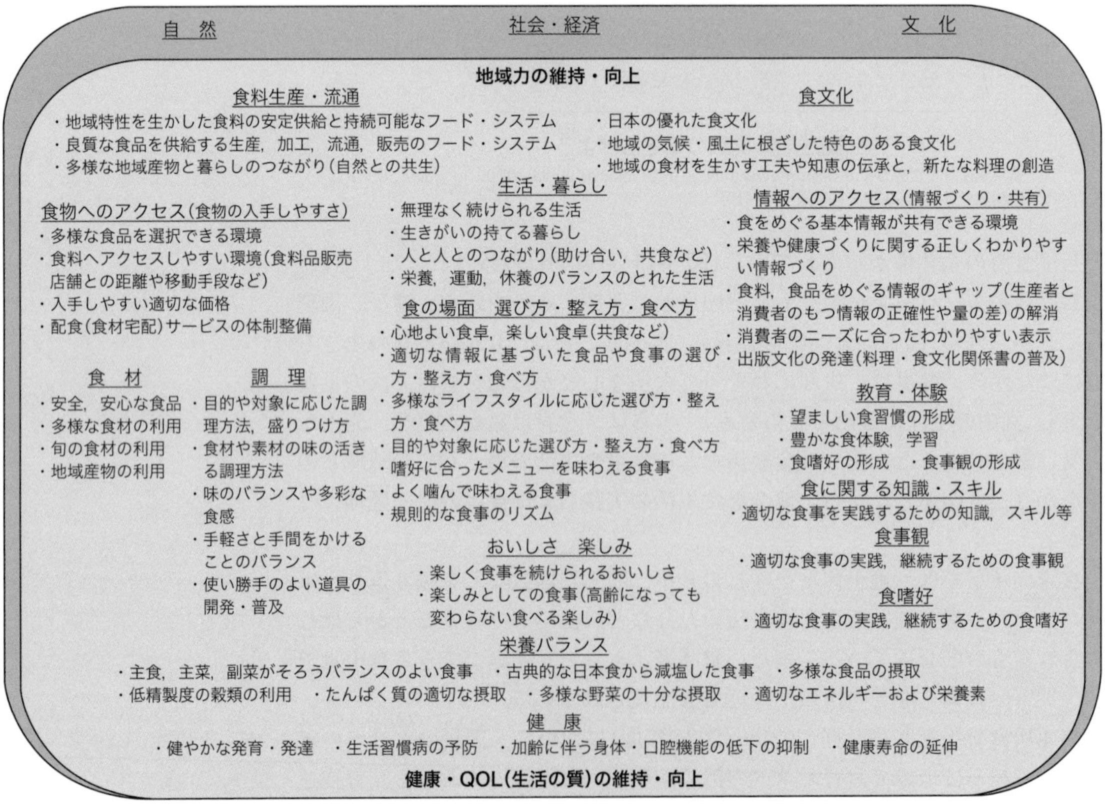

図 3-12　日本人の長寿を支える「健康な食事」を構成している要因例

[厚生労働省：日本人の長寿を支える「健康な食事」のあり方に関する検討会報告書，2014 より引用]

b 健康な食事の内容

　日本人の長寿を支える「健康な食事」は，健康や栄養バランス，おいしさや楽しみから，食料生産・流通，食文化まで，さまざまな要因から構成されている（図3-12）．さまざまな要因を視野に入れ，「健康な食事」のとらえ方として整理された．また，「健康な食事」とは，健康な心身の維持・増進に必要とされる栄養バランスを基本とする食生活が，無理なく持続している状態を意味しており，その実現においては，主食・主菜・副菜を組み合わせて食べることが重要である．しかしながら，若い世代を中心に，主食・主菜・副菜のそろった食事がとられていない状況が見受けられる．そこで，厚生労働省では，**主食・主菜・副菜を組み合わせた食事の実践**が促進されるよう，シンボルマーク（図3-13）を作成した．シンボルマークのデザインは，円を三分割してシンプルな線や面で，主食・主菜・副菜の3つの料理を表現し，黄色が「主食」，赤色が「主菜」，緑色が「副菜」を表す．マークは，個別の商品に貼付すること等は認められておらず，ポスター，リーフレット，ホームページ等各種媒体において活用することができる．

●日本人の長寿を支える「健康な食事」

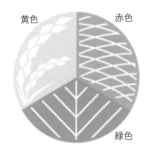

図 3-13　シンボルマーク
[厚生労働省：日本人の長寿を支える「健康な食事」のあり方に関する検討会報告書，2014より引用]

E　わが国の健康増進基本方針と地方計画

🍎 1 健康日本 21

> 健康日本21はわが国ではじめての目標指向型健康施策である

a 健康日本 21 の概要

　2000年から開始された「**21世紀における国民健康づくり運動（健康日本21）**」は，1988年からの第二次国民健康づくり運動（アクティブ80ヘルスプラン）に引き続き，疾病の一次予防に重点をおいた国民健康づくり運動であった．すべての人々が健やかで心豊かに生活できる活力ある社会とするため，壮年期死亡の減少，健康寿命の延伸，ならびにQOL（quality of life，生活の質）の向上を目的としていた．

●健康日本21

　健康日本21は，米国のHealthy People や英国のThe Health of the Nation などにならった，わが国ではじめての目標指向型健康増進施策であった．その基本方針は，①生活習慣病の一次予防の重視，② WHOのオタワ憲章で提唱されたヘルスプロモーションの概念に基づいた支援的環境整備の重視，③行政や民間企業，NGO，NPO法人，関連団体など，多様な実施主体による連携の促進と住民参加の重視，④科学的根拠に基づく目標設定と評価の重視，である．

●目標指向型健康増進施策

　当初は，2010年まで10年間の計画だったが，医療費適正化計画との整合性をとるため2012年まで延長された．

b 健康日本 21 における栄養・食生活の目標の最終評価と今後の課題

　健康日本21では，当初，9つの重点分野で70項目の目標設定が行われた（そ

の後項目が追加され，2011年の最終評価時には80項目となった）．9つの重点分野とは，①栄養・食生活，②身体活動・運動，③休養・こころの健康づくり，④たばこ，⑤アルコール，⑥歯の健康，⑦糖尿病，⑧循環器病，⑨がん，である．

2011年の最終評価では，設定時の値と評価時直近の値を比較し，原則有意差検定を実施し，5段階で評価が行われた．栄養・食生活分野の目標15項目は，A「目標値に達した」1項目，B「目標値に達していないが，改善傾向にある」5項目，C「変わらない」7項目，D「悪化している」2項目，E「中間評価時に新たに設定した指標または把握方法が異なるため評価困難」0項目であった．AとBの評価項目は全体の4割にとどまり，次期計画に向

表3-11 健康日本21（第一次）の栄養・食生活分野の最終評価

項目	最終評価	評価の詳細な内容	今後の課題*
1）栄養状態，栄養素，食物摂取レベルの目標			
①適正体重を維持している人の増加	C	児童・生徒の肥満児の割合は有意な変化みられず　20～60歳代男性肥満者の割合は有意に増加　40～60歳代女性肥満者の割合は有意に減少　20歳代女性のやせの割合は有意な変化みられず	肥満者の割合が有意に増加しているのは30～50歳代男性．男性の20歳代から30歳代にかけて体重を増やさないアプローチが重要
②脂肪エネルギー比率の減少	C	27.1%/E → 27.1%/E で，変化みられず	男女ともに20歳代が高い．若い世代へのアプローチが重要
③食塩摂取量の減少	B	13.5 g → 10.7 g で，有意に減少	これ以上の減少は個人の努力だけでは限界．栄養成分表示の義務化や食品中の食塩の低減など環境介入が必要
④野菜摂取量の増加	C	292 g → 295 g で，ほとんど変化みられず	20歳代がもっとも少なく，若い世代へのアプローチが必要
⑤カルシウムに富む食品の摂取量の増加	D	全体として変化みられず	緑黄色野菜は変化なし，牛乳・乳製品，豆類の摂取量は減少
2）知識・態度・行動レベルの目標			
⑥自分の適正体重を認識し，体重コントロールを実践する人の増加	C	男性は有意に増加，女性は有意に減少	実践する人の割合がもっとも少ないのは男性20歳代
⑦朝食を欠食する人の減少	D	中学，高校生と，20歳代男性では有意な変化はみられず，30歳代男性では有意に増加	子どもの頃から正しい食習慣を身につけることが重要．男女で朝食摂取のための支援内容が異なるので，社会環境要因を踏まえた支援が必要
⑧量・質ともに，きちんとした食事をする人の増加	B	56.3%（参考値）から65.7%へ有意に増加したが，目標値には達していない	
⑨外食や食品を購入するときに栄養成分表示を参考にする人の増加	B	男女とも有意に増加．女性は目標値を達成	さらなる推進には，栄養成分表示の義務化といった環境整備を促す制度の見直しも必要
⑩自分の適正体重を維持することのできる食事量を理解している人の増加	B	男女とも有意に増加したが，目標値には達していない	
⑪自分の食生活に問題があると思う人のうち，食生活の改善意欲のある人の増加	C	男女とも有意な変化なし	
⑮メタボリックシンドローム（内臓脂肪症候群）を認知している国民の割合の増加（策定後に追加された目標）	A	2006年度の77.3%から2009年度は92.7%となり，目標値（80%以上）を達成	
3）環境レベルの目標			
⑫ヘルシーメニューの提供の増加と利用の促進	B	男女とも有意に改善したが，目標値には達していない	
⑬学習の場の増加と参加の促進	C	男性は有意に改善したが，女性は有意な変化なし	
⑭学習や活動の自主グループの増加	C	男性は有意に改善したが，女性は有意な変化なし	

* 厚生労働省の最終評価で今後の課題として示された内容．空欄は課題が示されなかったもの

けて多くの課題が残された.

　具体的な最終評価結果と課題は**表3-11**に示したとおりである.

c 健康日本21(第二次)の目指す姿と基本的な方向

　こうした現状と課題を受けて,次の10年間(2013〜2022年)の健康づくりプランである「**健康日本21(第二次)**」が策定された(2021年に,期間が2023年度まで延長された).健康増進法に基づき,「国民の健康の増進の総合的な推進を図るための基本的な方針」として,厚生労働大臣告示として発表された.急激な少子高齢化が進む10年後を見据えて,目指すべき姿を「すべての国民が共に支え合い,健やかで心豊かに生活できる活力ある社会の実現」とし,基本的な方向として,以下の5つが示された.

①健康寿命の延伸と健康格差の縮小

②生活習慣病の発症予防と重症化予防の徹底

③社会生活を営むために必要な機能の維持および向上

④健康を支え,守るための社会環境の整備

⑤栄養・食生活,身体活動・運動,休養,飲酒,喫煙および歯・口腔の健康に関する生活習慣および社会環境の改善

　これらの関係は**図3-14**に示すとおりで,⑤個人の生活習慣の改善,およびそれに関連した社会環境の改善により,②生活習慣病の発症予防・重症化予防を推進し,③社会生活機能の維持・向上を図り,社会参加の機会を増加するとともに,④健康のための資源(保健・医療・福祉等サービス)へのアクセスの公平性を確保することにより,個人や家族のQOL(生活の質)の向上と,社会環境そのものの質の向上を図る.このことにより,最上位目標である①健康寿命の延伸と健康格差の縮小を実現するという流れである.

　①〜⑤について設定された目標の一覧が**表3-12**である.

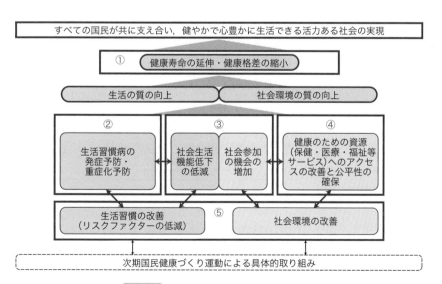

図3-14 健康日本21(第二次)の概念図

[厚生労働省：健康日本21(第二次)の推進に関する参考資料より引用]

表 3-12 健康日本 21（第二次）の基本的方向および目標

基本的な方向	目 標		
①健康寿命の延伸と健康格差の縮小	全体目標		①健康寿命の延伸 ②健康格差の縮小
②生活習慣病の発症予防と重症化予防の徹底	NCDsの予防	がん	① 75 歳未満のがんの年齢調整死亡率の減少 ②がん検診の受診率の向上
		循環器疾患	①脳血管疾患・虚血性心疾患の年齢調整死亡率の減少 ②高血圧の改善（収縮期血圧の平均値の低下） ③脂質異常症の減少 ④メタボリックシンドロームの該当者および予備群の減少 ⑤特定健康診査・特定保健指導の実施率の向上
		糖尿病	①合併症（糖尿病腎症による年間新規透析導入患者数）の減少 ②治療継続者の割合の増加 ③血糖コントロール指導におけるコントロール不良者の割合の減少 　［HbA1c が JDS 値 8.0%（NGSP 値 8.4%）以上の者の割合の減少］ ④糖尿病有病者の増加の抑制
		COPD	① COPD（慢性閉塞性肺疾患）の認知度の向上
③社会生活を営むために必要な機能の維持および向上	社会生活に必要な機能の維持・向上	こころの健康	①自殺者の減少 ②気分障害・不安障害に相当する心理的苦痛を感じている者の割合の減少 ③メンタルヘルスに関する措置を受けられる職場の割合の増加 ④小児人口 10 万人当たりの小児科医・児童精神科医の割合の増加
		次世代の健康	①健康な生活習慣（栄養・食生活，運動）を有する子どもの割合の増加 ②適正体重の子どもの増加
		高齢者の健康	①介護保険サービス利用者の増加の抑制 ②認知機能低下ハイリスク高齢者の把握率の向上 ③ロコモティブシンドローム（運動器症候群）を認知している国民の割合の増加 ④低栄養傾向（BMI ≦ 20）の高齢者の割合の増加の抑制 ⑤足腰に痛みのある高齢者の割合の減少 ⑥高齢者の社会参加の促進（就業または何らかの地域活動をしている高齢者の割合の増加）
④健康を支え，守るための社会環境の整備	地域の絆による社会づくり		①地域のつながりの強化 ②健康づくりを目的とした活動に主体的にかかわっている国民の割合の増加 ③健康づくりに関する活動に取り組み，自発的に情報発信を行う企業登録数の増加 ④健康づくりに関して身近で専門的な支援・相談が受けられる民間団体の活動拠点数の増加 ⑤健康格差対策に取り組む自治体数の増加
⑤生活習慣および社会環境の改善	栄養・食生活		①適正体重を維持している者の増加（肥満，やせの減少） ②適切な量と質の食事をとる者の増加（主食，主菜，副菜を組み合わせた食事の増加，食塩摂取量の減少，野菜，果物摂取量の増加） ③共食の増加（食事を 1 人で食べる子どもの割合の減少） ④食品中の食塩や脂肪の低減に取り組む食品企業および飲食店の登録数の増加 ⑤利用者に応じた食事の計画，調理および栄養の評価，改善を実施している特定給食施設の割合の増加
	身体活動・運動		①日常生活における歩数の増加　　　②運動習慣者の割合の増加 ③住民が運動しやすいまちづくり・環境整備に取り組む自治体数の増加
	休養		①睡眠による休養を十分とれていない者の割合の減少 ②週労働時間 60 時間以上の雇用者の割合の減少
	飲酒		①生活習慣病のリスクを高める量を飲酒している者（1 日当たりの純アルコール摂取量が男性 40 g 以上，女性 20 g 以上の者）の割合の減少 ②未成年者の飲酒をなくす　　　③妊娠中の飲酒をなくす
	喫煙		①成人の喫煙率の減少　　　②未成年者の喫煙をなくす　　　③妊娠中の喫煙をなくす ④受動喫煙（家庭・職場・飲食店・行政機関・医療機関）の機会を有する者の割合の減少
	歯・口腔の健康		①口腔機能の維持・向上　　　②歯の喪失防止　　　③歯周病を有する者の割合の減少 ④乳幼児・学齢期のう蝕のない者の増加　　　⑤過去 1 年間に歯科検診を受診した者の増加

［厚生労働省：健康日本 21（第二次）の推進に関する参考資料より引用］

　これらについての最終評価は，2022 年に発表された．**表 3-13** に示すとおり，全 53 項目中，「目標値に達した」または「目標値には達していないが，改善傾向にある」項目は 52.8% と，約半数を占めた．一方，「変わらない」または「悪化している」項目は，合わせて 33.9% と約 3 分の 1 であった．栄養・食生活分野では，後述するように，「変わらない」または「悪化している」

表 3-13　健康日本 21（第二次）の目標項目の評価状況（最終評価）

策定時のベースライン値と直近の実績値を比較	項目数（再掲除く）
A　目標値に達した	8 （15.1%）
B　現時点で目標値に達していないが，改善傾向にある	20 （37.7%）
C　変わらない	14 （26.4%）
D　悪化している	4 （7.5%）
E　評価困難	7 （13.2%）
合計	53 （100.0%）

% 表示の少数第 2 位を四捨五入しているため，合計が 100% にならない．
［厚生労働省：健康日本 21（第二次）最終評価報告書 https://www.mhlw.go.jp/stf/newpage_28410.html（最終アクセス 2023 年 3 月 1 日）］

項目が多く，今後の課題を検討したうえで，適切な対策を講じる必要がある．

d　健康日本 21（第二次）の栄養・食生活の目標と最終評価結果

　栄養・食生活に関しては，食生活（栄養状態，食物摂取，食行動），食環境の双方の改善を推進する観点から，また，QOL（生活の質）の向上のために，主要な生活習慣病（がん，循環器疾患，糖尿病）の予防の面から科学的根拠があるものを中心に目標設定が行われた（**表 3-14**）．また，子どもの栄養状態と食行動については「次世代の健康」で，高齢者の低栄養予防・改善については「高齢者の健康」で目標が設定された．これらの目標と生活習慣病等との関係，および目標間の関係は**図 3-15** に示されたとおりである．以下，目標の詳細と，最終評価の結果である．最終評価では，ベースライン時（2010 年）と最終評価時（2019 年）を比較し目標の達成状況を評価し，さらに，健康日本 21（第一次）開始時の 2000 年から 20 年間の変化も検討された．

1）栄養状態

　栄養状態では，第一次の計画に引き続き，「適正体重を維持している者の増加」として，成人の肥満者の減少と 20 歳代女性のやせの減少などの目標設定が行われた．最終評価では，20～60 歳代男性の肥満者は，ベースライン時 31.2％から，最終評価時 34.7％と有意に増加し，悪化した．2000 年から 20 年間の変化でも，有意に増加しており，男性肥満者の増加抑制は喫緊の課題である．40～60 歳代女性の肥満者の割合は，ベースライン時から有意な増減はみられなかったが，2000 年からの 20 年間の変化では，有意に減少していた．日本人成人女性のやせの割合は，先進諸国の中でもっとも高く，わが国特有の課題である．目標項目とした 20 歳代女性のやせの割合は，最終評価時に 20.7％と，経年変化では減少傾向がみられたものの，目標値には達していない．また，2000 年からほぼ 20％前後で推移していることから，大きな改善はみられていない．

　高齢者については，健康寿命の延伸に向けて低栄養予防重視の視点から「低栄養傾向（BMI 20 kg/m² 以下）の高齢者の割合の増加の抑制」が目標とされた．具体的には，後期高齢者の増加に伴う自然増により見込まれる増加を上回らないようにと，2022（令和 4）年時に 22％との目標設定がされていた．最終評価時は 16.8％であり，増加の抑制という目標は達成された．厚生労働省

表 3-14 栄養・食生活に関する目標項目の目標値，中間評価および最終評価

レベル	目標項目	策定時のベースライン値	目標値（2022年）	中間評価時の値	最終評価時の値	最終評価	
栄養状態	適正体重を維持している者の増加 肥満(BMI≧25)，やせ(BMI<18.5)の減少	20～60歳代男性の肥満者の割合31.2%(2010年)	28%	32.4%(2016年)	35.1%(2019年)	D	C
		40～60歳代女性の肥満者の割合22.2%(2010年)	19%	21.6%(2016年)	22.5%(2019年)	C	
		20歳代女性のやせの者の割合29.0%(2010年)	20%	20.7%(2016年)	20.7%(2019年)	C	
	肥満傾向にある子どもの割合の減少	小学5年生の中等度・高度肥満傾向児の割合 男子4.60%(2011年) 女子3.39%(2011年)	減少傾向へ	男子4.55% 女子3.75%(2016年度)			
	低栄養傾向(BMI≦20)の高齢者の割合の増加の抑制	17.4%(2010年)	22%	17.9%(2016年)			
食物摂取	適切な量と質の食事をとる者の増加	主食・主菜・副菜を組み合わせた食事が1日2回以上の日がほぼ毎日の者の割合68.1%(2011年度)	80%	59.7%(2016年度)	56.1%(2019年)	D	C
		食塩摂取量の減少10.6g(2010年)	8g	9.9g(2016年)	10.1g(2019年)	B*	
		野菜と果物の摂取量の増加 野菜摂取量の平均値282g(2010年)	350g	276.5g(2016年)	281g(2019年)	C	
		果物摂取量100g未満の者の割合61.4%(2010年)	30%	60.5%(2016年)	63.3%(2019年)	D	
食行動	共食の増加（食事を1人で食べる子どもの割合の減少）	朝食　小学生15.3%(2010年) 中学生33.7%(2010年)	減少傾向へ	小学5年生11.3% 中学2年生31.9%(2014年)	小学5年生12.1% 中学2年生28.8%(2021年)	A	A※
		夕食　小学生2.2%(2010年) 中学生6.0%(2010年)		小学5年生1.9% 中学2年生7.1%(2014年)	小学5年生1.6% 中学2年生4.3%(2021年)	A	
	朝・昼・夕の3食を必ず食べることに気をつけて食事をしている子どもの割合の増加	小学5年生89.4%(2010年)	100%に近づける	89.5%(2014年)			
食環境	食品中の食塩や脂肪の低減に取り組む食品企業および飲食店の登録数の増加	食品企業登録数14社(2012年)	100社	103社(2017年)	117社以上(2021年)	A	B*
		飲食店登録数17,284店舗(2012年)	30,000店舗	26,225店舗(2017年)	24,441店舗(2019年)	B*	
	利用者に応じた食事の計画，調理および栄養の評価，改善を実施している特定給食施設数の割合の増加	(参考値)管理栄養士・栄養士を配置している施設の割合70.5%(2010年)	80%	(参考値)72.7%(2015年度)	74.7%(2019年)	B*	

B*：現時点で目標値に達していないが，改善傾向にある（目標年度までに目標到達が危ぶまれる）
※最終評価時のデータソースはベースラインと異なるので留意する.
［厚生科学審議会 健康日本21（第二次）推進専門委員会：健康日本21（第二次）最終評価報告書］

により，「高齢者の特性を踏まえた保健事業のガイドライン」策定や，「日本人の食事摂取基準2020年版」においてフレイルを視野に入れた策定とその普及が行われたことなどの効果が示唆される.

2）食物摂取

　食物摂取については，「適切な量と質の食事をとる者の増加」として，食

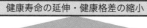

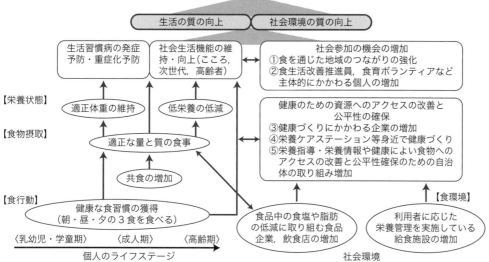

図 3-15 健康日本 21（第二次）栄養・食生活の目標設定の考え方
［厚生労働省：健康日本 21（第二次）の推進に関する参考資料より引用］

事全体の栄養バランスの指標として，「主食・主菜・副菜を組み合わせた食事」を取り上げ，個別の指標として，「食塩摂取量の減少」「野菜・果物摂取量の増加」が取り上げられた．減塩と野菜・果物摂取の増加は，食環境整備の対策面からも科学的根拠が蓄積されつつある．最終評価では，食塩摂取量の平均値は，ベースライン時と比較して有意に減少したが，それ以外の項目では，悪化または変化なしという，栄養関係者にとっては厳しい結果となった．

「主食・主菜・副菜を組み合わせた食事が 1 日 2 回以上の日がほぼ毎日の者」の割合は減少傾向にあり，悪化した．とくに，20〜40 歳代の年齢が若い層で，男女ともに，この項目の該当者が少ない．

野菜摂取量の平均値は，ベースライン時から有意な変化はなく，2000 年からの 20 年間の変化では，有意に減少した．果物摂取量が 100 g 未満の者の割合は，ベースライン時に比べ，有意に増加し，悪化した．2000 年から 20 年間の変化でも，有意に増加している．年代別では，20〜40 歳代が全体の平均より高かった．全国 47 都道府県の健康増進計画で野菜・果物摂取に関する目標が設定され，とくに野菜については，摂取量を増やすためのさまざまな取り組みが行われてきたが，摂取量の増加にはつながっておらず，取り組み内容の見直し・検討が必要である．

食塩摂取量の平均値は，ベースライン時と比較して有意に減少したが，国民平均を 8 g に減少するという目標値の達成は難しい．経年的な推移の分析では，2010 年から 2016 年までは有意に減少したが，それ以降 2019 年までは有意な増減がみられず，下げ止まりの状況にある．食塩摂取量の減少には，国が食品表示基準において，ナトリウムではなく食塩相当量の表示を義務づけたこと，後述する食環境整備として食品関連事業者や学会等による減塩食

品・食事の開発・普及などが影響している可能性がある.

3）食行動

「子どもの共食の増加（指標としては「食事を1人で食べる子どもの割合の減少」）」と,「朝・昼・夕の3食を必ず食べることに気をつけている子どもの割合の増加」の2項目が設定された. 最終評価では, 前者は, ベースライン時と最終評価時でデータソースが異なっているという課題はあるが, 食事を1人で食べる子どもの割合は, 朝食・夕食ともに減少し, 目標に達した. 後者については, ベースラインから有意な増減はみられなかった.

4）食環境

「食品中の食塩や脂肪の低減に取り組む食品企業および飲食店の登録数の増加」「利用者に応じた食事の計画, 調理および栄養の評価, 改善を実施している特定給食施設の割合の増加」の2項目の目標が設定された. 前者は, 欧米の研究で, 食品中の食塩量の規制は高血圧対策において費用対効果が高いことが示されている. また, 市販食品や外食の栄養成分の改善は, 食生活に対して無関心な層や時間等の条件により望ましい食行動を実行しにくい層も含め, 多くの人に影響をもたらすものとされた.

後者の特定給食施設の栄養管理の向上については, わが国の研究で, 職場の給食や栄養管理の改善（提供する食事の量と質, 栄養成分表示等の利用者の食事選択のための情報提供や栄養教育）が, 利用者の血中脂質の改善, 体重コントロール, 関連する知識・態度・行動・食事内容の改善に有効であることが報告されている. 特定給食施設（継続的に1回100食以上または1日250食以上の食事を供給する施設）における栄養管理は, 健康増進法において規定されており, 給食施設の栄養管理の質が向上すれば, 利用者の食物摂取, 栄養状態の改善にも寄与すると期待される.

最終評価では, 食品企業および飲食店の登録数のうち, 食品企業数については, 厚生労働省のスマート・ライフ・プロジェクト参画企業へのアンケートにより把握した結果, 目標を達成したと評価された. 飲食店数は, 自治体からの報告により把握された. ベースライン時からは増加しているが, 直近の2018年以降減少がみられており, 目標の達成は難しいと評価された.

特定給食施設の管理栄養士・栄養士の配置割合では, ベースラインから増加傾向にあるが目標の達成にはいたっていない. 特定給食施設の種類では, 保育所などの児童福祉施設および学校への配置割合は増加しているが, 事業所は低い状態のままとどまっているという課題が指摘されている.

5）今後の課題

今後の課題として, 新型コロナウイルス感染症拡大による栄養・食生活の変化についても検討された. 新型コロナウイルス感染症拡大の中での栄養・食生活面の対応力には, 経済状態やリテラシーなど個人の属性やスキルによる違いがみられた. 個人間の格差の拡大が懸念される中, 今後の健康づくり運動では, 格差の要因に対する抜本的な対策が必要とされる.

最終評価を踏まえ, 次期国民健康づくり運動プランは2023年春に策定予定である. その後, 2023年度内に都道府県等が計画を策定し, 2024年度か

ら国全体として，次期プランの開始が予定されている．

e 健康日本 21（第二次）の推進と地域健康増進計画

　健康日本 21（第二次）の推進では，地方自治体（都道府県，市町村）が，健康増進法第 8 条に基づいて，それぞれ健康増進計画を策定し，取り組みを推進していくことが求められている．また，行政だけでなく，企業等多様な主体による自発的取り組みや連携の促進が重要とされる．

1)　地方自治体の役割

　自治体の健康増進計画策定に当たっては，地域の重要課題を抽出し，地域の特性に応じた目標設定・実施・評価を行う．国の目標設定期間を勘案しつつ，一定の期間ごとに計画の評価および改定を行う．評価では，地域の医療保険者，学校保健関係者，産業保健関係者等における取り組みの進捗状況や目標の達成状況についても評価し，その後の取り組み等に反映させる．また，目標設定から実施，評価の各段階に住民が主体的に参加できる仕組みが重要である．

　都道府県には，市町村健康増進計画の策定支援を行うとともに，市町村格差の縮小に向けた目標設定を行うことが求められている．市町村にあっては，特定健康診査・特定保健指導，健康増進事業，介護予防事業等との連携・調和を図って取り組みを進める必要がある．

　また，計画推進を担う人材の育成では，健康増進施策を推進する保健師，管理栄養士等専門職の確保および資質の向上，健康運動指導士等健康づくりのための運動指導者や健康スポーツ医との連携，食生活改善推進員，運動普及推進員，禁煙普及員等のボランティア組織や健康づくりのための自助グループの支援体制の構築が求められている．

2)　企業等多様な主体の参画と連携

　計画推進を地域の包括的かつ自発的な取り組みとするため，マスメディア，企業，NGO，NPO，ボランティア団体等も，健康づくりの中核的な推進組織として位置づけられた．こうした多様な主体が連携し，企業等が，主体的に健康づくりに参画し，自発的に情報発信等を行うことは，**表 3-12** の「④ 健康を支え，守るための社会環境の整備」の目標の 1 つにも位置づけられている．健康日本 21（第二次）と連動して，企業・団体の積極的な参加を促進する**スマート・ライフ・プロジェクト**が推進されている．

　スマート・ライフ・プロジェクトとは，厚生労働省が健康日本 21 推進のため，民間企業や団体等の参画を目的として 2011 年度から開始した運動である．「健康寿命をのばしましょう」をスローガンに，食生活，身体活動，禁煙（受動喫煙防止），健診・検診の受診の 4 本柱で，企業，団体，自治体の参画を呼びかけている．最終評価時の企業・団体の登録数は 7,409 団体（2022年）で，すでに目標値の 3,000 社を超えた．

　また，2012 年度から「健康寿命をのばそう！アワード」として，健康づくり，生活習慣病予防を目的に優れた取り組みを行い，実績をあげた企業・団体・自治体が各部門で表彰される制度を設けている．もっとも優れた取り

コラム　健康経営の推進

　近年，健康づくりに積極的に取り組む企業が増加している．その背景には，経済産業省等が推進する「健康経営」の動きが影響している．健康経営とは，従業員の健康管理を経営的視点からとらえ，戦略的に実施することをいう．健康管理の責任者は経営者である．経営者のリーダーシップの下，健康管理を組織戦略にそって推進し，従業員の活力向上や生産性の向上につなげ，結果として企業の業績向上に寄与するものとされている．経済産業省が，「健康経営銘柄」あるいは「健康経営優良法人－ホワイト500」など，健康経営に取り組む企業の認定制度を設けており，大手企業はもとより，中小企業にも健康経営の動きが広まっている．

組みには厚生労働大臣賞が授与される．これまで，減塩に取り組んだ食品メーカーや，栄養管理されたメニュー提供に加え WEB を利用した食生活支援のシステムを開発した受託給食会社，学食での 100 円朝食提供に取り組んだ大学などが受賞している．

❷ 特定健康診査・特定保健指導

> 実施率の向上およびデータの分析に基づく取り組みの実施が課題である

　2008 年度から，メタボリックシンドロームの概念を取り入れた**特定健康診査**(糖尿病などの生活習慣病に関する健康診査)と**特定保健指導**(特定健康診査の結果により健康の保持に努める必要がある者に対する保健指導)が導入されることとなり，医療保険者に対して，40 ～ 74 歳の被保険者(企業の従業員など)と被扶養者(従業員などの家族)に特定健康診査・特定保健指導を義務化し，医師，保健師，管理栄養士等がこれらを担うこととされた．

●特定健康診査
●特定保健指導

a　現状と今後の方向

　国は，ポピュレーション・アプローチにより，1978 年からの「第一次国民健康づくり対策」，1988 年からの「第二次国民健康づくり対策」を経て，2000 年からは「21 世紀における国民健康づくり運動(健康日本 21)」として，健康づくり施策を推進してきた．それとともに，ハイリスク・アプローチにより，健康診査(健診)として，医療保険各法に基づき医療保険者が行う一般健康診査や，労働安全衛生法に基づき事業者が行う健康診査，老人保健法に基づき市町村が行う健康診査として実施されてきたところである．これまで，生活習慣病に関する一次予防，二次予防施策を推進してきたが，「健康日本21」の中間評価における暫定直近実績値からは，糖尿病有病者・予備群の増加(**図 3-16**)，肥満者の増加(20 ～ 60 歳代男性)や野菜摂取量の不足，日常生

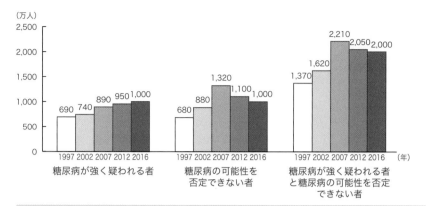

〈参考〉「糖尿病が強く疑われる者」「糖尿病の可能性を否定できない者」の推計人数の算出方法
性・年齢階級別の「糖尿病が強く疑われる者」の割合と「糖尿病の可能性を否定できない者」の割合に，それぞれ総務省統計局「人口推計（当該年の10月1日現在）」の性・年齢階級別の全国人口を乗じて全国推計値を算出し，合計した．

図 3-16　「糖尿病が強く疑われる者」「糖尿病の可能性を否定できない者」の推計人数
注　「糖尿病が強く疑われる者」は約1,000万人と推計され，1997年以降増加している．また，「糖尿病の可能性を否定できない者」も約1,000万人と推計され，1997年以降増加していたが，2007年以降減少している．
［平成30年版厚生労働白書より引用］

活における歩数の減少のように健康状態および生活習慣の改善がみられない，もしくは悪化している現状がみられた．

　そこで，厚生科学審議会地域保健健康増進栄養部会の「今後の生活習慣病対策の推進について」（中間とりまとめ）（2005年9月）において，「生活習慣病予備群の確実な抽出と保健指導の徹底が不十分」「科学的根拠に基づく健診・保健指導の徹底が必要」「健診・保健指導の質の更なる向上が必要」「国としての具体的な戦略やプログラムの提示が不十分」「現状把握・施策評価のためのデータの整備が不十分」等が，生活習慣病対策を推進していくうえでの課題としてあげられ，このような課題を解決するために，これまでの活動成果を踏まえ，新たな視点で生活習慣病対策を充実・強化することとなった．

　2013年4月から健康日本21（第二次）の全体目標の健康寿命の延伸や健康格差の縮小をはじめ，生活習慣の改善や社会環境の整備などに関し，2022年度までの10年の期間（現在，2023年度まで延長）で，地方自治体をはじめ，関係団体や企業などと連携しながら，取り組みを進めている．その後の2018年の「健康日本21（第二次）」中間報告書において，改善が不十分な項目に，メタボリックシンドローム該当者・予備群の数が掲げられ，今後の課題・対策にスマート・ライフ・プロジェクトの強化や「標準的な健診・保健指導プログラム【平成30年度版】」（2018年4月）において，体験学習や相談の機会の増加，グループダイナミクスの相乗効果などを特徴とする宿泊型新保健指導（スマート・ライフ・ステイ）プログラムについての記載が追加された（☞コラム，107頁）．

　特定健康診査・特定保健指導の実施率（☞コラム，107頁）の向上を図りつつ，分析に基づく取り組みを実施していくことは，健康日本21（第二次）を着実に推進し，ひいては社会保障制度を持続可能なものとするために重要である．とくに，データの分析を行うことで，個々人や各地域・職場において，

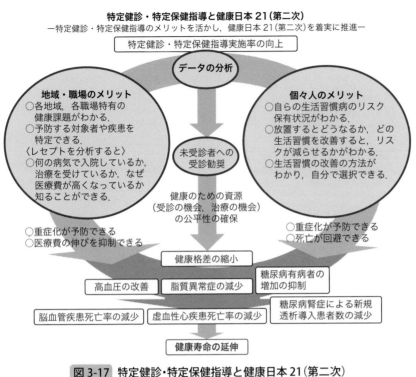

特定健診・特定保健指導と健康日本 21（第二次）

―特定健診・特定保健指導のメリットを活かし，健康日本 21（第二次）を着実に推進―

特定健診・特定保健指導実施率の向上

データの分析

地域・職場のメリット
○各地域，各職場特有の
　健康課題がわかる．
○予防する対象者や疾患を
　特定できる．
〈レセプトを分析すると〉
○何の病気で入院しているか，
　治療を受けているか，なぜ
　医療費が高くなっているか
　知ることができる．

未受診者への
受診勧奨

個々人のメリット
○自らの生活習慣病のリスク
　保有状況がわかる．
○放置するとどうなるか，どの
　生活習慣を改善すると，リス
　クが減らせるかがわかる．
○生活習慣の改善の方法が
　わかり，自分で選択できる．

健康のための資源
（受診の機会，治療の機会）
の公平性の確保

○重症化が予防できる
○医療費の伸びを抑制できる

○重症化が予防できる
○死亡が回避できる

健康格差の縮小

高血圧の改善　　脂質異常症の減少　　糖尿病有病者の
　　　　　　　　　　　　　　　　　　増加の抑制

脳血管疾患死亡率の減少　　虚血性心疾患死亡率の減少　　糖尿病腎症による新規
　　　　　　　　　　　　　　　　　　　　　　　　　　透析導入患者数の減少

健康寿命の延伸

図 3-17 特定健診・特定保健指導と健康日本 21（第二次）
［厚生労働省：標準的な健診・保健指導プログラム（平成 30 年度版），2018 より引用］

解決すべき課題や取り組みが明確となり，それぞれにメリットが生じる．こうしたメリットを活かした具体的取り組みを実施することで，高血圧の改善，糖尿病有病者の増加の抑制や脂質異常症の減少，さらに虚血性心疾患・脳血管疾患の年齢調整死亡率の減少，糖尿病腎症による新規透析導入の減少に結びつけていくことも可能となり，さらには，未受診者への受診勧奨などを通じ，健康格差の縮小に寄与することも可能となる（**図 3-17**）.

b　生活習慣病予備群の確実な抽出

「標準的な健診・保健指導プログラム」では，健康診査結果および質問項目により，対象者を生活習慣病のリスク要因の数に応じて階層化し，リスク要因が少ない者に対しては，生活習慣の改善に関する動機づけを行うこととし，リスク要因が多い者に対しては，医師，保健師，管理栄養士などが積極的に介入し，確実に行動変容を促すことを目指す．そして，対象者が健康診査結果に基づき自らの健康状態を認識したうえで，代謝などの身体のメカニズムと生活習慣（食習慣や運動習慣など）との関係を理解し，生活習慣の改善を自らが選択し，行動変容に結びつけられるようにするものである．さらに，現在リスクがない者などに対しても，適切な生活習慣あるいは健康の維持・増進につながる必要な情報提供を行うものである（**図 3-18**）.

ステップ1（内臓脂肪蓄積のリスク判定）
○腹囲とBMIで内臓脂肪蓄積のリスクを判定する．　・腹囲 男性85 cm以上，女性90 cm以上　　→（1） 　　　　　　　　　　　　　　　　　　　　　　　　・腹囲（1）以外 かつ BMI≧25 kg/m²　　　→（2）

ステップ2（追加リスクの数の判定と特定保健指導の対象者の選定）
○検査結果および質問票より追加リスクをカウントする． ○①〜③はメタボリックシンドロームの判定項目，④はその他の関連リスクとし，④喫煙歴については①から③までのリスクが1つ以上の場合にのみカウントする． ○⑤に該当する者は特定保健指導の対象にならない． 　　① 血圧高値　　a 収縮期血圧 130 mmHg以上 または 　　　　　　　　　b 拡張期血圧 85 mmHg以上 　　② 脂質異常　　a 中性脂肪 150 mg/dL以上 または 　　　　　　　　　b HDLコレステロール 40 mg/dL未満 　　③ 血糖高値　　a 空腹時血糖（やむを得ない場合は随時血糖）100 mg/dL以上 または 　　　　　　　　　b HbA1c（NGSP）5.6%以上 　　④ 質問票 喫煙歴あり 　　⑤ 質問票 ①，②または③の治療に係る薬剤を服用している

ステップ3（保健指導レベルの分類）
ステップ1，2の結果を踏まえて，保健指導レベルをグループ分けする．なお，前述のとおり，④喫煙歴については①から③のリスクが1つ以上の場合にのみカウントする． 　（1）の場合　①〜④のリスクのうち　追加リスクが　　2以上の対象者は 積極的支援レベル 　　　　　　　　　　　　　　　　　　　　　　　　　1の対象者は 動機づけ支援レベル 　　　　　　　　　　　　　　　　　　　　　　　　　0の対象者は 情報提供レベル とする． 　（2）の場合　①〜④のリスクのうち　追加リスクが　　3以上の対象者は 積極的支援レベル 　　　　　　　　　　　　　　　　　　　　　　　　　1または2の対象者は 動機づけ支援レベル 　　　　　　　　　　　　　　　　　　　　　　　　　0の対象者は 情報提供レベル とする．

ステップ4（特定保健指導における例外的対応等）
○65歳以上75歳未満の者については，日常生活動作能力，運動機能等を踏まえ，QOL（quality of life）の低下予防に配慮した生活習慣の改善が重要であること等から，「積極的支援」の対象となった場合でも「動機づけ支援」とする． ○降圧薬等を服薬中の者については，継続的に医療機関を受診しているはずなので，生活習慣の改善支援については，医療機関において継続的な医学的管理の一環として行われることが適当である．そのため，保険者による特定保健指導を義務とはしない．しかしながら，きめ細かな生活習慣改善支援や治療中断防止の観点から，かかりつけ医と連携したうえで保健指導を行うことも可能である．また，健診結果において，医療管理されている疾病以外の項目が保健指導判定値を超えている場合は，本人を通じてかかりつけ医に情報提供することが望ましい．

図3-18　保健指導対象者の選定と階層化

［厚生労働省：標準的な健診・保健指導プログラム（平成30年度版），2018より引用］

C　保健指導の徹底

　健康診査後の保健指導は，メタボリックシンドローム（内臓脂肪症候群）に着目した生活習慣の改善に重点を置いた指導を行う．具体的には，健康診査結果から本人が身体状況を理解し，生活習慣改善の必要性を認識でき，行動目標を自らが設定し実行できるよう，個人の行動変容を目指した保健指導を行う．保健指導は，対象者の考えや行動変容のステージ（準備状態）を考慮し，個別性を重視した保健指導が行われることになる．

　健康診査受診者全員に対して，生活習慣改善の必要性に応じた保健指導の階層化を行い，「**情報提供**」のみ，保健指導としては，個別面接を含んだ「**動機づけ支援**」，3ヵ月以上の支援プログラムの「**積極的支援**」を行う．そして，保健指導が終了した後も対象者が継続して健康的な生活習慣が維持できるように，社会資源の活用やポピュレーション・アプローチによる支援が行われる．また，新型コロナウイルス感染症の影響を踏まえた特定保健指導の実施方法に，ビデオ通話が可能な情報通信技術を活用した初回面接におけるグループ支援の実施を可能とするとともに，情報通信技術を活用した継続支援

●積極的支援

について，対面で行う場合と同等のこととした．

d 科学的根拠に基づく健康診査・保健指導

2005年4月に，日本内科学会など内科系8学会が合同で**メタボリックシ
ンドローム**の疾患概念を示した（**図3-19**）．

これは，内臓脂肪型肥満を共通の要因として，高血糖，脂質異常，高血圧
を呈する病態であり，それぞれが重複した場合は，虚血性心疾患，脳血管疾
患などの発症リスクが高く，内臓脂肪を減少させることでそれらの発症リス
クの低減が図られるという考え方を基本としている．すなわち，内臓脂肪型
肥満に起因する糖尿病，脂質異常，高血圧は予防可能であり，また，発症し
てしまった後でも，血糖，血圧等をコントロールすることにより，心筋梗塞
などの心血管疾患，脳梗塞などの脳血管疾患，人工透析を必要とする腎不全
などへの進展や重症化を予防することは可能であるという考え方である．

メタボリックシンドロームの概念を導入することにより，内臓脂肪の蓄積，
体重増加が血糖や中性脂肪，血圧などの上昇をもたらすとともに，さまざま
な形で血管を損傷し，動脈硬化を引き起こし，心血管疾患，脳血管疾患，人
工透析の必要な腎不全などにいたる原因となることを詳細にデータで示すこ
とができるため，健康診査受診者にとって，生活習慣と健康診査結果，疾病
発症との関係が理解しやすく，生活習慣の改善に向けての明確な動機づけが
できるようになると考えられる．

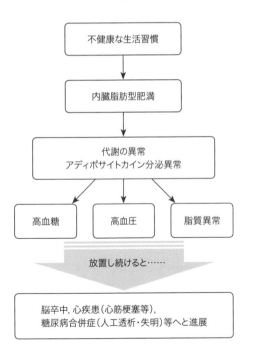

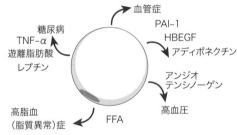

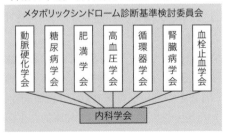

図3-19 メタボリックシンドロームの疾患概念の確立

脳卒中や心疾患の発症を予防する鍵となる考え方が提唱されている．
TNF-α：腫瘍壊死因子-α tumor necrosis factor-α，PAI-1：プラスミノーゲン活性化阻害因子-1 plasminogen activator inhibitor-1，
HBEGF：ヘパリン結合性上皮増殖因子(EGF)様増殖因子 heparin-binding EGF-like growth factor-1，FFA：遊離脂肪酸 free fatty acid
［厚生労働省：健診データ・レセプト分析から見る生活習慣病管理，2007 より引用］

コラム　特定健康診査・特定保健指導の結果分析の動向

1．特定健康診査・特定保健指導の実施状況について

　特定健診・特定保健指導の実施率は，施行（2008 年度）から 10 年経過し着実に向上しているが，2023 年度目標（特定健診 70％以上，保健指導 45％以上）とは依然かい離があり，さらなる実施率の向上に向けた取り組みが必要である（**図3-20**）．

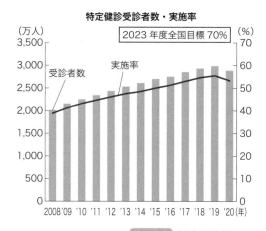

特定健診受診者数・実施率

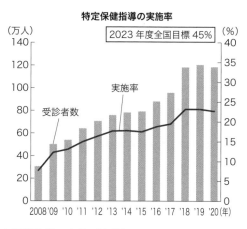

特定保健指導の実施率

図 3-20　特定健康診査・特定保健指導の実施（全体）

［厚生労働省：特定健診・特定保健指導の実施状況について（2020 年度）https://www.mhlw.go.jp/content/12401000/000957200.pdf（最終アクセス 2023 年 3 月 1 日）をもとに作成］

2．宿泊型新保健指導（スマート・ライフ・ステイ）プログラム

　スマート・ライフ・プロジェクト（健康寿命の延伸を目指し，プロジェクトに参画する企業・団体・自治体と協力・連携しながらの推進）において 4 つのテーマ，「適度な運動」「適切な食生活」「禁煙」と「健診・検診の受診」の取り組みが進められている．高血圧・脂質異常症の改善や，健診の受診率の向上の取り組みをさらに推進するために，「標準的な健診・保健指導プログラム【平成 30 年度版】」（2018 年 4 月）において，特定保健指導の対象とならない非肥満の脳・血管疾患危険因子保有者に対する生活習慣の改善指導や，従来の保健指導では十分に効果が得られなかった者に対する保健指導の方法の 1 つとして，体験学習や相談の機会の増加，グループダイナミクスの相乗効果などを特徴とする宿泊型新保健指導（スマート・ライフ・ステイ）プログラムに関する記載が追加された．

宿泊型新保健指導（スマート・ライフ・ステイ）プログラムの概要

　糖尿病が疑われる者などを対象とし，ホテル，旅館などの宿泊施設や地元観光資源等を活用して，保健師，管理栄養士，健康運動指導士などの多職種が連携して提供する新たな保健指導プログラムである．十分な保健指導実績を持つ複数の専門職種が宿泊地に同行し，特定保健指導対象者および糖尿病予備群などに対して保健指導を行う．

　宿泊時に座学，グループ学習，体験学習，相談等を通じて，生活習慣の改善の必要性を理解し，実行可能な行動計画を立てる．宿泊型での保健指導後は継続的な支援を行い，行動変容を促す．継続的な支援は，終了後 2 週間以内，1 ヵ月，3 ヵ月，6 ヵ月後に実施する．特定保健指導該当者の場合には，継続的支援は特定保健指導の要件を満たすこと，特定保健指導対象外（非肥満の糖尿病予備群など）の

場合には，支援方法や支援回数等に弾力性を持たせることが可能である（**図3-21**）．

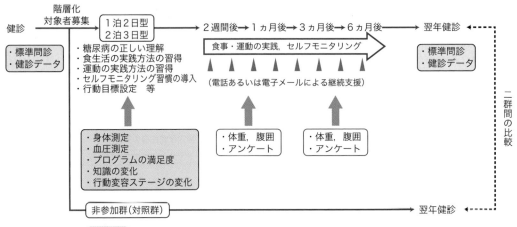

図 3-21 宿泊型新保健指導（スマート・ライフ・ステイ）プログラム例

e 現状把握・政策評価のためのデータの整備

健康診査や保健指導の結果は医療保険者が管理することになることから，アウトプット（事業実施量）評価に加え，アウトカム（結果）評価やプロセス（経過）評価を含めた総合的な評価が行われることになる．このような評価により，健康診査・保健指導の事業全体を改善する仕組みをつくることができ，また，健康診査・保健指導のデータと**レセプト**との突き合わせが可能になることから，健康課題を明確にした戦略的な取り組みが可能となる．

●レセプト

また，健康診査結果および質問項目による対象者の選定が正しかったか，対象者に必要な保健指導が実施されたかなどを評価し，保健指導の技術を向上させていくこととしている（**図3-22**）．

1） データヘルス計画

「データヘルス計画」は，健診・レセプトデータの分析に基づいて保健事業を PDCA サイクルで効果的・効率的に実施するための事業計画である．これは，健康日本 21 で打ち出された「一次予防重視」と高齢者の医療の確保に関する法律で規定された「特定健診・特定保健指導」を両輪とし，ICT の進歩（健診・レセプト情報等の電子化と解析技術の進歩）と PDCA サイクル技法をエンジンとして，集団全体に働きかけ全体のリスクの低下を図るポピュレーション・アプローチや，リスクがより高い者に対してそのリスクを下げるよう働きかけるハイリスク・アプローチの両面からなる保健事業をより効果的・効率的に展開するものである．

2） レセプト情報・特定健診等情報データベース（NDB）

「レセプト情報・特定健診等情報」は，厚生労働省は収集および管理する診療報酬明細書および調剤報酬明細書と特定健康診査および特定保健指導の実施状況に関する情報である．

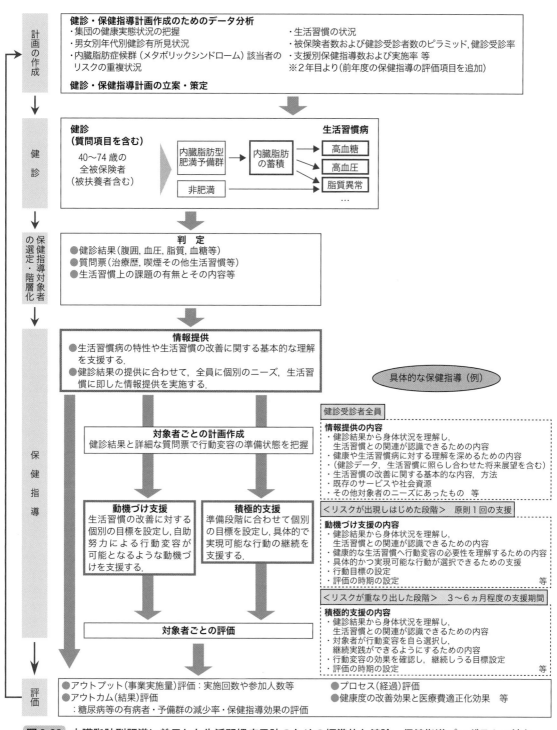

図 3-22 内臓脂肪型肥満に着目した生活習慣病予防のための標準的な健診・保健指導プログラムの流れ

これらは、「レセプト情報・特定健診等情報の提供に関するガイドライン」（2015 年 4 月改正）により、NDB データを活用した研究の成果を公表する際には、「特定個人または特定機関の識別情報を削除し、加入者の権利利益の

侵害が生じるおそれがないこと」「患者等の数が原則として 10 未満になる集計単位が含まれていないこと」「年齢区分が原則として 5 歳ごとにグルーピングして集計されていること」等の配慮が必要とされている.

❸ 第 4 次食育推進基本計画

食育基本法に基づき，農林水産省に設置される食育推進会議が食育推進基本計画を策定する

ⓐ これまでの取り組みと課題

食育基本法［2005（平成 17）年法律第 63 号］に基づき，食育推進会議が食育推進基本計画（2006 ～ 2010 年度），第 2 次食育推進基本計画（2011 ～ 2015 年度）および第 3 次食育推進基本計画（2016 ～ 2020 年度）を作成し，日常生活の基盤である家庭における共食を原点とし，学校，保育所等が子どもの食育を進め，自治体やさまざまな関係機関等，地域における多様な関係者がさまざまな形で食育を主体的に推進してきた（図 3-23）．その結果，食育は着実に推進され，進展してきている.

しかしながら，食をめぐる環境は大きく変化している．高齢化の進行に伴い，健康寿命延伸や生活習慣病予防の観点により，健全な食生活の実現の重要性は高まっている．一方で，人口減少，少子高齢化，世帯構造の変化に加え，食環境，食に関する価値観などの変化や多様な暮らしにより，健全な食生活の実践が困難な場面が増加している．また，伝統的な食文化が失われる可能性も危惧されている.

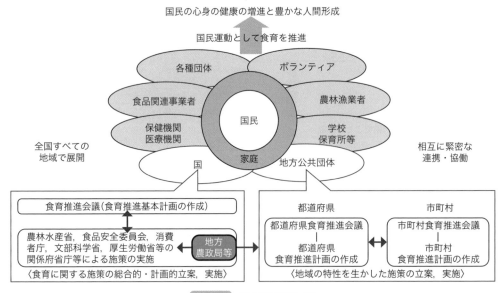

図 3-23 食育の推進体制

［農林水産省：https://www.maff.go.jp/j/syokuiku/wpaper/h28/h28_h/book/part0/b0_c0_0_03.html（最終アクセス 2023 年 3 月 1 日）より引用］

　2015(平成 27)年 9 月の国連サミットで採択された国際開発目標である「持続可能な開発のための 2030 アジェンダ」で掲げられた「SDGs(持続可能な開発目標)」達成に向け，わが国の「SDGs アクションプラン 2021」(持続可能な開発目標(SDGs)推進本部，2021 年 12 月)のなかに食育推進は位置づけられ，環境や食文化を意識した持続可能な社会の実現を目指している．

　新型コロナウイルス感染症の流行による影響は，人々の生命や生活，行動・意識・価値観にまで及んだ．テレワークの増加に伴い，ICT(情報通信技術)やデジタルツール，インターネットの活用がさらに加速しており，変化のスピードに対応した施策が求められる．

b 第 4 次食育推進基本計画の概要

　国民の健康や食を取り巻く環境の変化，社会のデジタル化，SDGs の考え方を踏まえ，2021 年度から 2025 年度までの 5 年間を期間とする第 4 次食育推進基本計画が作成された．

　とくに取り組むべき重点事項として，①生涯を通じた心身の健康を支える食育の推進(国民の健康の視点)，②持続可能な食を支える食育の推進(社会・

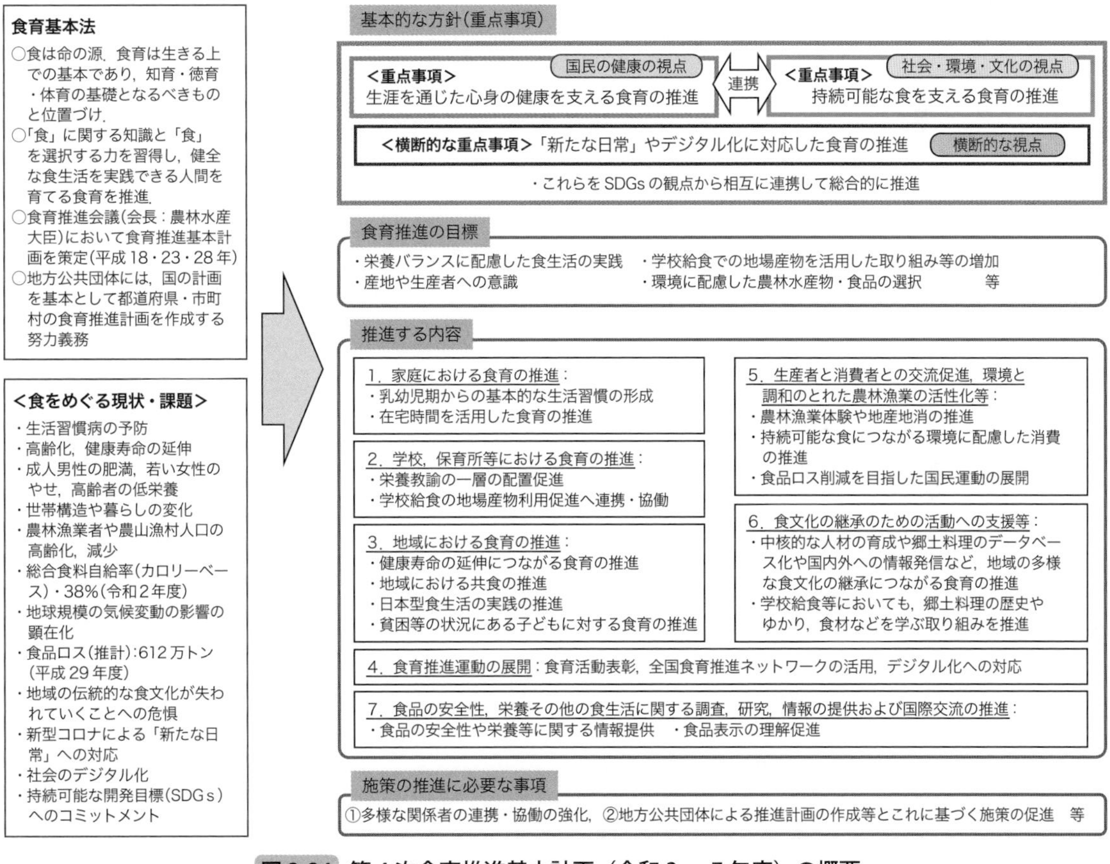

図 3-24　第 4 次食育推進基本計画（令和 3 ～ 7 年度）の概要

［農林水産省：第 4 次食育推進基本計画の概要 https://www.maff.go.jp/j/press/syouan/hyoji/attach/pdf/210331_35-4.pdf(最終アクセス 2023 年 3 月 1 日)より引用］

表 3-15 第 4 次食育推進計画における食育の推進にあたっての目標

目標		現状値（令和 2 年度）	目標値（令和 7 年度）
	具体的な目標値		
1	食育に関心を持っている国民を増やす		
	① 食育に関心を持っている国民の割合	83.2%	90%以上
2	朝食または夕食を家族と一緒に食べる「共食」の回数を増やす		
	② 朝食または夕食を家族と一緒に食べる「共食」の回数	週 9.6 回	週 11 回以上
3	地域等で共食したいと思う人が共食する割合を増やす		
	③ 地域等で共食したいと思う人が共食する割合	70.7%	75%以上
4	朝食を欠食する国民を減らす		
	④ 朝食を欠食する子どもの割合	4.6%※	0%
	⑤ 朝食を欠食する若い世代の割合	21.5%	15%以下
5	学校給食における地場産物を活用した取り組み等を増やす		
	⑥ 栄養教諭による地場産物に係る食に関する指導の平均取り組み回数	月 9.1 回※	月 12 回以上
	⑦ 学校給食における地場産物を使用する割合（金額ベース）を現状値（令和元年度）から維持・向上した都道府県の割合	－	90%以上
	⑧ 学校給食における国産食材を使用する割合（金額ベース）を現状値（令和元年度）から維持・向上した都道府県の割合	－	90%以上
6	栄養バランスに配慮した食生活を実践する国民を増やす		
	⑨ 主食・主菜・副菜を組み合わせた食事を 1 日 2 回以上ほぼ毎日食べている国民の割合	36.4%	50%以上
	⑩ 主食・主菜・副菜を組み合わせた食事を 1 日 2 回以上ほぼ毎日食べている若い世代の割合	27.4%	40%以上
	⑪ 1 日当たりの食塩摂取量の平均値	10.1 g※	8 g 以下
	⑫ 1 日当たりの野菜摂取量の平均値	280.5 g※	350 g 以上
	⑬ 1 日当たりの果物摂取量 100 g 未満の者の割合	61.6%※	30%以下
7	生活習慣病の予防や改善のために，ふだんから適正体重の維持や減塩等に気をつけた食生活を実践する国民を増やす		
	⑭ 生活習慣病の予防や改善のために，ふだんから適正体重の維持や減塩等に気をつけた食生活を実施する国民の割合	64.3%	75%以上
8	ゆっくりよく噛んで食べる国民を増やす		
	⑮ ゆっくりよく噛んで食べる国民の割合	47.3%	55%以上
9	食育の推進にかかわるボランティアの数を増やす		
	⑯ 食育の推進にかかわるボランティア団体等において活動している国民の数	36.2 万人※	37 万人以上
10	農林漁業体験を経験した国民を増やす		
	⑰ 農林漁業体験を経験した国民（世帯）の割合	65.7%	70%以上
11	産地や生産者を意識して農林水産物・食品を選ぶ国民を増やす		
	⑱ 産地や生産者を意識して農林水産物・食品を選ぶ国民の割合	73.5%	80%以上
12	環境に配慮した農林水産物・食品を選ぶ国民を増やす		
	⑲ 環境に配慮した農林水産物・食品を選ぶ国民の割合	67.1%	75%以上
13	食品ロス削減のために何らかの行動をしている国民を増やす		
	⑳ 食品ロス削減のために何らかの行動をしている国民の割合	76.5%※	80%以上
14	地域や家庭で受け継がれてきた伝統的な料理や作法等を継承し，伝えている国民を増やす		
	㉑ 地域や家庭で受け継がれてきた伝統的な料理や作法等を継承し，伝えている国民の割合	50.4%	55%以上

	㉒　郷土料理や伝統料理を月1回以上食べている国民の割合	44.6%	50%以上
15	食品の安全性について基礎的な知識を持ち，自ら判断する国民を増やす		
	㉓　食品の安全性について基礎的な知識を持ち，自ら判断する国民の割合	75.2%	80%以上
16	推進計画を作成・実施している市町村を増やす		
	㉔　推進計画を作成・実施している市町村の割合	87.5%※	100%

※は令和元年度の数値
注）学校給食における使用食材の割合（金額ベース，令和元年度）の全国平均は地場産物52.7%，国産食材87%となっている．
〔農林水産省：第4次食育推進基本計画の概要 https://www.maff.go.jp/j/press/syouan/hyoji/attach/pdf/210331_35-4.pdf（最終アクセス2023年3月1日）より引用〕

環境・文化の視点），③「新たな日常」やデジタル化に対応した食育の推進（横断的な視点）があげられる（**図3-24**）．この重点事項への取り組みに当たっては，5年後の2025年度に達成すべき16の目標と24の目標値が設定されている（**表3-15**）．「栄養バランスに配慮した食生活を実践する国民の増加」「学校給食での地場産物を活用した取り組み等の増加」「産地や生産者を意識して農林水産物・食品を選ぶ国民の増加」「環境に配慮した農林水産物・食品を選ぶ国民の増加」については，第4次食育推進基本計画で追加・見直しされた目標である．

F 諸外国の健康・栄養政策 ━・━─・━─・━━

❶ 国際的な栄養行政組織と活動

WHO, UNICEF, FAOを中心にさまざまな機関が存在する

各国の公衆栄養政策に関連する国際機関としては，世界保健機関（WHO），国際連合児童基金（UNICEF），国際連合食糧農業機関（FAO）があげられ，この他，緊急食料支援を中心に担う世界食糧計画（WFP；近年は学校給食プログラム支援も実施），リプロダクティブヘルスや社会開発等の他セクターの取り組みを通じたアプローチを展開する国際連合人口基金（UNFPA），国際連合開発計画（UNDP），世界銀行（World Bank）等があげられる．本項では，まず，国際機関の中核機関としての国際連合（UN）について概説し，続いてWHO，UNICEFおよびFAOの活動内容・特色について述べる．

●UNDP

ⓐ 国際連合（国連，UN）

国際連合 United Nations（UN）は，国際機関の中核機関である．第二次世界大戦後の1945年に設立され，その主たる活動目的は国際平和の維持，そして経済や社会などに関する国際協力の実現である．わが国は1956年に加盟，2016年現在の加盟国は193ヵ国となっており，本部はニューヨークに設置されている．主要機関として，①総会，②安全保障理事会，③経済社会理事会，④信託統治理事会，⑤国際司法裁判所，⑥事務局，が設置されており，この他，各種の計画・基金および専門機関・関連機関で構成されている．

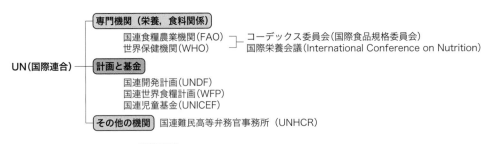

図 3-25 国連システムの公衆栄養関連機関

図 3-25 に国連システムの中での公衆栄養関連機関をまとめた.

2000 年の第 55 回国連総会の冒頭に開催された「国連ミレニアム・サミット」では, 21 世紀の国際社会の目標となる「ミレニアム宣言」が採択された. 同宣言は, 公正で持続的な世界平和を構築するために, 国際社会が連携・協調していくことを合意したものであり, 具体的な目標として 8 つのミレニアム開発目標 millennium development goals(MDGs)が策定された. このうち, 栄養に関連する項目としては,「1. 極度の貧困と飢餓の撲滅」「4. 幼児死亡率の削減」「5. 妊産婦の健康の改善」があげられ, それぞれ 2015 年までに達成すべき目標値が設定された.

この達成期限である 2015 年が迫る中, 現行 MDGs の達成に向けた取り組みが加速される一方で, ポスト MDGs の策定に向けた国際社会の議論が高まった. 2012 年 7 月に国連事務総長が立ち上げた「ポスト MDGs に関するハイレベルパネル」が作成した報告書(2013)では, 12 の目標が提言されており, ここに「フードセキュリティ」「栄養」が含められたことは重要な意義を持つものであった. そして, ポスト MDGs として 2015 年 9 月に採択された「持続可能な開発目標 sustainable development goals(SDGs)」では, 2030 年までに達成すべき 17 の目標と 169 のターゲットを掲げており*(図 3-26), 目標 2「飢餓の撲滅」と目標 3「健康的な生活の確保」において, はじめて「フードセキュリティ」「栄養」の言葉が表現された関連指標が示された.

*持続可能な開発のための2030アジェンダ

b 世界保健機関(WHO)

世界保健機関 World Health Organization(WHO)は, 国際連合の専門機関の 1 つである.「すべての人々が可能な最高の健康水準に到達すること」(世界保健憲章 1 条)を目的として掲げており, 1948 年の設立以来, WHO が策定した方針は世界各国の保健医療政策に大きな影響を与えてきた. 本部はスイスのジュネーブに設置されている. 現在, 加盟国は 194 ヵ国であり, わが国は 1951 年に 75 番目の加盟国に認定された.

従来, WHO は拡大予防接種計画 Expanded Programme on Immunization(EPI)を中核とした感染症対策に重点を置いて活動を行ってきた. これらの取り組みに加えて, 最近問題となっている新興・再興感染症への対応としてエボラ出血熱等への対応を精力的に行っている. また, 1977 年の第 30 回 WHO 総会にて,「2000 年までにすべての人を社会的・経済的に生産的な生

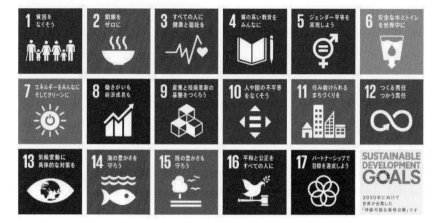

図 3-26　持続可能な開発目標（SDGs）

[外務省ホームページ https://www.mofa.go.jp/mofaj/gaiko/oda/sdgs/index.html（最終アクセス 2023 年 3 月 1 日）より引用]

活を送ることができる健康水準に」すなわち，"Health for All by the Year 2000" という目標が設定され，翌年の WHO/UNICEF 主催の国際会議では，「**アルマ・アタ宣言**」が採択され，「**プライマリ・ヘルスケア** primary health care（PHC）」を中心的戦略として推進することが提唱された．さらに，世界的に肥満と非感染性疾患 noncommunicable diseases（NCDs）が増加してきた状況を受けて，1986 年にはオタワ憲章で**ヘルスプロモーション health promotion**（☞第 1 章 A-❹，5 頁）が提唱され，健康づくり政策の基盤となっている．

　途上国では，健康を害することの社会経済的なインパクトが極めて大きく，アルマ・アタ宣言後も保健医療サービスへのアクセスの不平等が大きな問題となっていた．根源には，貧困層や医療ニーズの高い人々の医療費を誰が負担するかという問題があり，公的資金による補填がなければ医療格差の解消は難しいことが指摘されてきた．そこで，これら問題への対応として，「すべての人が，適切な健康増進，予防，治療，機能回復に関するサービスを，支払い可能な費用で受けられる」ことを目指す「**ユニバーサル・ヘルス・カバレッジ** universal health coverage（UHC）」が注目されている．

　栄養に関連する取り組みとしては，とくに栄養不良，微量栄養素欠乏症，肥満，NCDs の予防コントロールを目的として，各国の栄養政策の指針となるガイドライン作成およびプログラム実施を進めている．栄養不良の改善に向けた取り組みとして，母乳哺育と適切な離乳食の推進に力を入れており，WHO と UNICEF が共同で立案し，2002 年の WHO 総会にて承認された乳幼児の栄養のための世界戦略 "Global Strategy of Infants and Young Child Feeding" に沿って，各国でさまざまなプログラムが展開されている．また，

◉アルマ・アタ宣言
◉プライマリ・ヘルスケア

開発途上国において栄養転換による過剰栄養が原因の肥満と NCDs が大きな社会的負担となっている状況の下，食生活・身体活動に関する世界戦略 "WHO Global Strategy on Diet, Physical Activity and Health" が 2004 年に策定され，各国における国レベルの施策策定が推進された．これに続いて，NCDs 予防コントロールのための世界戦略に係る行動計画 "Action Plan for the Global Strategy for the Prevention and Control of NCDs" を 2008 ～ 2013 年と 2013 ～ 2020 年に掲げ，国レベルでの NCDs 予防対策の重要性を提唱してきた．現在，2012 年に開催された WHO 総会で設定された 2025 年までに達成すべき栄養に関する 6 つの目標 Global Nutrition Targets 2025 を中心として各国の栄養施策の強化に取り組んでいる．

c 国際連合食糧農業機関（FAO）

●FAO

国際連合食糧農業機関 Food and Agriculture Organization of the United Nations（FAO）は，WHO と同様に国際連合の専門機関の 1 つである．1945 年に設立され，本部はローマに設置されている．FAO の目的は，「世界の人々が健全で活発な生活を営むために，質・量ともに十分な食料への日常的なアクセス確保を含めた**フードセキュリティ food security** を保障すること」であり，「世界の人々の栄養水準および農業生産性を向上させ，とくに地方農村部に生活する人々の生活条件を改善することにより世界の経済成長に寄与すること」を使命としている．フードセキュリティは「食料安全保障」と直訳されることが多いが，FAO が定めた定義「すべての人が，いつでも物理的，社会的，経済的に十分な栄養価の高い食料にアクセスできること，そしてこれらの食料が各自のニーズと嗜好を満たし，ひいては活動的で健康的な生活を送れること」をきちんと理解しておきたい．

近年，FAO の活動は開発途上国のフードセキュリティ改善のための政策策定にかかわる情報発信およびプログラム実施に焦点が置かれている．情報発信の一環として，同機関のホームページには各国の食生活指針および食品成分表のデータベースが掲載されている．

d コーデックス委員会（国際食品規格委員会）

コーデックス委員会 Codex Alimentarius Commission は，消費者の健康の保護，食品の公正な貿易の確保などを目的として，1963 年に FAO と WHO により設置された国際的な政府間機関であり，食品の安全性と品質に関して国際的な基準（食品の規格基準，食品表示のガイドラインなど）を定めている．わが国は 1966 年に加盟し，現在はおもに厚生労働省，農林水産省，内閣府が関係府省・機関と連携しつつ，コーデックス委員会における規格の策定に関与している．コーデックス委員会事務局はローマの FAO 本部内に設置されている．

e　国際栄養会議(ICN)

　1992年にWHO/FAO共催で開催された国際栄養会議International Conference on Nutrition(ICN)では，世界の国々を代表する大臣や全権大使が参加し，世界の人々の栄養状態改善のための行動計画と宣言文からなる「世界栄養宣言World Declaration on Nutrition」が批准された．宣言の冒頭では，「われわれ159ヵ国の代表は，飢餓を撲滅し，すべての形の栄養不良を減少させるためのわれわれの決意を宣言する．飢餓と栄養不良は，この人災を終結させるための知識と資源とを有する世界において受け入れ難いものである」と掲げられ，その後，国際機関や各国政府がさまざまな取り組みを強化してきた．しかしながら，依然として飢餓と栄養不良は深刻な問題である．

　2014年11月には，1992年に続いて22年ぶりに第2回国際栄養会議(ICN2)が再びローマで開催され，「栄養に関するローマ宣言Rome Declaration on Nutrition」が採択された．この宣言では，従来からの低栄養や微少栄養素欠乏症に加えて，世界規模での栄養不良の二重負担double burden of malnutritionの問題が明示されている．

f　国際連合児童基金(UNICEF)

●UNICEF

　1946年に設立された**国際連合国際児童緊急基金** United Nations International Children's Emergency Fund(UNICEF)が前身である．本部はニューヨークに設置されている．設立当初の目的は，第二次世界大戦で被害を受けた児童のための食料や医薬品供給であり，わが国も粉ミルクと衣料の供給を受けた．その後，1953年には国際連合児童基金 United Nations Children's Fund に改称され，「開発途上国自身が国内の児童の保健福祉政策を推進するために，物質的ならびに人的支援を行うこと」を目的としている．

　現在，UNICEFは，①子どもの生存と発達，②基礎教育とジェンダーの平等，③AIDSと子ども，④子どもの保護，⑤政策アドボカシーとパートナーシップ，を重点分野として活動を展開しており，栄養は「①子どもの生存と発達」の中に位置づけられている．栄養に関連する取り組みとして，WHOと同様に微量栄養素欠乏症対策および母乳哺育と適切な離乳食の推進の他，成長モニタリング growth monitoring，栄養の知識普及のための人材育成，緊急時栄養があげられる．

g　国連開発計画(UNDP)

　国連は，貧困削減を国際社会の優先課題と位置づけており，この活動の中心的機関となっているのが国連開発計画 United Nations Development Programme (UNDP)である．1965年に設立され，本部はニューヨークに設置されている．社会開発を主眼に置き，開発途上国が援助を有効に活用するように支援する．あらゆる活動において，人権の保護および女性のエンパワメントを推進することを目的としており，経済・保健・教育を包括した人間開発(Human Development)はUNDPが提唱したものである．

ｈ　国連世界食糧計画（WFP）

　国連世界食糧計画 United Nations World Food Programme（WFP）は，おもに開発途上国で自然災害や紛争時に緊急援助として食料支援を行っている．1961 年に設立され，本部はローマに設置されている．すべての人々が，活動的で健康的な暮らしを送るために必要な食料を常に手にできる世界を実現することを目的として活動が展開されている．

　シリアやイエメンなどの紛争地域を中心とした食料支援や飢餓撲滅に向けた活動が高く評価されたこと，そして，新型コロナウイルスの感染拡大による食料不足への対応も認められたことから 2020 年にノーベル平和賞が授与された．

ｉ　国連難民高等弁務官事務所（UNHCR）

　国連難民高等弁務官事務所 The Office of the United Nations High Commissioner for Refugees（UNHCR）は，第二次世界大戦後の 1950 年，避難を余儀なくされたり，家を失ったりした何百万人ものヨーロッパ人を救うために設立された．本部はスイスのジュネーブに設置されている．紛争や迫害により故郷を追われた難民・避難民を国際的に保護・支援する活動を行っており，現場では UNHCR がイニシアチブをとり，食料支援を担う WFP 他，関与する国際機関の活動を調整している．

　前述した国際機関の他，二国間援助機関および NGO が世界の栄養問題の解決に向けた公衆栄養活動および施策づくりのための支援を行っている．その中で，国連システム栄養委員会 UN System Standing Committee on Nutrition が調整機関として大きな役割を果たしている．

　コラム　プラネタリー・ヘルス・ダイエット　

　プラネタリー・ヘルス・ダイエット The Planetary Health Diet は，世界 16 ヵ国 37 人の研究者からなるグループが，科学的根拠に基づき，食事と食料システムのあるべき形と解決方法を全人類に向けて提示した世界初のガイドラインである．肉，魚，卵の消費を抑える他，砂糖や精製穀物，デンプンを大幅に削減した食生活が推奨されており，具体的な食事内容や数値目標を示したことで，個人の健康維持だけでなく，環境に配慮したサステナブルな食料システムを推進する世界の実現に向けた指針として期待されている．

　［参考 URL：https://eatforum.org/eat-lancet-commission/（最終アクセス 2023 年 3 月 1 日）］

❷ 諸外国の健康・栄養政策

> 米国ではヘルシーピープル2030が策定・運用されている

ⓐ ヘルシーピープル

1)「ヘルシーピープル」から「ヘルシーピープル 2010」まで

　カナダのラロンド報告を受け, 1979 年に米国公衆衛生局長官はヘルシーピープルという新たな国民的健康づくり政策を打ち出した. その後, 1980 年, 米国連邦政府は,「健康増進・疾病予防：国の目標 Promoting Health/Preventing Diseases：Objectives for the Nation」(ヘルシーピープル 1990) を発表し, 1990 年までの 10 年間に達成すべき 15 分野 226 の具体的な数値目標を示した. その後, 1990 年には,「ヘルシーピープル 2000：全国健康増進・疾病予防のための目標 Healthy People 2000：National Health Promotion and Disease Prevention Objectives」, 2000 年には「ヘルシーピープル 2010」, 2010 年には「ヘルシーピープル 2020」が発表された.「ヘルシーピープル 2010」までの包括的目標は 3 つ(①健康寿命の延伸, ②健康格差の是正, ③疾病予防サービスへのアクセス)であったが,「ヘルシーピープル 2020」の包括的目標は 4 つとなり, ①質の高い長寿の実現, ②健康格差の是正, ③社会的・物理的環境の整備, ④すべてのライフステージにおける生活の質(QOL)の向上, 健全な発育, 健康行動の促進, となった. ヘルシーピープルは過去 40 年間, 公衆衛生の定義の拡大や変化に対応するために進化を遂げ, 第 1 弾の「ヘルシーピープル 1990」は 15 分野で 200 以上の目標を掲げていたが, 第 4 弾の「ヘルシーピープル 2020」では 42 分野で 1,300 以上の目標と大きく拡大してきた.

2)「ヘルシーピープル 2030」について

　2020 年 8 月, 過去 40 年間に得られた知見をもとに, 健康の公平性, 健康の社会的決定要因, ヘルスリテラシーに重点を置いた新たな「ヘルシーピープル 2030」が発表された.「ヘルシーピープル 2020」では 1,000 以上の具体的な数値目標を掲げていたが, もっとも差し迫った公衆衛生の問題に優先順位をつけ,「ヘルシーピープル 2030」では目標数を 355 まで減らした. 包括的目標は表 3-16 に示すとおり 5 つとなった.

●ヘルシーピープル2030

　「ヘルシーピープル 2030」では「ヘルシーピープル 2020」から継続して, 人々の健康やウェルビーイングに影響する「健康の社会的決定要因」に着目し, 多くの目標に関連させている.「健康の社会的決定要因」の主なものとして, 経済的安定性, 教育へのアクセスと質, 医療へのアクセスと質, 近隣地域と物理的環境, 社会や地域の状況の 5 つをあげている. たとえば, 栄養・食生活での経済的安定性にかかわる具体的目標には,「家庭の食料不足と飢餓を減らす」などがある.

　さらに, ヘルスリテラシーをとくに考慮した点も今回の特徴である. ヘルスリテラシーについては, 基本理念と包括的目標に反映され, さらに 6 つの

表 3-16　ヘルシーピープル 2030 の包括的目標

1. 予防可能な疾病，障害，傷害，早期死亡のない健康でいきいきとした生活とウェルビーイングを獲得する．
2. すべての人の健康とウェルビーイングを向上させるために，健康格差をなくし，健康の公平性を達成し，ヘルスリテラシーを身につける．
3. すべての人の健康とウェルビーイングの可能性を最大限に発揮できるよう，社会的・物理的・経済的環境を整える．
4. すべてのライフステージにおいて，健康的な発達，健康的な行動，そしてウェルビーイングを促進する．
5. すべての人の健康とウェルビーイングを向上させるための行動を起こし，政策を立案するために，さまざまな部門にわたって，指導者，主要な有権者，一般市民を巻き込む．

表 3-17　ヘルシーピープル 2030 におけるヘルスリテラシーの定義

・個人のヘルスリテラシーとは，自分自身や他の人が健康に関する決定や行動をとる際に役立つ情報やサービスをみつけ，理解し，活用する能力を個人がどの程度持っているかということ．
・組織のヘルスリテラシーとは，自分自身や他の人が健康に関する決定や行動をとる際に役立つ情報やサービスを，個人がみつけ，理解し，活用することを組織がどの程度公平にするかということ．

目標に関連している．ヘルスリテラシーの定義は，以前のヘルシーピープルで使われていたものとは異なっており，個人のヘルスリテラシーと組織のヘルスリテラシーを取り上げ，それぞれについて定義している（**表 3-17**）．従来のヘルスリテラシーの定義では，健康情報を理解するまでとしていたが，今回の定義では「活用する」に焦点を当てている．また自分自身の健康だけでなく，地域社会の健康にも目を向けさせている．さらに組織に対しては，ヘルスリテラシーに取り組む責任があると認識させている．

❸ 諸外国の食事摂取基準

🥕 各国の実情に合わせた食事基準が策定・運用されている

おもに各国政府などの公的機関が，人々に何をどれだけ食べるとよいかを推奨し，実際に食事として提供（給食），食べた量が適切かどうかを評価するための基準に関して，科学的根拠に基づいて策定するものを，食事基準（dietary standard）という．エネルギーや栄養素に関する食事基準の名称は，各国や国際機関等でさまざまである（したがって，本章では英文名のままで示した）．わが国や韓国などでは，米国・カナダで策定された Dietary Reference Intakes（食事摂取基準）という言葉を用いている．

a　英　　国

英国では 1991 年に政府の諮問機関である，COMA［the Committee on Medical Aspects of Food Policy, 2000 年 3 月に解散．現在は SACN（The Scientific Advisory Committee on Nutrition）に引き継がれている］が，世界に先立ち，各栄養素の必要量の分布を評価し，摂取量の幅を持って示す食

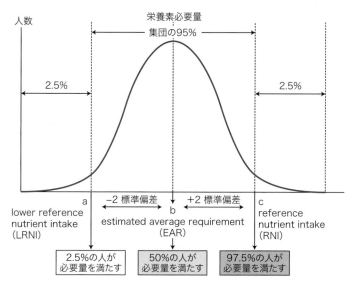

図 3-27　英国（DRVs）における各種指標の考え方

[Dietary Reference Values of Food Energy and Nutrients for the United Kingdom をもとに作成]

事摂取基準の考え方をはじめて取り入れた Dietary Reference Values（DRVs）を策定した．DRVs はとくに健康な人の集団における必要量の参考値であり，食事評価を行う際の「ものさし」として位置づけられている（**図3-27**）．

　DRVs はエネルギーと 31 の栄養素からなっている．指標は，estimated average requirement（EAR），lower reference nutrient intake（LRNI），reference nutrient intake（RNI），safe intake（SI）から構成されている．

　RNI は，推奨量（RDA）と同じ考え方であるが，LRNI は EAR から − 2 標準偏差した値であり，ある集団において少数の者のみが必要量を満たす（多くの者で欠乏の可能性が高い）値とされている．この LRNI はビタミン，ミネラルについて示されており，食事計画においてはこの値を下回ることがないようにすべきであるとしている．

　SI は，RNI，EAR，LRNI を推定する十分な情報が得られない栄養素について，値または範囲をもって示されており，ほとんどの者で十分量であり，また過剰もなく，有害な作用を示さない量とされている．

　DRVs は 1991 年以降改定は行われていないが，近年の研究の動向を踏まえ疾病などとの関係から注目される特定の栄養素（食塩，鉄，葉酸，ビタミン A など）やエネルギーの更新が行われ，SACN より発表されている．

b　米国・カナダ

　米国・カナダでは，米国人とカナダ人の栄養素必要量や食生活，健康に関する問題などの面で関係が深いことから，両国が共同で Dietary Reference Intakes（DRIs）を策定している．策定は，政府の各省庁からの求めに応じ，調査，検討などを行う非政府非営利活動団体である全米科学・工学・医学ア

カデミーの健康・医療部門の食品栄養委員会(FNB：Food and Nutrition Board)が行っている.

　米国・カナダでは代謝や疾病などと関連の深い栄養素ごとに出版している. 1997年に『カルシウム，リン，マグネシウム，ビタミンD，フッ素』がはじめて出版され，以後8年間で合計6冊に分けて出版されている. 食品表示などの活用に関する報告書も含めると，総ページ数は約5,000ページにもなる. 食事摂取基準やその活用方法は，継続的に議論が行われており，最新の科学的根拠に基づき改定版が順次発表されている.

　DRIsはエネルギーと40以上の栄養素と水からなっており，健康な個人または集団における食事の評価または計画に用いられる. 指標は，estimated average requirement(EAR，エネルギーはEER：estimated energy requirement)，recommended dietary allowance(RDA)，adequate intake (AI)，tolerable upper intake level(UL)から構成されている. また主栄養素には慢性疾患予防の観点から，エネルギーに対する適切な摂取割合を示した，acceptable macronutrient distribution ranges(AMDR)が示されている. さらに，2019年のナトリウムの改定で，健康集団における慢性疾患リスク低減が期待される栄養素の摂取量 chronic disease risk reduction intake (CDRR)が新しい指標として示されている.

c 韓　　国

　韓国では，2005年に韓国栄養学会がDietary Reference Intakes for Koreans(KDRIs)を策定した. 5年おきに改定され，2015年からは法律 (National Nutrition Management Act)に基づく政府プロジェクトとして進められている. 2020年改定のKDRIsは40項目のエネルギーおよび栄養素(水分含む)で構成し，国民の健康増進および慢性疾患予防のための適正摂取水準を提示する. 指標は，欠乏の指標として estimated average requirement (EAR)，recommended nutrient intake(RNI)，adequate intake(AI)，エネルギーに estimated energy requirement(EER)，過剰摂取の指標として tolerable upper intake level(UL)，慢性疾患リスク低減の指標として主栄養素に acceptable macronutrient distribution range(AMDR)があり，2020年改定ではナトリウムに chronic disease risk reduction intake(CDRR)を新たに設定した. 2010年の改定時には，KDRIsを活用するツールとして，自転車(バイク)の形をしたフードガイド(☞131頁)が示された.

d 欧州連合(EU)

　欧州連合では，推奨量の設定と栄養表示などの施策に用いるため，Nutrients and Energy Intakes for European Community を1993年に策定した. 2010年にこのレポートを見直し，新たに Dietary Reference Values (DRVs)の導入と活用の基本的考え方を示すとともに，エネルギー，水，各栄養素のDRVsを策定している.

コラム WHO fact sheet on Healthy Diet の概要

3

栄養政策

2014 年 9 月，WHO より Healthy Diet の Fact Sheet（概況報告書）が発表された．報告の概要を以下に示す．

Healthy Diet は，NCDs（肥満，糖尿病，心疾患，脳卒中，がん等の非感染性疾患）はもとより，すべての栄養不良（malnutrition）の予防を視野に置いたものであり，健康的な食習慣は，母乳栄養の推進を含め，子どもの時期からはじめ，生涯を通して重要なものである．加工食品の増加，急激な都市化，およびライフスタイルの変化が食事パターンの変化をもたらし，人々は，エネルギー，飽和脂肪酸，トランス脂肪酸，遊離糖類（蜂蜜やシロップ，果物ジュースに天然に存在する糖類，および製造元や消費者が食品に添加する糖類），ナトリウム / 食塩の多い食物を多く食べるようになり，野菜と果物，さらには食物繊維の豊富な全粒穀類を十分に摂取していない．

成人と乳幼児を対象とした Healthy Diet に含まれる推奨内容を表に示す．

成人	・果物，野菜，豆類，種実，全粒穀類を推奨 ・果実と野菜は，少なくとも 1 日 400 g（5 portions）（いも類は，野菜に含まない） ・遊離糖類は，総エネルギーの 10％未満に ・脂肪は，総エネルギーの 30％未満に 　　・飽和脂肪酸より，不飽和脂肪酸を 　　・食品加工により添加されるトランス脂肪酸は，Healthy Diet に含まない ・食塩は，1 日当たり 5 g 未満に．ヨウ素添加塩を推奨．
乳幼児	・生後 2 年間の適切な栄養摂取はこの期間の死亡と将来の NCDs のリスクを低減するうえできわめて重要であり，また，適正な発達と健康的な成長・発達に関与する． ・乳幼児における Healthy Diet では，成人における推奨内容と同様なものが重要．ただし，以下は，乳幼児固有の重要な推奨事項． 　　・生後 6 ヵ月までは，母乳のみとする 　　・2 歳まで，あるいはそれ以降も，母乳栄養を継続すべき 　　・6 ヵ月からは適正な栄養がとれ，かつ安全な，さまざまな食物を組み合わせて，母乳を補う必要がある．これらの補助的な食事には，塩と砂糖は添加しないこと

また，Healthy Diet 実現のための実践的アドバイスとして，下記を示している．

①果物と野菜を，少なくとも 1 日 400 g（5 portions）食べるために
　・すべての食事で，野菜を食べる
　・間食として，果物や生野菜を食べる
　・旬の，新鮮な野菜を食べる
　・多様な果物・野菜を選択する
②総エネルギーに対し，脂肪を 30％未満，飽和脂肪酸を 10％未満，トランス脂肪酸を 1％未満にし，代わりに不飽和脂肪酸を増やすために
　・調理法を変える．肉の脂肪分を除く，バターの代わりに植物油を使う，揚げるのではなく茹でる・蒸す・焼く調理にする，など．
　・トランス脂肪酸を多く含む加工食品を避ける．
　・飽和脂肪酸を含む食品（チーズ，アイスクリーム，脂肪分の多い肉など）の摂取を制限する．
③食塩 5 g 未満に減らすために
　・調理の時に食塩，しょう油，魚醤などで味をつけない
　・食卓の上に，塩を置かない
　・塩分の高いスナックの摂取を制限する
　・ナトリウム含有量の少ない商品を選ぶ
　・栄養成分表示を利用する（食品中の食塩量の低減に取り組む食品加工業者も増えている）

［WHO fact sheet on Healthy Diet（http://www.who.int/mediacentre/factsheets/fs394/en/）or through NHD website（http://www.who.int/nutrition/en/）をもとに作成］

e 国際機関

国際機関では，WHO（世界保健機関），FAO（国際連合食糧農業機関），UNU（国際連合大学）が合同で検討委員会を開催し，エネルギーとたんぱく質の必要量を策定している．WHO と FAO では慢性疾患を予防するための摂取目標量や，脂質，炭水化物，ビタミン・ミネラルの必要量などについても策定している．

また，WHO と FAO により設置されている**コーデックス委員会 Codex Alimentarius Commission** では，「栄養表示ガイドライン」を策定し，この中で栄養表示のための基準値 Nutrient Reference Values（NRVs）を設定している．

●Codex

f その他の国

米国・カナダでは，両国で共同して策定が行われているが，同様に，ドイツ・オーストリア・スイス，北欧諸国（デンマーク，ノルウェー，スウェーデン，フィンランド，アイスランドなど），オーストラリア・ニュージーランドにおいても共同で策定が行われている．そのうち北欧諸国では，共同して Nordic Nutrition Recommendations が策定され，それをもとに各国が食生活や健康課題などを踏まえて独自の栄養所要量を策定し，国内ではおもにこの指標が活用されている．また東南アジアでも，食文化などが共通する国々による共通の指標化などの試みも行われている．その他，オランダ，中国においても食事摂取基準が策定されている．

食事摂取基準や必要量などは，その国々の健康状態や食生活（食料事情），国民性，地域性などが考慮され，その国々に応じた値が定められる．今後は，食品表示の規格化や，疾病予防の観点等から国際的な協調 harmonization も進められると考えられる．一方で，指標の定義や必要量推定のための生体指標の選択など課題も多い．

❹ 諸外国の食生活指針とフードガイド

> 各国で食生活指針とフードガイドが定められている

a 諸外国における食生活指針ならびにフードガイド策定の歴史的経過とその意義

健康のために何をどれだけ食べることが望ましいかを示すものとして，栄養所要量，食事摂取基準などの栄養勧告 nutrition recommendation と，**食生活指針 dietary guidelines** ならびに**フードガイド food guide** として示される食事勧告 dietary recommendation とがある．

世界ではじめて食事勧告を提示した国はスウェーデンであり，1963 年に「食物の円」（フードガイド）を発表し，すべての食品群からバランスよく食べることが推奨された．また，「食事は，脂肪の量が総エネルギーの 25 〜 35％になるような組み合わせが望ましい．食事の中に含まれる脂肪のうち 10 〜 15％は，多価不飽和脂肪酸であることが望ましい．食物を適正に摂取

していくために，1日の食物摂取量を朝食に25～35％，昼食に35～45％，夕食に25～35％に分割することが望ましい」という指針を示した．この食事勧告に基づいて，1971～1981年の10年間，「食事と健康」キャンペーンを国民的規模で実施した．当時のスウェーデンでは，栄養勧告は，成長や健康に必要とされる栄養素を充足し，それらの不足による疾病のリスクを回避するためのものであった．一方，食事勧告は，食事を全体として考え，各食事の栄養配分や食品選択について，具体的な指針を与えるものとして策定された．今日の食事勧告に比べ，栄養素レベルでの表現が多い．

　スウェーデンと同様，栄養政策を含む食料政策を1970年代から体系的にかつ大規模に実施してきた国がノルウェーである．1975年の「栄養レポート」の中で，栄養・食料政策の目標として，①健康に役立つ食生活を促進すること，②栄養・食料政策は，世界食料会議の勧告に従って策定すること，③食料供給上の理由から，国内生産の消費を増やすことと，食料自給率を高める能力を強化することを目標とすること，④地域政策の面から，経済的に不振な地域の食料生産資源活用に最重点が置かれるべきこと，の4点を示した．その後，1982年の国会報告「栄養政策のフォローアップ」，1983年国会報告「健康増進・予防戦略」と発展し，1982年の国会報告を受けて開始された栄養キャンペーンの一環として，国立栄養審議会が「毎日の食事」という栄養教育テキストを作成し，当時国民のベストセラーとなった．その中で，食生活指針「毎日の食事・10の心得」が示された．第1項は「食事を楽しみましょう」，第2項が「毎日の食事こそ健康にきわめて大切」であり，まず，食事の基本方針が示され，その次に，何をどのように食べるかが具体的に示されている．

　栄養政策の先進国ともいえる，この2つの国に共通することは，食生活指針やフードガイドの策定が，省庁横断的かつ体系的な栄養・食料政策の一環として行われ，具体的な国民運動の中でそれらの普及活用を図っている点である．すなわち，食生活の変化は，最終的には，個人や集団が主体的に食習慣を改めることによってもたらされるべきものであり，行政の役割は，農業政策，経済政策，消費者政策など関連政策との統合を図りながら，啓発・普及活動を通じて国民の望ましい食行動変容を促し鼓舞する点にある．同時に，法的規制や規則を整備し，人々が望ましい食物を選択しやすい環境整備を行う点にあるとしている．こうした考え方は，わが国が遅れること20数年，2000年に当時の厚生省，農林水産省，文部省合同で「**食生活指針**」を策定したこと，環境整備の考え方を重視した「**健康日本21**」を開始したこと，2005年に農林水産省と厚生労働省合同で，生活習慣病予防と食料自給率の向上を主たるねらいとして「**食事バランスガイド**」を策定したこと，さらには，食品安全基本法，食育基本法などの法律を整備し，省庁を横断的に内閣府直轄として**食品安全委員会**や**食育推進会議**を設置したことなど，昨今のわが国の健康・栄養・食料政策と軌を一にするものである．

　この間，食生活指針に関しては，一般国民によりわかりやすいものにするための国際的な動きがあった．1992年，FAOとWHOが共催した**国際栄養**

会議 International Conference on Nutrition（ICN）において「**栄養に関する世界宣言（世界栄養宣言）World Declaration on Nutrition と行動計画 action plan**」が採択された．その中で，「栄養学的に適切かつ安全な食物へのアクセス」はすべての人の権利であることが明示され，「適切な食事と健康的なライフスタイルの推進」が具体的な戦略の1つとされ，それぞれの国民に適していて，かつ異なる年代やライフスタイルに適した食生活指針の策定が各国に求められた．これを受けて，1995年キプロスにおいて，FAO，WHO 合同の専門家会議が開催され，**食物ベース食生活指針 food-based dietary guidelines（FBDG）**の基本方針が提案された．食物ベース食生活指針の基本は，以下のとおりである．

- ・指針の内容は，対象集団の公衆衛生上の課題に基づいて決定すること
- ・対象集団特有の社会的・文化的背景を考慮すること
- ・対象地域の経済，農業，環境などの要因を適切に反映する．とくに，その地域の食物入手可能性を踏まえたものとすること
- ・従来の栄養素での数値目標を掲げた専門家向けの指針ではなく，一般の人々にわかりやすい食物ベースの表現とすること
- ・健康をもたらす食事パターンの選択は幅広く多様である，という認識にたつこと

　食物ベース食生活指針の策定手順は，関係機関，関係者の幅広い参加を得て（食物生産・提供側も消費者側も）ワーキンググループを組織し，当該地域，当該集団の課題を発見，優先度の高い課題を決定し，目標を設定する．まず専門的な内容・表現による案を作成し，それを人々に受け入れられやすい適切なメッセージとして表現する．その案をフィールドテストし，受容度や理解しやすさなどを検討し，決定するとされている．現在，こうした方針に従って，世界中の約100ヵ国で食物ベース食生活指針が策定されている．

　一方，一般国民を対象に，何をどれだけ食べたらよいかを，目で見てわかりやすく示したものが**フードガイド**である．多くの場合，食生活指針で示された望ましい食物選択内容を具体的に表す教育教材として利用されている．食品に含まれる主たる栄養素により複数の食品群に分け，各食品群からどのくらい食べたらよいかを，**サービング serving** という単位を用いて，推奨摂取量を示したものが多い．サービングとは，1回当たりあるいは1皿当たりの摂取量，もしくは提供量のことである．各食品群からとりたいサービング数を，円型（皿型）やピラミッド型のイラストを用い，面積の違いで示すことにより，一般の人々にもイメージとしてとらえやすい工夫がされている．また，各食品群に含まれる食品や料理が写真や絵で示される点も，一般の人々にとって理解しやすい点である．この場合，食物ベース食生活指針の基本にあるように，当該国および地域の人々のライフスタイル，食習慣，食物入手可能性の面から適切な食品の例示をすることが重要とされる．

ⓑ 諸外国の食生活指針とフードガイド

　諸外国の食生活指針とフードガイドは，FAO（国際連合食糧農業機関）の

ウェブサイトで一覧がみられる（Food-based dietary guidelines, https://www.fao.org/nutrition/education/food-based-dietary-guidelines）．以下，いくつかの国について紹介する．

1）米　　国

　米国の食生活指針は，農務省と保健福祉省が合同で 1980 年に「**米国人のための食生活指針**」初版を策定し，以後 5 年ごとに改定が行われている．

　最新の 2020 ～ 2025 年版は，以下の 3 つの基本に基づいて健康的な食事パターンが推奨されている．1 点目は食事関連の慢性疾患は米国人においてもっとも重要な公衆衛生上の課題であり，健常人のみならず過体重・肥満および慢性疾患のリスクを有する人に焦点を当てている点，2 点目は単独の栄養素や食品摂取ではなく，食事パターンに焦点をおいた推奨としている点，3 点目は乳幼児期から高齢期まで生涯を通した指針とした点で，今回の改定ではじめて，2 歳未満の乳幼児に対する指針も設定された．指針の内容は**表 3-18** に示すように，大きく 4 つの項目から構成され，健康的な食事パターンを構成する食品や栄養素について，具体的に示されている．

　米国のフードガイドは，1943 年農務省が発表した 7 群の "US needs US strong：Eat the basic 7 every day" が最初であり，第二次世界大戦後 1958 年に農務省は "Basic 4" と呼ばれる，牛乳・乳製品グループ，肉グループ，野菜と果物グループ，穀物グループからなる 4 群のフードガイドを策定した．その後，1992 年に「フードガイドピラミッド」が策定されるまで，"Basic 4" は米国の栄養教育においてもっとも広範に使用された教育教材であった．「フードガイドピラミッド」は，肥満と心疾患の増加が深刻な米国の食生活

表 3-18 米国人のための食生活指針（2020 ～ 2025 年版）（一部抜粋）

米国人のための食生活指針を用いて，一口一口を大事にしましょう．具体的には以下のとおり．
1．すべてのライフステージにおいて，健康的な食事パターンにしましょう．
・生後 6 ヵ月は，基本的に母乳だけで育てましょう．少なくとも生後 1 年，必要ならばそれ以上の間，授乳を続けましょう．
・月齢 6 ヵ月頃を目処に，栄養素密度の高い離乳食を取り入れましょう．すべての食品群からさまざまな食品を食べさせましょう．
・生後 1 年以降成人期まで生涯を通じて，必要な栄養素摂取量を満たす健康的な食事パターンに従い，健康的な体重を維持し，慢性疾患のリスクを減らしましょう．
2．栄養素密度の高い食品と飲み物の選択を，個人の嗜好，文化的伝統，予算を考慮して調整し，楽しみましょう．
3．各食品群から栄養素密度の高い食品と飲み物を選ぶようにし，エネルギー範囲内で食事をしましょう．
　健康的な食事パターンに含まれるおもな食品は以下なようなものです．
・野菜（緑黄色野菜，豆類，デンプン質の野菜など，すべての野菜）
・果物（加工品ではなく，丸ごとの果物）
・穀類（少なくとも半分は全粒穀物に）
・乳製品（無脂肪または低脂肪の牛乳，ヨーグルト，チーズなど．代替品として栄養強化された大豆飲料とヨーグルト）
・たんぱく質の食品（脂肪の少ない肉，鶏肉，卵，魚介類，豆類，種実類，大豆製品）
・油（植物油，魚介類や種実類の油）
4．添加糖類，飽和脂肪，ナトリウムが多い食品と飲み物は控え，アルコール飲料も控えましょう．
・添加糖類（2 歳以上は，総エネルギー量の 10％未満に．2 歳未満は糖が添加された食品と飲み物は避ける）
・飽和脂肪（2 歳以上は，総エネルギー量の 10％未満に）
・ナトリウム（1 日 2,300 mg（食塩相当量 5.8 g）未満に．14 歳未満の場合はさらに少なく）
・アルコール飲料（法的に飲酒が認められている成人は，飲まないという選択ができる．飲酒するときは，男性は 2 ドリンク（純アルコール 20 g）以下，女性は 1 ドリンク（純アルコール 10 g）以下に）

[https://www.dietaryguidelines.gov/sites/default/files/2021-03/Dietary_Guidelines_for_Americans-2020-2025.pdf（最終アクセス 2023 年 1 月 24 日）を参考に著者作成]

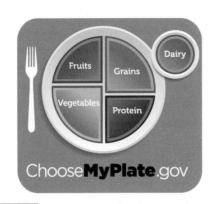

図 3-28 米国のフードガイド：マイプレート

改善を推進するため，食生活指針を食事として具体化するためのツールとして，農務省と保健福祉省により各種の研究成果に基づいて策定された．2005年には，さらに運動の重要性を強調したデザインの「マイピラミッド」と改定され，現在は「マイピラミッド」に替わるフードガイド「**MyPlate マイプレート**」（2011 年 6 月）が活用されている（**図 3-28**）．Fruits は果物，Vegetables は野菜，Grains はごはんやパンなどの穀物，Protein は肉や豆腐などのたんぱく質，Dairy は牛乳・乳製品を示し，1 食当たりのバランスが一目でわかるようになっている．HP 上でプレートをクリックすると食品群別の 1 日の必要量，バランスのとり方・摂取量の増減などが示される．

2）カナダ

　カナダの食生活指針（2019 年版）の目的は，健康的な食事と包括的に栄養面のウェルビーイングを促進することに加え，カナダの食環境の改善を支援することとされ，大きく以下の 4 つの章で構成されている（**表 3-19**）．1 章：健康的な食べ方の基盤となる栄養的にすぐれた食品と飲み物，2 章：定期的に食べることで健康に負の影響を及ぼす食品と飲み物，3 章：健康的な食べ方を実践するための食スキルの重要性，4 章：健康的な食べ方のための支援的環境整備の重要性，である．

　カナダのフードガイドは，最初，1942 年に 5 群（野菜と果物が別々の群になっていた）で作られた．その後，1980 年代に，円型の 4 群のものになった．中央にお日様の笑顔が示され，4 つの群からまんべんなく食べることが，お日様の笑顔，すなわち "にこにこ元気な健康" につながるというメッセージとされた．しかし，円型の食品群では，各群からの摂取量が視覚的にわかりにくいとされ，1990 年代前半に，虹型の表現に変更され，長く利用されてきた．2019 年に上述の食生活指針の改定とあわせて，再び円型（お皿型）のフードガイドとなった（**図 3-29**）．皿の半分は野菜と果物，4 分の 1 は全粒穀類，残り 4 分の 1 がたんぱく質源の食品である．たんぱく質源の食品イラストでは，豆類，種実類が中心で肉類はほとんど目立たない．近年の環境に配慮した植物中心の食事へのシフトの動向を反映している．

表 3-19　カナダの食生活指針（2019 年）

1. **健康的な食べ方の基盤**
   栄養的にすぐれた食品と飲み物は，健康的な食べ方の基礎となります
   ・野菜，果物，全粒穀物，たんぱく質源となる食品は定期的に食べましょう．たんぱく質源となる食品は，植物性のものをより頻度高く食べましょう．
   ・飽和脂肪を多く含む食品は，少ないものにかえましょう．
   ・水を第 1 優先の飲み物としましょう．
2. **健康的な食べ方を阻害する食品と飲み物**
   加工食品や調理済食品は，健康的な食べ方を阻害するナトリウム，添加糖類，飽和脂肪の過度の摂取につながります．定期的に食べることはやめましょう．
3. **食スキルの重要性**
   食スキルは，複雑な食環境の中で食物選択を判断し，健康的な食べ方を実現するために必要です．
   ・栄養的にすぐれた食品を用いた調理や食事の準備は，健康的な食べ方を実践する方法として，奨励されます．
   ・食品表示は，カナダ人の情報を得て理解したうえでの食物選択を可能とするツールとして，その利用が奨励されます．
4. **食生活指針を実践するために**
   健康的な食べ方に関する意思決定は，世帯所得，食スキル，政府の食料政策など，さまざまな社会的，物理的環境の影響を受けます．農業，環境，教育，住宅，交通，食品産業・貿易などさまざまな分野で，栄養的にすぐれた食べ物の入手可能性とアクセシビリティ改善のための政策決定を行うことが可能であり，必要です．

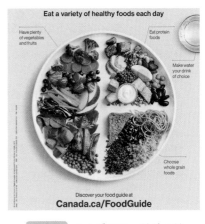

図 3-29　カナダのフードガイド

3
栄養政策

表 3-20　オーストラリアの食生活指針（2013 年）

1. 身体活動を高め，エネルギー必要量に見合った栄養価の高い食物と飲み物を選んで，健康的な体重を達成・維持しましょう
   ・子どもおよび思春期の若者は，成長と適正な発達に必要な栄養価のある食物を十分にとりましょう．日々の身体活動を高め，定期的に発育状況をチェックしましょう
   ・高齢者は，筋肉と健康的な体重を維持するために，栄養価のある食物を食べ，体を動かしましょう
2. 毎日，フードガイドの 5 つのグループから，さまざまな種類の栄養価の高い食物を楽しみましょう
   ・さまざまな色と種類の野菜，および豆類を十分に
   ・果物を
   ・穀類（パン，シリアル，米，パスタ，麺など）は，その多くを全粒粉のもの，または食物繊維の多いものに
   ・脂肪の少ない肉，鶏肉，魚介，卵，豆腐，種実，豆類を
   ・脂肪の少ない牛乳，ヨーグルト，チーズを
   ・加えて，水を十分に飲みましょう
3. 飽和脂肪酸，添加糖，食塩の多い食物とアルコールを控えましょう
4. 母乳栄養を勧め，支援し，推進しましょう
5. 食物に配慮しましょう．調理と保存は衛生的に

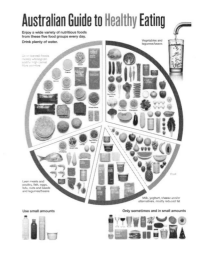

図 3-30　オーストラリアのフードガイド

3）　オーストラリア

　オーストラリアの食生活指針も，他の先進国同様，最近の研究成果がもたらす科学的根拠に基づいて，専門家チームが消費者グループや食品生産・流通関係者などの意見も取り入れながら策定されている（**表 3-20**）．5 つのメッセージから構成され，まずエネルギー摂取と身体活動のバランスで適正体重の維持，次に野菜・果物，穀類などの具体的な食品選択の推奨，そして脂肪

表 3-21 Eat Good（よりよく食べよう）：
　　　　 フィンランドの食生活指針（2014 年）

・野菜と果物をもっと食べよう（毎日少なくとも 500 g あるいは手に 6 杯分の野菜と果物を，いもは除いて）
・規則正しい食事のリズムを
・全粒粉の穀類を選ぼう（精製された穀類は避ける）
・たんぱく質源は適量を食べよう（赤肉は調理後重量で 1 週間当たり 500 g まで）
・砂糖の摂取を控えよう
・脂肪は質を大事に（飽和脂肪酸を控え，質のよい油脂を）
・食塩は控えて（1 日 5 g 未満に）
・食品を選ぶ時は環境への配慮を忘れずに
・生活を活動的にして運動を
・健康であるためのあなたの食事は完璧である必要はない
・食事を楽しもう！

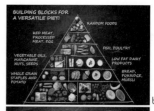

ピラミッド型

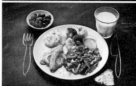

プレート型

図 3-31　フィンランドのフードガイド

や食塩など栄養素レベルの推奨，母乳育児の奨励，安全な食品管理の順となっている．母乳育児の奨励を，一般成人向けの食生活指針の 1 項目として位置づけている点は特徴的である．一般成人向け以外に，妊産婦用，高齢者用などのライフステージ別の食生活指針もある．

　こうした食生活指針を具体化するためのフードガイドは，以前は，ピラミッド型だったが，現在は英国と同様の，円型（皿型，プレート型）が用いられており，食品群の分類は，穀物，野菜，果物，乳製品，肉魚の 5 群である（図3-30）．一般国民向け以外に，子ども用，先住民族であるアボリジニ用などの展開もされている．

4）フィンランド

　フィンランドは，1970 年代から国をあげて「ノースカレリア・プロジェクト」という循環器疾患予防介入プログラムを 25 年以上実施してきた国であり，その中で多くの疫学調査（食事調査を含む）が実施され，科学的根拠が蓄積されてきた．

　フィンランドの食生活指針は，1987 年に策定され，その後，1998 年，2005 年と改訂され，2014 年に発表された内容は**表 3-21** に示すとおりである．これは，2012 年の北欧人の栄養勧告に基づいている．健康な成人をおもな対象としており，全体の目的は「健康は食事から」とされている．内容は，他国の食生活指針とほぼ共通する野菜・果物，穀類の質，砂糖，減塩など具体的な食事内容に加え，身体活動，環境に配慮した食品選択，食事を楽しむことなどが示されている．とくに環境に配慮した食品選択を含めている点は，フィンランドらしい．フィンランドでは，これまでもフードガイドで，健康や栄養の視点だけでなく，食料自給や経済にも配慮された選択を促してきたからである．

　2014 年の食生活指針の中で示されているフードガイドは，ピラミッド型とプレート型の 2 種類がある（**図 3-31**）．ピラミッド型は 1 日単位で 9 食品群からなる．いもは野菜・果物と区別し，全粒粉穀類と同じ群に位置づけられており，また，たんぱく質源は赤肉・加工肉と魚介・鶏肉を分けるなど，

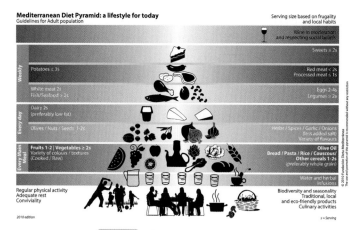

図 3-32　ギリシャのフードガイド

表 3-22　韓国の食生活指針（2010 年）

1. 毎日，さまざまな食品群から多様な食物を食べましょう
2. 身体活動を高め，健康的な体重を維持しましょう
3. 安全な食物を適量食べましょう
4. 食塩の多い食物を控え，少ない食塩量で調理をしましょう
5. 脂肪の多い肉や揚げ物を控えましょう
6. アルコールを飲む場合は，適量にしましょう

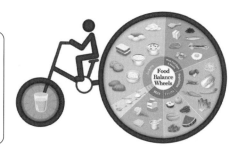

図 3-33　韓国のフードガイド

食生活指針に対応した食品選択ができるように工夫されている．プレート型は 1 食単位で，毎回の食事の留意点として，野菜を多めに，ポーションサイズを適切に，多様性のある食事に，という 3 つのメッセージがついている．

5）　ギリシャ

　ギリシャの食生活指針とフードガイドは，先に述べた WHO から提案された食物ベースの食生活指針の策定手順に忠実に従って行われ，食生活指針を具体的にイラストで示すものとして「**地中海式食事法 Mediterranean diet**」を基本としたフードガイドが使われている（**図 3-32**）．

　地中海式食事法は，1960 年代に Keys.A らによって，地中海諸国の人々が伝統的に食べてきた食事内容の分析を踏まえ提唱された健康的な食事法の 1 つである．その特徴は，①野菜，果物，パンなどの穀類，いも，豆類，ナッツを多く，②乳製品，魚介類，鶏肉は適量，赤身の肉は控えめに，③油脂はオリーブオイルを主とし，④適量のワインを嗜む，である．これまでに，地中海式食事の実践度が高いほど，糖尿病，がん，心疾患の発症や死亡，さらには総死亡のリスクが低下するという報告が数多くみられている．

6）　韓　国

　表 3-22 に示すとおり，食生活指針の内容は，大項目は他の欧米諸国と共

通している．しかし，具体的な推奨項目の中には，「ご飯とおかずを組み合せてバランスよく食べましょう」や，減塩に関する部分で「キムチは食塩を控えてつくりましょう」といった韓国の食文化を考慮した内容がある．フードガイドは，油脂・砂糖を位置づけた6つの群分けからなり，自転車の形を用いて，身体活動の重要性を強調したイラストになっている（図3-33）．前輪に水を位置づけている点も特徴的である．このフードガイドは，韓国栄養学会が作成し保健福祉省も推奨しているもので，韓国内でもっとも広く活用されている．

ⓒ 健康かつ持続可能な食事への注目

　近年，地球温暖化に食生活が及ぼす影響が問題となり，その解決のために，個人や集団の健康にとってのよい食事（healthy diet）にとどまらない，地球温暖化を抑制し持続可能性に配慮した食事（sustainable diet）に注目が集まっている．前述したカナダの食生活指針は，すでにその要素を取り入れたものといえる．

　FAOとWHOは，2019年に「持続可能で健康的な食事に関する指針」（国立研究開発法人 医薬基盤・健康・栄養研究所による日本語訳 https://www.nibiohn.go.jp/eiken/center/Sustainable_healthy_diets_guiding_principles_Japanese_Feb21_accept.pdf）を発表した．この報告書では，持続可能で健康な食事を「個人の健康とウェルビーイングのあらゆる側面を向上させ，環境への負荷と影響が小さく，入手しやすく，手頃な価格で，安全かつ公平で，そして文化的に受け入れられる食事パターン」とし，その実践に向けた具体的な行動を提案している．

　同じく2019年には，国際的にもっとも権威ある医学誌，ランセット（Lancet）誌のEAT-Lancet委員会から，地球の生態系や気候への影響を最小限に抑えるための食事のあり方が提案され，**プラネタリー・ヘルス・ダイエット** The Planetary Healthy Diet というフードガイドが示された．The Planetary Healthy Diet は，その半分を野菜・果物が占め，肉類や乳製品など動物性食品は全体の1割程度と少なく，残りは全粒穀物，植物性のたんぱく質源（豆類や種実類）や植物油となっている（☞118頁）．

　1994年に国連機構変動枠組条約が発効し，毎年の締約国会議（COP）で気候変動対策が議論される中，食生活においても，健康への寄与に加え，持続可能な食事の重要性は，今後ますます高まるであろう．

❺ 諸外国の栄養士養成制度

> 🥕 国際栄養士連盟は，栄養士教育・養成や業務などの標準化を目指している

　ここでは諸外国の栄養士養成制度について述べる．栄養士の養成に関する内容は，その国で必要とされる栄養士の業務内容によって決まる．したがって，栄養士養成制度の内容を世界全体で統一することは難しいと考えられる

表 3-23 諸外国における栄養士養成課程における基礎教育の科目

> 1. 基礎科学(生化学, 生物学, 生理学, 解剖学, 統計学等)
> 2. 食物と栄養の科学(栄養学, 食品科学, 食品衛生学, 栄養アセスメント等)
> 3. 給食経営管理学(マネジメント, 食事計画, 食料生産, マーケティング等)
> 4. 栄養教育と公衆栄養学(ヘルスプロモーション, 倫理学, 心理学, 教育学, 疫学等)
> 5. その他

[第 15 回国際栄養士会議(ICD), 2008 をもとに作成]

が, 国際化時代の現代, 栄養士養成や栄養士の業務を国際的に標準化しよう
とする動きもみられる. わが国における今後の栄養士のあり方を考えるうえ
で, 諸外国の栄養士の養成制度や業務内容を知ることは重要である.

栄養に関する業務は, 健康増進や疾病予防活動の一環として, 世界各国で
行われているが, 必ずしもすべての国において栄養士の免許や資格制度が確
立されているわけではない. たとえば, 開発途上国の一部の国では, 医師や
看護師などの保健医療従事者が栄養学の勉強を行い, 栄養に関する業務を担
当している.

しかし, すでに栄養士の免許や資格制度を持っている国では, ほとんどの
国が栄養士を専門職として教育している. ただし, その教育制度は国によっ
て異なる. そこで, **国際栄養士連盟 International Confederation of
Dietetic Association(ICDA)** は, 国を越えた交流を持つことで, 栄養士
としての専門性が向上すると期待し, そのために, 栄養士教育・養成や業務
などの国際的な統一化を目指している.

ICDA は, 定期的に加盟国の栄養士会を対象に栄養士教育・養成と業務内
容に関する調査を実施している. 栄養士の定義が国によって異なるため, こ
の調査では, ICDA が採用している栄養士の定義[3] を採用し, 回答者にはそ
の定義を踏まえて回答させている. 調査の結果, 国によって異なる点もある
が, 共通する回答も多い. たとえば, 9 割以上の国が国の認可する教育プロ
グラムを実施しており, その多くは学士(3 〜 5 年)を基礎教育としている.
おもな授業内容は**表 3-23** のように 5 つに分けられる. 全体での割合をみる
と, もっとも多いものが, 食物と栄養の科学である. このような基礎教育を
行い, 学士の取得を義務づけている国では, 卒業後さらに専門的な勉強がで
きるよう, 大学院を設置している. 臨地実習に関しては, ほとんどの国が実
施しているが, 実施期間は 5 週以下から 50 週以上と幅がある.

調査結果をもとに, ICDA は, 栄養士教育・養成の基準 educational
standard として, 栄養士は学士(4 年生卒業)資格であること, 最低 500 時間
の臨地実習を実施することの 2 点をあげている. しかし, わが国の栄養士養
成では, まだこれらを満たしていない.

栄養士養成について, わが国と米国と比べてみると, 米国には, わが国と

---

[3] 「栄養士とは, 栄養や食に関する法的に認められた資格を有する, 健康, または疾患を持った個
人や集団に対して, 栄養の科学を用いて食事を提供したり教育を行う者」

表 3-24　日本と米国における栄養士養成制度の比較

	日　本		米　国	
名　称	管理栄養士	栄養士	登録栄養士 (RD, RDN)	登録栄養技師 (DTR, NDTR)
条　件	厚生労働大臣の認可を受けた養成施設を卒業した者*	厚生労働大臣の認可を受けた養成施設を卒業した者	ACEND の認可を受けた養成施設で必要な単位を取得し，インターンシップを終了した，学士以上の学位がある者	ACEND の認可を受けた養成施設で必要な単位を取得した学士以上の学位がある者，あるいはインターンシップを終了した，准学士以上の学位がある者
養成期間	4 年	2 ～ 4 年	4 年以上	2 年
校外実習(インターンシップ)	4 単位(120 ～180 時間)	1 単位(30 ～ 45 時間)	最低 1,000 時間のインターンシップ	最低 450 時間
資格試験	国家試験(厚生労働省)	なし	登録試験(CDR)	
資格登録	厚生労働大臣	都道府県知事	CDR	
資格の更新	なし	なし	5 年ごと(75 単位)	5 年ごと(50 単位)
卒後教育	日本栄養士会などによる講習会		CDR が実施するプログラム	

* 栄養士免許を取得し，一定の実務経験を有する者も管理栄養士の国家試験を受験できる．
ACEND：Accreditation Council for Education in Nutrition and Dietetics(米国栄養士養成認定評議会)
CDR：Commission on Dietetics Registration(米国栄養士登録委員会)(ともに米国栄養学会認証機関)

同様，**登録栄養士 Registered Dietitian(RD)**または Registered Dietitian Nutritionist(RDN)と**登録栄養技師 Dietetic Technician, Registered (DTR)**または Nutritionist and Dietetic Technician, Registered(NDTR)の 2 種類の資格がある[4](**表 3-24**)．しかし，教育や資格取得にはいくつか異なる点がある．たとえば，米国で登録栄養士になるためには，学士以上の学位の他，最低 1,000 時間のインターンシップが必要である．また，米国は更新制度を採用しており，5 年ごとに一定の単位数を取得しないと，資格を保持できない．わが国の管理栄養士・栄養士が国際的にも活躍するためには，栄養士養成において，まず，ICDA が示す栄養士養成の基準(学士の学位と最低 500 時間の臨地実習)を満たすことからはじめる必要がある．

ⓐ 国際栄養士連盟

国際栄養士連盟(ICDA)は国際的な交流を図り，栄養士教育の専門性を目指す目的で発足された．国際栄養士連盟は，1952 年に最初の**国際栄養士会議 International Congress of Dietetics(ICD)[5]** を開催し，それから 4 年ごとに会議を開催している．会議で議論される内容は，おもに栄養士養成制度，実践に基づいた栄養関連の研究，栄養士業務などである．第 15 回の

---

[4] 米国の登録栄養士・登録栄養技師は国ではなく米国栄養学会が行っている制度である．米国栄養学会は 2012 年 1 月より，American Dietetic Association(米国栄養士会)から，Academy of Nutrition and Dietetics(米国栄養学会)に名称を変更した．学術的な意味合いを強めるため，academy の言葉を採用し，これまで用いていた dietetic に nutrition を加え，健康増進のための栄養学を強調した．米国栄養学会の約 7 割の会員が米国登録栄養士(RD または RDN)であるが，国際会員も多い．食や栄養に関する団体としては世界でもっとも大きい団体である．
[5] 2024 年カナダで開催される会議から International Congress of Nutrition and Dietetics(ICND)に変更される．

会議(2008年)はわが国で開催された．国際化社会に対応できる管理栄養士が今後さらに必要となってくるといえる．

b アジア栄養士連盟

アジア栄養士連盟 Asian Federation of Dietetic Association(AFDA)は，アジアに特化した問題を話し合うためにつくられた．アジア諸国に限った集まりであり，現在の正式な参加国は，中国，香港，インド，インドネシア，日本，韓国，マレーシア，フィリピン，パキスタン，シンガポール，タイ，オーストラリアの計12ヵ国である．

アジア栄養士連盟は，1994年よりICDと同様4年ごとにアジア栄養士会議 Asian Congress of Dietetics(ACD)を開催している．第8回アジア栄養士会議は，2022年にわが国で開催された．

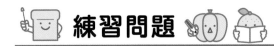

練習問題

3-A
公衆栄養活動と法律・制度に関する記述について，正しいものに○，誤っているものに×をつけよ．
(1) 保健・医療・福祉システムとのかかわりの中で，公衆栄養活動は展開される．
(2) 公衆栄養活動を行う主体には，民間企業は含まれない．
(3) すべての公衆栄養活動は，法律に基づく公的な制度によって行われる．
(4) 栄養政策にかかわる法律は，複数の省庁により所管されている．

3-B
管理栄養士・栄養士養成制度について，正しいものに○，誤っているものに×をつけよ．
(1) 栄養士の免許を取得するためには，栄養士養成施設において2年以上栄養士として必要な知識および技能を修得しなければならない．
(2) 管理栄養士の免許は，管理栄養士国家試験に合格した者に与えられる．
(3) 免許は管理栄養士・栄養士ともに栄養士免許である．
(4) 免許取得後は，卒後研修を受けなくても十分栄養士業務に対応できる．

3-C
国民健康・栄養調査について，正しいものには○，誤っているものに×をつけよ．
(1) 国民健康・栄養調査は，健康増進法の規定に基づいて実施される．
(2) 国民健康・栄養調査の結果は，21世紀における国民健康づくり運動（健康日本21）の評価に使われる．
(3) 国民健康・栄養調査における食物摂取状況調査の調査日数は，現在は連続3日間である．
(4) 国民健康・栄養調査では，対象者における身体の状況を客観的に把握するため，身体計測，血圧測定，血液検査も行っている．
(5) 国民健康・栄養調査の調査世帯は，厚生労働大臣が定める．

3-D
1. 2021年に改定された「妊娠前からはじめる妊産婦のための食生活指針〜妊娠前から，健康なからだづくりを〜」について，正しいものに○，誤っているものに×をつけよ．
(1)「日本人の食事摂取基準（2020年版）」とあわせて活用することが望まれる．
(2) 妊娠前からの健康づくりや妊産婦に必要とされる食事内容のみ示された指針である．
(3) 妊娠中の体重増加量指導の目安は，一律に定められている．
(4) 指針の改定の根拠は，系統的レビューによりまとめられている．
(5) 妊娠前からしっかり食事をとることを意識することを目指したものである．

2. 「健康づくりのための身体活動基準2013」について，正しいものに○，誤っているものに×をつけよ．
(1)「健康づくりのための身体活動基準2013」で推奨されている，強度が3メッツ以上の身体活動23メッツ・時/週に相当する歩数は，平成22年度から令和元年度にかけ

ての国民の歩数の平均値よりかなり少ない.

（2）同じ強度の身体活動であれば，60分継続して行っても，10分を6回断続的に行っても生活習慣病等の発症予防効果は等しい.

（3）3メッツ未満の強度の運動は，健康づくりに有効ではない.

3．わが国の「食事バランスガイド」について，正しいものに〇，誤っているものに×をつけよ.

（1）ハイリスク・アプローチでの活用はできない.

（2）食品レベルで1日のバランスが示されたフードガイドである.

（3）主食，主菜，副菜，牛乳・乳製品，果物，菓子・嗜好飲料，油脂，食塩がコマ上に示されている.

（4）コマの基本形は2,000〜2,400kcalである.

（5）食事バランスガイドは食生活指針を具体的な行動に結びつけるためのツールである.

4．2021年に決定・発出された「第4次食育推進基本計画」について，正しいものに〇，誤っているものに×をつけよ.

（1）食育基本法に基づき作成されている.

（2）10年後に達成すべき目標と目標値が設定されている.

（3）重点事項として，若い世代を中心とした食育の推進があげられる.

（4）SDGsと食育推進は無関係である.

（5）社会のデジタル化に対応した食育の推進を行う.

3-F

1．諸外国の健康・栄養政策について，正しいものに○，誤っているものに×をつけよ.

（1）米国の「ヘルシーピープル」は10年ごとに改定されている.

（2）保健医療従事者から個人に向けた教育的アプローチが十分あれば，生活水準に関係なく，人々の健康格差を是正することは可能である.

2．諸外国の栄養士養成制度について，正しいものに○，誤っているものに×をつけよ.

（1）世界の栄養士の質を統一するため，国際栄養士連盟(ICDA)は，栄養士教育・養成の基準として栄養士は学士資格であること，最低500時間の臨地実習を実施することを義務づけた.

（2）米国の栄養士制度もわが国と同様，資格の更新制度はない.

4 栄養疫学

学習目標

1. 疫学の目的と方法について，栄養と関連づけて説明できる.
2. 疫学研究方法について，エビデンスのレベルに関連づけて説明できる.
3. 栄養疫学のための各種食事調査法および調査データの処理について説明できる.

A 栄養疫学の概要━━━━━━━━━━━━━

1 疫学の概要

疫学は「人間（ヒト）の集団」を対象とする科学である

この章では，栄養疫学 nutritional epidemiology の基礎と公衆栄養 public nutrition における栄養疫学の役割について説明するが，その前に，疫学に関する基礎知識が不可欠であるため，疫学の概要について簡単に触れておくことにしたい. **疫学**とは，「明確に規定された人間集団 population の中で出現する健康関連のいろいろな事象の頻度 frequency と分布 distribution およびそれらに影響 effect を与える要因 factors を明らかにして，健康関連の諸問題に対する有効な対策樹立に役立てるための科学」と定義される. 英語では epidemiology と呼ばれるが，これはギリシャ語の epi（英語では upon），demos（英語では people），logos（英語では doctorine）が複合してできたものといわれ，「人々の中で起きている諸事象に関する学問」というような意味になる. 以下で，具体例をあげて説明してみよう.

①第一に，「**人間（ヒト）**」を対象とする科学である. しかも，1人の人ではなく，「**集団**」を対象とする. したがってある1人の人（たとえばある患者）をいくら丁寧に調べたとしても疫学にはならない. それは，疫学の目的の1つに，健康に関連するいろいろな事象の「**頻度**と**分布**を観察すること」があるからである. たとえば，「日本人の平均食塩摂取量（average salt intake, mean salt intake）」「がんの死亡率 cancer mortality（一定の人口集団の中で一定期間内にがんで死亡する人の数，一般的には1年間の死亡数を10万人当たりの数で表す）」などがあげられる.

②しかし，たくさんの人についてある値を測定しさえすれば疫学調査や疫学研究になるわけではない. たとえば，大学生の体重の平均値を知りたいと考えたとしよう. 大学生を適当に300人集めて体重を測ったからといってそれが大学生の体重の平均値とはいえない. 男女によっても異なるだろうし，特殊な運動をしているかどうかによっても異なるだろう. つまり，「大学生」

といってもいろいろある.

③ここで問題になるのが, **対象**はだれか, どの集団を対象にした値か, ということである.「令和元年度にA大学に入学した1年生女子学生全員206人」というように集団を明確に規定しなくては頻度(たとえば, 肥満者の割合)や分布(体重のばらつき具合)を出す意味は乏しい. たとえば「最近の若い女性の理想体型はBMIにすると18 kg/m² 前後である」という文章をみたときに, 集計結果である「BMIが18 kg/m²(身長160 cmの場合46 kg)」という数値について議論する前に,「最近っていつ?」とか,「若い女性って何歳から何歳?」ということを気にしてほしい.「若い」といっても18歳の女子学生の考える「若い」と50歳の女性が考える「若い」とは年齢が異なるかもしれないからである. したがって, 疫学のデータをみるときには, その結果だけでなく, というよりも, むしろ, どのような集団を対象として得られたデータなのかに注意しなくてはならない.

④たとえば,「日本で糖尿病が増えている」という調査結果が出たとしよう. 次にすべきことは,「なぜ糖尿病が増えているのか」「どのような人が糖尿病にかかりやすいのか」を明らかにすることである. この場合, 目の前の1人の患者だけを調べるのではなく, 同じ病気にかかった他の患者も調べることが必要になる. さらに, 糖尿病にかかっていない人たちも調べて, 糖尿病にかかった人たちの特徴を明らかにしなくてはならない.

⑤さて, 糖尿病の原因を明らかにできたとしても, それを用いて糖尿病にかかる人を少なくするような**方法**を考え, **実践**しなくては意味がない. どうすれば明らかにされた原因を社会から除去, または軽減できるのか(**対策を考える**), それを行った場合にどれくらいの効果や社会的意味があるのかを調べる(**評価する**)ことも疫学の仕事である.

❷ 歴史上の疫学の業績に学ぶ

疫学の実例として, ジョン・スノウと高木兼寛の業績がある

現代の疫学に比べるとその手法に科学的な疑問は残るものの, 栄養に関連する病気の原因を解明し, 有効な対策を講じるための先鞭をつけた例を2つ紹介しておこう. なお, 1つめの例は栄養というよりも衛生学の領域であるが, 現代に通じる疫学手法をはじめて用いた例として有名である.

[a] コレラ伝播様式の解明と実践[1]

1854年の夏にロンドンで**コレラ**が流行した. そのとき, 医師**ジョン・スノウ** John Snow(1813～1858)はコレラによる患者と死亡者が出た家の場所と死亡日を詳細に調べ, ある共同井戸が流行の原因であると推定し, その井戸を使用禁止にするよう, 管理者に上申し, そうすることによってさらなる

---

[1] Thomas KB, John Snow:1813-1858. J R Coll Gen Pract 16:85-94, 1968

> **コラム** 歴史上の疫学の業績：推薦図書

　学術書ではなく一般図書であるが，ジョン・スノウの業績については下記の1)を，高木兼寛の業績については下記の2)を読むことをお勧めする．とくに，社会における疫学の価値について深くて興味深い知識を得ることができるだろう．

1) スティーブン・ジョンソン：感染地図-歴史を変えた未知の病原体，河出書房新社，2007
2) 吉村昭：白い航跡（上・下），講談社文庫，1994

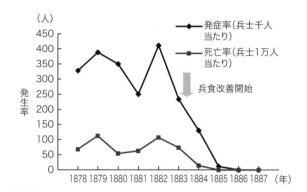

図 4-1　日本海軍兵士の脚気患者発生率と脚気死亡率の推移

大流行を未然に防いだと伝えられている．これはドイツ人細菌学者コッホ Koch によるコレラ菌の発見に30年も先立ち，コレラが細菌による伝染性疾患であることは知られていなかった時代のことである．なお，ここでいう井戸とは地下水を汲み上げる井戸ではなく，テムズ河から取り入れた水を流す地下水路から水を汲み上げるための井戸である．井戸枠はレンガづくりで，近くの住宅の便所に通じている配水管からの汚水がその井戸に漏れたものと考えられた．コレラは栄養素が直接に関連する病気ではないが，飲み水に含まれる細菌によって生じる疾患であることを考えると，これは，食事が関係する感染症対策の一例と理解することができる．

[b] 高木兼寛による脚気対策[2]

　脚気，すなわちビタミン B_1 欠乏症は江戸時代には江戸患いとして知られ，江戸に出てくるとかかり，多くの人が命を落とす奇病として恐れられていた．明治時代になるとこの問題は富国強兵を目指していた軍部で深刻となり，たとえば，1878（明治11）年の海軍合格者4,528人の中から1,485人の患者が出て，そのうち，32人が死亡したと記録されている．その後の数年間にわたってこの惨状が続いた（図4-1）．この状況は陸軍も同様であった．海軍軍医，高

---

[2] 松田誠：高木兼寛の医学，東京慈恵会医科大学，1986

表4-1 日本海軍における2つの演習艦の航海の比較

演習艦 (航海年)	航　路	航海日数	食事内容(食事の 窒素：炭素比)	乗員	脚　気	
					罹患数	死亡数
龍讓 (1882)	太平洋横断 (ペルー，チリ からハワイを 経て帰還)	272	白米中心の和食 (およそ1：28)	371	169	25
筑波 (1884)		287	大麦，牛肉，大豆を 多くする(1：15)	334	14	0

木兼寛は脚気患者の特徴を綿密に調べたうえで，白米を食べる習慣のない英国には脚気が知られていないこと，白米があまり与えられない囚人には脚気患者が少ないこと，航海に出ると脚気が頻発するが外国の港に入ると治まることなどに注目し，白米を中心とした食事に問題があると考えた．そこで，白米を減らしてパンと肉を中心とする食事を勧めた．しかし，パンは兵士には好まれず，そこで，米に大麦を混ぜたいわゆる麦飯を提唱し，兵食の改善に乗り出した．これは著効を奏し，3年後には脚気の発生はまれになってしまった．

　いまでは脚気はエネルギー代謝に関与する補酵素であるビタミンB_1の欠乏症であることが知られており，米のぬか部分にビタミンB_1が豊富で，白米の部分には乏しいことも知られている．しかし，フンクによってビタミンの概念が提唱されたのは1901年，鈴木梅太郎によってビタミンB_1が発見されたのは1910年である．そのため，高木は脚気の原因をビタミンに求めることはできず，窒素含有量の問題だろうと考えていた．

　1882(明治15)年，海軍の演習艦「龍讓」(帆船であった)が272日間にわたる太平洋往復航海に出た際，乗員371人中，航海中に169人が脚気にかかり25人を失うという惨事があった．その翌々年，演習艦「筑波」が演習航海に出ることになった際，高木は，「龍讓」と同じ演習内容で同じ航路を取り，唯一，食事だけを高木が唱える内容(大麦，牛肉，大豆を多くする)に変えるように嘆願した．1884(明治17)年，「龍讓」と同じ航路を取った「筑波」は287日間の演習航海中，脚気患者をほとんど出さずに帰国した(**表4-1**)．

　この他，さまざまな高木の努力によって，海軍の食事は麦飯に変わり，それに伴って脚気の発生数は激減した．一方，脚気の原因を食事以外に求め，白米に固執した陸軍とのあいだに脚気論争を生み，海軍が脚気から解放された後も，陸軍はしばらく脚気に苦しめられ，1894〜1895(明治27〜28)年の日清戦争では4万人以上の脚気患者が出て，4千人の兵士を失った．ちなみに戦死者は1,400人だった．一方，海軍における脚気患者は34人，脚気による死者はわずかに1人に留まっている．なお，当時の陸軍軍医総監は森林太郎(森鷗外)である．

　このように，高木によって白米偏重の食事が脚気の原因となることが示され，具体的な食事改善法も確立した．その後にビタミンB_1も発見され，脚気の全貌が明らかになった．ところが，日本人は脚気から解放されなかったのである．明治時代は精米技術が悪く，上流階級や軍人などを除けば，高度に精米した白米は口にできず，多くは精米度が低くてぬかが残っている，す

なわちビタミン B_1 がある程度含まれた米を食べていたが，大正時代に入ると精米技術が向上し，精製度の高い米が庶民の口にも入るようになったためと考えられている．これは第二次世界大戦後まで続いた．戦後になると，ビタミン強化米が開発され，白米に混ぜて食べることが推奨された．これはわが国初の栄養強化食品の1つである．

　高木が行った調査はいまからみてもレベルの高い疫学研究である．このように，疫学研究は疾病発症メカニズムが明らかになっていなくても，具体的な対策を提唱することができ，その効果を確かめることもできる．高木が行った一連の活動は脚気の原因の究明にはいたらなかったが，高木が提唱した治療法・予防法は現在の科学に照らしても正しいものであり，現実に多くの日本人を脚気から守った高木の業績はいまも世界で高く評価されている．

③ 栄養疫学が取り扱う分野

栄養疫学は疫学研究の一部として位置づける必要がある

　「原因 cause」と「結果 effect」を想定することから疫学は始まる．「結果」はなんらかの疾病・健康障害であり，「原因」はほとんどの場合は環境である．そして，環境の中には，何をどのように食べているか，ある栄養素摂取量は不足していないか，といった食事・栄養問題も含まれる．つまり，栄養疫学は，独立して成立する学問ではなく，疫学の中で食事や栄養を扱う必要が生じた場合に，その部分を担当する学問であると理解すべきであろう．ところで，現代社会で問題になっている病気の多くは，日常の生活習慣にその原因の多くを負う，いわゆる生活習慣病であり，生活習慣の中での食事が占める程度を考えれば，栄養を切り離した疫学は，むしろ，例外的だということになる．たとえば，カルシウム摂取量と骨密度とのあいだに関連があることは数多くの研究によって明らかにされているが，骨密度に影響を与えるのは，カルシウム摂取量だけではなく，体重や運動習慣も骨密度に影響を与えている．このように，栄養疫学は総合的な疫学研究や疫学調査の中の適切な場所に位置づけられて，その真価を発揮するものである．

B 栄養疫学の指標——・——・——・——・——・——・——

① 疾病頻度

率や割合で疾病の発生状況を比較する

ⓐ 集団の比較のために

　疫学では，いろいろな集団における疾病の発生状況を比較するとき，数そのものではなく，**率 rate** や**割合*** proportion を用いる．たとえば，A市（人口10万人，1年間のがん死亡300人）とB市（人口20万人，1年間のがん死

*割合は，下図の a/(a+b)で求められる指標である．

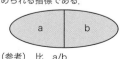

（参考）　比　a/b

亡400人)のがんの死亡状況を比べるとき,人口1万人当たりのがん死亡率(A市30,B市20)等を用いる.

　ただし,比較する集団の特徴が異なる場合には,その特徴の違いを考慮して比較する必要がある(たとえば,高齢者が多いA市と高齢者が少ないB市を比較する場合,統計学的に年齢調整を行って比較する).

b 観察対象とする集団

　罹患率,死亡率を求めるときに観察対象とする集団を**危険曝露集団** population at risk と呼ぶ.これはその疾病にかかる可能性のある集団を意味する.そのため,罹患率等の計算する場合,観察対象とする疾病にかかる可能性がないものは除外しないといけない.たとえば,すでにその疾病にかかっている人は観察対象から除外される.また,子宮がんの罹患率を求めるときには,男性は観察対象から除外される.

●危険曝露集団

　罹患率等を求めるとき,観察対象とする集団の人数だけでなく,観察期間が考慮される.1人を1年間観察することを1人年とする**人年法**(図4-2)が用いられる.

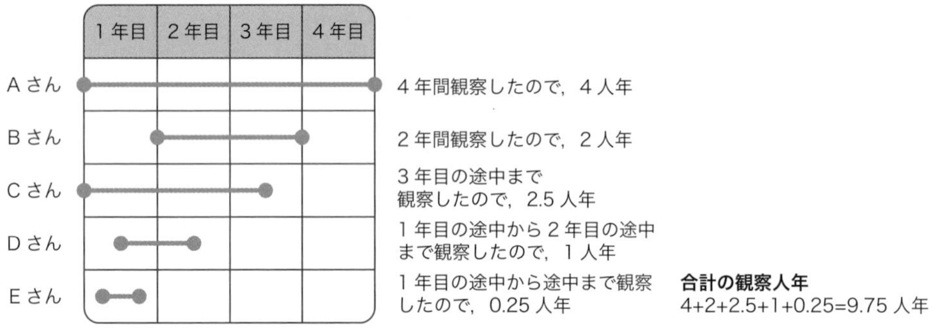

●人年法

図4-2　人年法による観察人年の計算

c 罹患率,死亡率

　疾病に罹患する危険度を**罹患率**(または**発症率**)incidence rate(図4-3)という.「/年」または「人口千対」等で示される.罹患率が高い場合,その疾病にかかりやすいといえる.

●罹患率

　分母には,観察人年が用いられる.ただし,都道府県単位等の大規模集団で1年間の罹患率を計算するときは,その年度の年央人口(10月1日現在人口等)が用いられる.

　分子を死亡数とした場合には**死亡率** mortality rate が求められる.

●死亡率

①人年法

$$\frac{観察期間中に新発生した患者数}{危険曝露集団の観察人年の合計}$$

②年央人口等を用いる方法

$$\frac{観察期間中に新発生した患者数}{観察期間の中間時点での人口}$$
（または観察開始時と観察終了時の人口の平均）

図 4-3　罹患率

注　×1,000 すると，人口千対で求められる（以下も同様）

4

栄養疫学

d　累積罹患率

　累積罹患率 cumulative incidence（**図 4-4**）は，危険曝露集団に属する人 ●累積罹患率
のうち観察期間内にその疾病にかかった人の割合である．観察期間とともに，
「％」または「人口千対」等で示される（例：2年間の累積罹患率15％）．

$$\frac{観察期間中に新発生した患者数}{危険曝露集団の観察開始時点の人数}$$

図 4-4　累積罹患率

e　有病率

　罹患率や死亡率は罹患や死亡という状態の変化（健康事象の発生）をとらえ
る指標であるのに対して，ある時点においてある疾病を有している者の割合
という状態を示す指標が**有病率** prevalence（**図 4-5**）である．「％」または「人 ●有病率
口千対」等で示される．

　有病率が高い場合は，その疾病の罹患数が多い，または慢性化しやすい．
有病率が低い場合は，その疾病の罹患数が少ない，またはすぐに治癒あるい
は死亡しやすい等が考えられる．

$$\frac{ある1時点においてその疾患を有する人数}{観察対象集団の人数}$$

図 4-5　有病率

f　その他の指標―致命率，生存率

　割合に属する指標として，疾病の重篤度を示す**致命率** case-fatality ●致命率
rate や，**生存率** survival rate がある．致命率はある疾病にかかった人の ●生存率
うち，一定の期間内にその疾病で死亡する人の割合，生存率は一定期間観察
後に，なお生存している人の割合であり，1から累積死亡率を引いた値をと
る．

❷ 曝露効果の測定

曝露とアウトカムの関連を評価する

a 曝露とアウトカム

　疫学では，**曝露** exposure と**アウトカム** outcome の関連の有無を評価する（図 4-6）．X（曝露）が Y（アウトカム）の原因であるような関係を**因果関係** causal relationship という．疫学における曝露は，化学薬品や細菌・ウイルスにさらされることだけでなく，生活習慣（たばこ，食事，運動，睡眠等）や健康行動（検診受診等）を含んでいる．

◉因果関係

　さらに栄養疫学では，通常，食事や栄養に関する要因，習慣，行動等が曝露となる．たとえば，ある栄養素の摂取（曝露）が，ある疾病の発生（アウトカム）に関連しているか，関連している場合その関連の強さはどの程度か，などが評価される．

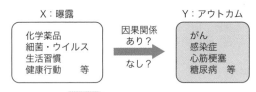

図 4-6 曝露とアウトカム

b 相対危険（リスク比）

　曝露とアウトカムの関連の有無や強さを評価する指標として，**相対危険** relative risk（図 4-7）が求められる．相対危険は，曝露がないときに比べて，曝露があるとアウトカム（罹患や死亡）が何倍起こりやすくなるかを評価する指標である．

◉相対危険

　相対危険が 1 よりも大きければその曝露要因は疾病のリスクを上げる要因（＝**危険因子** risk factor），1 より小さければ疾病のリスクを下げる要因（＝**防御因子** preventive factor，負の危険因子）とみなすことができる．

◉危険因子
◉防御因子

　関連の強さの目安としては，相対危険が 0.5 より小さいあるいは 2.0 より大きくて統計学的に有意である場合は「関連が強い」，前記で統計学的に有意でない場合や，相対危険が 0.5 より大きく 0.67 以下あるいは 1.5 より大きく 2.0 以下で統計学的に有意である場合は「中程度の関連」などと評価されている（「生活習慣改善によるがん予防法の開発に関する研究班」報告書）．

　さらに公衆栄養学的に判断する場合には，他の疾病とその曝露要因との関連（たとえば，ある疾病に対して予防的に働く食品であっても，他の疾病のリスクをあげてしまう可能性がある場合に，その食品の摂取を公衆栄養施策としてすすめるのは不適当），食文化におけるその曝露要因の位置づけ（疾病予防に効果的な食品であっても，日常の食生活に取り入れにくい場合や，食環境上入手困難な食品の場合には，その食文化におけるその食品の重要性は相対的に低くなる）など，数値的な評価以外にも関連するさまざまな状況を

考慮する必要がある.

c 寄与危険（リスク差）

　曝露がその集団に与える影響（疾病負荷）の大きさを評価する指標として，**寄与危険 attributable risk**（**図 4-7**）が計算される. 寄与危険は，曝露がないときに比べて，曝露があるとアウトカムがどのくらい増えるかを評価する指標である. また，曝露群の疾病頻度のうち，真に曝露によって増加した部分の割合を**寄与危険割合 attributable risk percent** という.

　また，公衆栄養学，公衆衛生学では，一般集団（曝露した人としない人で構成される）における疾病頻度のうち，曝露によって増加した部分の割合である**集団寄与危険割合 population attributable risk percent**（**図 4-8**）が評価指標の１つとして用いられる. 集団寄与危険割合を求めることで，曝露対策を行うことにより，一般集団でどのくらいその疾病を予防できるかを推測できる.

◉寄与危険

◉寄与危険割合

◉集団寄与危険割合

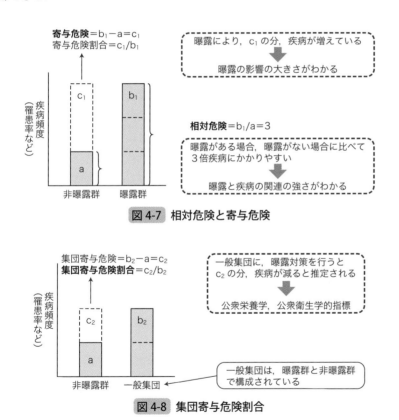

寄与危険 $= b_1 - a = c_1$
寄与危険割合 $= c_1 / b_1$

曝露により，c_1 の分，疾病が増えている

曝露の影響の大きさがわかる

相対危険 $= b_1 / a = 3$

曝露がある場合，曝露がない場合に比べて３倍疾病にかかりやすい

曝露と疾病の関連の強さがわかる

疾病頻度（罹患率など）

非曝露群　　曝露群

図 4-7 相対危険と寄与危険

集団寄与危険 $= b_2 - a = c_2$
集団寄与危険割合 $= c_2 / b_2$

一般集団に，曝露対策を行うと c_2 の分，疾病が減ると推定される

公衆栄養学，公衆衛生学的指標

疾病頻度（罹患率など）

非曝露群　　一般集団

一般集団は，曝露群と非曝露群で構成されている

図 4-8 集団寄与危険割合

d オッズ比

　オッズ odds とは，ある出来事が発生しない確率$(1 - p)$に対する発生する確率(p)の比 $[p/(1 - p)]$ である. **オッズ比 odds ratio** は２つのオッズの比として計算される.

◉オッズ
◉オッズ比

コラム 栄養疫学研究における相対危険，寄与危険の求め方とその解釈

目的　果物・野菜の摂取と脳卒中発症との関連を調べる.

対象　第1回米国全国健康・栄養調査・疫学追跡調査に参加した者のうち，ベースライン調査(1971 ～ 1975 年)時に脳卒中にかかっていなかった 25 ～ 74 歳の男女 9,608 人.

方法　(前向き)コホート研究
(1)曝露要因の測定：食物摂取頻度調査により，果物・野菜の摂取頻度を把握し，調査対象者を調査開始時の果物・野菜の摂取頻度によって，1回/日未満(1,094 人)，1回/日(3,106 人)，2回/日(3,536 人)，3回/日以上(1,872人)の4群に分類した.
(2)アウトカムの同定：医療記録より脳卒中の罹患状況を把握した.
(3)曝露効果の評価：果物・野菜の摂取頻度別に脳卒中の累積罹患率を計算し，果物・野菜摂取が3回/日以上の群を基準 reference として，相対危険，寄与危険などを求めた.

結果　19 年間の追跡期間中に 888 人が脳卒中にかかった. 19 年間の脳卒中の累積罹患率は，果物・野菜の摂取頻度が1回/日未満の群では 12.2%，1回/日では 9.4%，2回/日では 9.3%，3回/日以上では 7.2%であった. 果物・野菜摂取が3回/日以上を基準とした場合，果物・野菜摂取1回/日未満の相対危険は 1.7，寄与危険は 5.1%，寄与危険割合は 42%であった.

考え方　1日に3回以上果物・野菜を摂取する人に比べて，1日1回未満の摂取では，脳卒中にかかるリスクが 1.7 倍高くなる. また，果物・野菜摂取が1日1回未満と少ないことによって，19 年間の脳卒中の発症は 100 人当たり約5人増え，これは1回/日未満群からの脳卒中発症の 42%に相当する. 摂取量の少ない人(1回/日未満)が，十分に果物・野菜を摂取することにより(3回/日以上)により，19 年間で 100 人当たり約5人，脳卒中発症の 42%を予防できる可能性がある.

	果物・野菜の摂取頻度			
	1回/日未満	1回/日	2回/日	3回/日以上
観察開始時の人数(人)	1,094	3,106	3,536	1,872
脳卒中を発症した人数(人)	134	291	329	134
累積罹患率(%)	12.2	9.4	9.3	7.2
相対危険	1.7	1.3	1.3	1.0
寄与危険(%)	5.1	2.2	2.1	—
寄与危険割合(%)	42	24	23	—

[Bazzano LA, He J, Ogden LG et al: Fruit and vegetable intake and risk of cardiovascular disease in US adults: the first National Health and Nutrition Examination Survey Epidemiologic Follow-up Study, Am J Clin Nutr76:93-99, 2002 のデータをもとに作成]

オッズ比は，症例対照研究(次項で学ぶ)において，**図 4-9** に示した分布(a ～ d)が観察されたとき，症例群における曝露のオッズ a/c と，対照群における曝露のオッズ b/d の比 [(a/c)/(b/d)=ad/bc] として計算される.

オッズ比は，一定の条件(対象者が適切に選択され，まれな疾病である)のもとで，相対危険の推定値として用いられる.

	症例	対照
曝　露	a	b
非曝露	c	d
曝露のオッズ	$\dfrac{a}{c}$	$\dfrac{b}{d}$

オッズ比　$\dfrac{a}{c} \Big/ \dfrac{b}{d} = \dfrac{ad}{bc}$

図 4-9　オッズ比

C 栄養疫学の方法

❶ 観察研究

自然に起こった現象を観察する研究方法

a 記述疫学と分析疫学

　観察研究 observational study は自然に起こった現象をそのまま調べる研究方法である．このうち，ある事象の分布に焦点をおいた疫学研究を**記述疫学** descriptive epidemiology，因果関係の検討に焦点をおいた疫学研究を**分析疫学** analytic epidemiology という．

◉観察研究
◉記述疫学
◉分析疫学

b 生態学的研究

　観察研究は観察単位や，時間的関係を考慮するかどうかでいくつかの研究方法に分類される（**表 4-2**）．

　観察単位が集団である観察研究を**生態学的研究** ecological study（または**地域相関研究**）という．生態学的研究は仮説の設定に有用な研究方法である．たとえば国別の脂肪の平均摂取量と大腸がん死亡率について相関分析を行い，脂肪の平均摂取量が高い国では大腸がん死亡率が高く，平均摂取量が低い国では大腸がん死亡率が低いという結果が観察された場合，脂肪の摂取量が多いと大腸がんになりやすいのではないか，という仮説が生まれる．一方で，生態学的研究は仮説の検証には用いられない．

◉生態学的研究
◉地域相関研究

表 4-2　観察研究の種類

介入	観察単位	時間的関係		曝露情報の取得	疫学研究方法
なし	集団				生態学的研究 （＝地域相関研究）
	個人	考慮しない			横断研究
		考慮する	縦断研究	アウトカム発生後 →後ろ向き研究	症例対照研究
				アウトカム発生前 →前向き研究	（前向き）コホート研究

c 横断研究

　観察単位が個人で，曝露とアウトカムの情報をある 1 時点で調べる研究方法を**横断研究** cross-sectional study（**図 4-10**）という．横断研究では，曝露とアウトカムに関連があるかどうかを調べることはできるが，曝露があって，後にアウトカムが起きるという時間的関係を考慮することはできない．

　またアウトカムの情報を 1 時点で得るため，現在ある疾病を持っているということを把握し，有病率を明らかにすることはできるが，疾病を持っていなかった人のうちどの位の人が疾病を発症するかという罹患率を調べることはできない．

◉横断研究

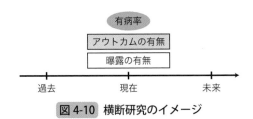

図 4-10 横断研究のイメージ

---

d　縦断研究―コホート研究と症例対照研究

　曝露があって，後にアウトカムが起こる，という時間的関係を考慮する研究方法を**縦断研究** longitudinal study という．縦断研究は，アウトカムの発生前に曝露の情報を得る**前向き研究** prospective study，アウトカムの発生後に曝露の情報を得る**後ろ向き研究** retrospective study に分けられる（**表 4-2**）．前向き研究の代表が，（前向き）**コホート研究** cohort study，後ろ向き研究の代表が**症例対照研究** case-control study である．

　コホート研究は，ある集団においてある要因の曝露情報をまず調べて，その集団を追跡し，要因への曝露の有無別あるいはレベル別にアウトカムの発生状況（罹患や死亡）を観察することにより，曝露とアウトカムの関連を調べる研究方法である（**図 4-11**）．その集団の曝露に関する情報が記録保存されている場合に，後ろ向きに研究が行われることもある（後ろ向きコホート研究）．コホート研究では罹患率，死亡率が求められ，曝露効果は相対危険，寄与危険等で評価される．

　症例対照研究は，アウトカムとする疾病にかかった人（症例）とかかっていない人（対照）について，ある要因の過去の曝露状況を比較することにより，曝露とアウトカムとの関連を調べる研究方法である（**図 4-12**）．症例対照研究では，曝露効果はオッズ比で評価される．コホート研究の対象者から症例と対照を抽出して，前向きに症例対照研究を行うこともあり，これを**コホート内症例対照研究**と呼ぶ．

●縦断研究
●前向き研究
●後ろ向き研究
●コホート研究
●症例対照研究

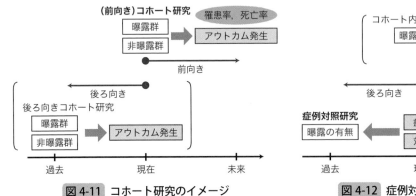

図 4-11 コホート研究のイメージ　　　**図 4-12** 症例対照研究のイメージ

☕ **コラム** ■ 大規模コホート研究の例：看護師健康調査

　看護師健康調査 The Nurses' Health Study は 1976(昭和 51)年に開始され，現在も進行中の長期大規模コホート研究である．1976 年に 30 ～ 55 歳であった登録看護師約 170,000 人に対して郵送にて調査への参加が依頼され，このうち約 122,000 人が調査に参加した(最初のコホート)．その後，問診票による追跡調査が 2 年に 1 回実施されてきたが，とくに食事の健康への影響を明らかにするために 1980(昭和 55)年に食物摂取頻度調査 Food Frequency Questionnaire(FFQ)がはじめて導入された．また，その後，爪の採取や血液検査が行われ，より広い観点から対象者の栄養状態が評価された．栄養学的指標と疾病(がん，冠動脈疾患，高血圧，糖尿病，骨粗鬆症など)との関連性の検討からはさまざまな栄養疫学的知見が明らかにされており，代表的な栄養疫学研究の 1 つといえるであろう．看護師健康調査ではその後 1989(昭和 61)年に，より若い世代を対象としたコホートが設定され(看護師健康調査 II)，さらに看護師健康調査 III へと続いている．

2 介入研究

🥕 **研究者が対象者に介入する，実験的な研究方法**

　介入とは観察対象者の状態のある側面を観察者(研究者)が意図的に変容させることであり，**介入研究 intervention study** は実験研究とも呼ばれる．介入研究も集団を対象とした研究と個人を対象とした研究に分類される(**表 4-3**)． ●介入研究

　個人を対象とした介入研究の代表が**ランダム化**(または**無作為化**)**比較試験** randomized controlled trial(RCT)である．RCT は調査対象者を，曝露要因への介入を行う群(介入群)と行わない群(対照群)に無作為に割り付けて，アウトカムの起こり方を比較する研究方法である．介入研究では食塩摂取量を減らす，運動を行うなど健康によいと考えられる方向に変容させる場合にのみ実施でき，逆の場合は倫理的に実施できない．　　●ランダム化比較試験　●RCT

　RCT はエビデンス(科学的根拠)を確立していくうえで重要な研究方法となっている．一方，集団を対象とした介入研究は，エビデンスが確立した要因に対して計画されることが多い．

表 4-3 介入研究の種類

介入	観察単位	時間的関係	疫学研究方法
あり	集団	考慮する	集団介入研究
	個人		ランダム化比較試験
			非ランダム化比較試験

❸ 系統的レビューとメタ解析

多くの研究論文を一定の基準で網羅的にまとめたもの

　系統的（システマティック）レビュー systematic review とは，あるテーマに関する研究論文をあらかじめ定めた基準で網羅的に収集・総括して評価するものである．また，収集した論文の個々の研究結果を結合し1つの定量的な結果を導きだす統計的手法を**メタ解析 meta analysis** という．メタ解析により，さまざまな研究結果について全体としてみられる傾向を明らかにすることができる．

◉系統的レビュー

◉メタ解析

❹ エビデンスのレベル

研究デザインによって，エビデンスのレベルが異なる

　疫学研究から生み出される結果の質は，すべて同じで等しく信頼できるというわけではない．いろいろなバイアス（真実からの偏り）が起こりにくい研究方法によって導き出された結果ほど，研究の質が高く，結果が信頼できると考えられる．疫学研究は各研究方法のバイアスの起こりにくさによって，得られる結果のエビデンスのレベル（科学的根拠の質・強さ）が評価されている（表 4-4）．

◉バイアス

◉エビデンスのレベル

　観察研究に比べて，実験的に計画される介入研究のほうがいろいろなバイアスを排除できるため，エビデンスのレベルは高い．RCT は要因への曝露の有無を無作為に割り付けて（研究者や研究参加者などの特定の意図によらないように，乱数表や乱数サイコロを用いて決めること）曝露の効果を比較するため，バイアスが入る余地が少なく，質の高い結果が得られる方法である．そのため RCT や RCT のメタ解析のエビデンスのレベルがもっとも高いと考えられている．

　ただし前述したように，健康に悪いと考えられる要因に関する介入研究は倫理的に許されないため，RCT を含めた介入研究を行うことはできない．このような要因の影響を評価するときのエビデンスのレベルが高い研究方法として，コホート研究やコホート研究のメタ解析が行われる．

表 4-4　疫学研究方法とエビデンスのレベル

疫学研究方法	エビデンスレベル
ランダム化比較試験のメタ解析	高い
ランダム化比較試験	↑
コホート研究	
症例対照研究	
横断研究	↓
生態学的研究（地域相関研究）	低い

D 栄養疫学のための食事調査法 ──・──・──・──

　栄養疫学の特徴は，文字どおり「栄養」を中心とした疫学であることだが，そのためには，集団に対して食事の内容や栄養状態を調べなくてはならない．つまり，栄養疫学では食事調査や栄養調査が不可欠であり，その良し悪しが栄養疫学の良し悪しを決めることになる．栄養調査には，血液や尿の中の栄養素やその代謝物の量を測定する方法もあるが，以下では，人が食品を摂取する状態を調べる，いわゆる食事調査に限って，栄養疫学で注意したい点について述べる．

　しかし，忘れてはならないことは，栄養以外には何も測定しなくてもよい，というのではなく，必要に応じて，必要な情報については注意深く調査しておかなければ，検討したい栄養と健康状態との真の関連を明らかにすることはできない，という点である．具体的には，栄養素摂取量と骨密度との関連を疫学的に検討したい場合，性別，年齢，女性では閉経の有無，喫煙，運動習慣などは，必ず調査しておかなければ，いかに質の高い栄養情報を収集したとしてもその価値は低いものになってしまうであろう．

① 食品と栄養素

食品と栄養素を互いに置き換えることはできない

　栄養疫学における曝露情報の特徴は，直接には特別の場合を除いて栄養素ではなく，**食品（食物）の摂取量**または**摂取頻度**として得られるという点である．上記で特別と書いたのは，尿中や血中の栄養素を測定する場合がこれに相当する．摂取量を調査する場合，その方法にかかわらず，得られるのは食品や献立とその量である．これに食品成分表を用いて栄養価計算を行い，栄養素摂取量を得る．このように，調査で直接に得られる情報（一次データ）ではなく，得られたデータを加工して得られる情報（二次データ）が有用であるという点が栄養疫学の特徴の1つである．

　ここで注意したいのは，注目している栄養素の摂取量と，その栄養素を豊富に含む食品の摂取量とは必ずしも同じではないということである．ときには，両者はほとんど関連していないときすらある．**表4-5**は，女子大学生99人における飽和脂肪酸摂取量と18種類の食品群摂取重量との相関を示したものである．飽和脂肪酸を豊富に含む食品としてあげられやすい肉類との相関係数は0.53で，これは乳類との相関係数の0.56よりもわずかだが低い．これらよりは低いが，卵類，油脂類，魚介類ともある程度の相関が認められる．これは，飽和脂肪酸摂取量と何かの疾患との関連を調べたり，飽和脂肪酸摂取量の多少を個人間や集団間で比較したりしたいときに，代わりに肉類の摂取量を用いるのがあまり適当でないことを示している．このように，食品と栄養素は互いに異なるものであり，互いの代わりとして用いることは困難である．知りたいものは食品なのか，栄養素なのかは栄養疫学の曝露指標

表 4-5 飽和脂肪酸摂取量と食品群摂取重量の相関
（ピアソン Pearson の積率相関係数）

食品群	相関係数	食品群	相関係数
乳類	0.56	菓子類	0.18
肉類	0.53	野菜類	0.18
卵類	0.45	嗜好飲料類	0.13
油脂類	0.42	豆類	0.10
魚介類	0.40	果実類	0.04
いも類	0.36	きのこ類	0.02
穀類	0.31	藻類	−0.03
調味料および香辛料	0.27	調理加工食品類	−0.08
砂糖類	0.20	種実類	−0.08

女子大学生 99 人による 8 日間秤量食事摂取基準記録.
注　栄養価計算と食品群分類は四訂日本食品成分表による.
［データ提供：武藤慶子氏（長崎県立大学シーボルト校）］

を考えるうえでもっとも基本的な事柄の 1 つである.

❷ 食事の個人内変動と個人間変動

> 個人内変動・個人間変動に加えて，測定誤差や系統誤差も考慮する

　最近の健康や栄養における課題は，生活習慣病に代表されるような「長い年月の生活習慣」が問題となる疾患に関連するものが多いことである．このような場合，「ある日に食べたもの」ではなく，「**習慣的な食事 habitual diet, usual diet**」を知りたいということになる．しかし，以下に述べるように，それは容易なことではない.

ⓐ　個人内変動

　われわれが食べている食品や食べ方は毎日，少しずつ異なっている．したがって，摂取している栄養素も日々少しずつ変化している．これは個人の中での摂取量のゆれであるため，**個人内変動 within-person variation**（または intra-individual variation）と呼ばれている．この変動は個人や集団の摂取量を調査する際の大きな問題となるため，少し丁寧に解説しておきたい.

●個人内変動

　個人内変動にはさまざまなものが存在する．ある特殊な行事のために食べ方が変わる場合もあるし，季節によって手に入る食品が変わるために，摂取状態が変わる場合もある．今日は，昨日とは別のものを食べたいと思う場合もあるだろう．それらの結果として生じるもっとも代表的な個人内変動は，日によって食べるものが異なるという，いわゆる**日間変動 day-to-day variation** である（☞ 175 頁）．**図 4-13a** は，ある 2 人の女子大学生のカルシウム摂取量を秤量記録法（詳しくは後述）を用いて 16 日間にわたって調べた結果である．左の図は 1 日ごとの摂取量で，個人の「カルシウム摂取量」を知ることの困難さを視覚的に理解することができるであろう．つまり，「A さんのカルシウム摂取量は 1 日当たり何 mg ですか？」と尋ねられても即座には答えることができない．そして，長い期間の食べ方を調べ，その平均を

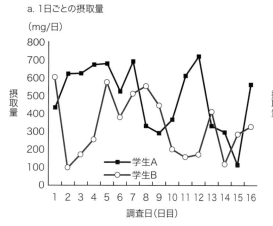

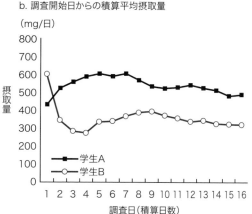

図 4-13　カルシウム摂取量における日間変動の 1 例

女子大学生 2 名の結果．各季節 4 日間，合計 16 日間の秤量食事記録調査結果より．
［佐々木敏：Evidence-based Nutrition：EBN 栄養調査調査・栄養指導の実際，医歯薬出版，18 頁，2000 より引用］

表 4-6　個人（女性）の 1 日当たり平均摂取量の推定に必要な
食事調査日数

	10 %（±5%）以下（日）		
	高齢者[*1]	中年[*2]	学生[*3]
エネルギー（kcal）	12	15	28
炭水化物（g）	13	19	—
たんぱく質（g）	21	21	36
脂質（g）	43	43	71
カリウム（mg）	21	30	—
鉄（mg）	27	31	—
カルシウム（mg）	47	65	
ビタミン C（mg）	80	132	179
カロテン（μg）	140	258	252

真値± 10%の範囲に入る摂取量を 95%以上の確率で推定するために必要な調査日数
の推定値．
[*1] n = 60，平均年齢＝ 61.2 歳，宮城県農村部，12 日間の秤量食事記録調査．
　［Ogawa et al：Eur J Clin Nutr 52：781-5，1999 をもとに試算］
[*2] n = 42，平均年齢＝ 49.8 歳，東海地方，16 日間の秤量食事記録調査．
　［江上いすず他：日本公衛誌 46：828-37，1999 をもとに試算］
[*3] n = 95，短大生，九州地方，16 日間の秤量食事記録調査．
　［武藤慶子他：第 46 回日本栄養改善学会講演集，260（抄録），1999 より引用］

取れば，摂取量を知ることができそうだということも同時に理解できる．そこで，何日間くらい調査をすれば個人の代表値が得られるのかを調べるために，同じ学生のカルシウム摂取量を 1 日目だけ，最初の 2 日間の平均，最初の 3 日間の平均，……，16 日間の平均をそれぞれ計算し，グラフ化したものが図 4-13b である．16 日間の平均がその学生の真の代表的な摂取量であるとはいえないものの，10 日間以上を平均すると，変動がかなり小さくなることがわかる．

　個人内変動の程度は，栄養素によって異なっている．そこで，いくつかの栄養素についてそれぞれ何日間の栄養調査によって個人の摂取量を把握できるのかを調べた結果が表 4-6 である．誤差 10%（± 5%）以下の信頼度で調査

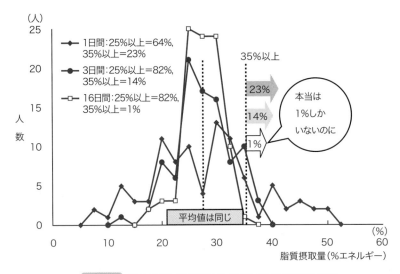

図 4-14 調査期間が摂取量の分布に及ぼす影響の例

16 日間秤量食事記録法（女子大学生 92 人）から計算した脂質摂取量の分布.
［佐々木敏：Evidence-based Nutrition：EBN 栄養調査調査・栄養指導の実際, 医歯薬出版, 20 頁, 2001 より引用］

を行いたい場合には，エネルギーでも 12 日間から 28 日間，たんぱく質で 21 日間から 36 日間，多くの栄養素で 2 週間から 2 ヵ月間程度を必要とし，ビタミン類では 100 日間以上の日数を必要とするという結果が得られている．許容誤差を 20％（± 10％）以下に広げると，脂質を除く 3 大栄養素とエネルギーで 1 週間以内と，比較的に現実的な数字が得られるが，ビタミン類ではやはり 1 ヵ月間程度を必要としている．具体的な値でなく，個人の栄養素摂取量の「傾向」を把握する目的であれば，誤差 20％以下は許される範囲ではないかと思われるが，栄養調査や栄養指導の評価を目的とする場合には誤差 10％以下にもっていきたいところである．しかし，それが実現困難な目標であることは容易に理解されるであろう．中年や高齢者に比べると，大学生ではとくに日間変動が大きく，これは，若年者を対象とする栄養調査の困難さを示している．

　このように，個人の摂取量を把握したい場合，日間変動は大きな問題となる．たとえば，ある集団 92 人の中から，脂質摂取量がかなり多い（脂質由来の摂取エネルギーが 35％以上）の人を抽出したいとしよう．16 日間の調査を行ったデータからある 1 日間の値，ある 3 日間の平均値，16 日間全体の平均値を用いて分布を描くと**図 4-14** のようになり，脂質由来の摂取エネルギーが 35％以上の人は，それぞれ 23％，14％，1％となった．16 日間調査の結果からわかるとおり，このような人は実際にはほとんど存在しないにもかかわらず，1 日間調査や 3 日間調査では抽出されてしまっている．これらはともに，短日間調査ではその日たまたま脂質摂取量が非常に少なかった人や非常に多かった人の値が結果に影響を及ぼすことを示している．1 日間など，短い日数のみの調査で摂取量が多い人や少ない人をスクリーニングしようとすると，過ちを犯す危険があることがこの結果から理解される．これは，過

表 4-7　集団平均値を得るために必要な調査人数についての試算

	3日間調査		1日間調査	
	男 性	女 性	男 性	女 性
エネルギー（kcal）	47	40	141	120
炭水化物（g）	51	43	151	128
たんぱく質（g）	52	50	155	149
脂質（g）	74	67	221	199
カリウム（mg）	59	53	176	158
鉄（mg）	57	57	170	169
カルシウム（mg）	79	76	236	227
ビタミン C（mg）	103	92	307	274
カロテン（μg）	132	122	395	364

真値±5%の範囲内に入る集団平均値を95%以上の確率で推定するために必要な調査人数.
男性60人（45〜77歳），女性60人（47〜76歳），3日間調査.
［Ogawa, et al：Eur J Clin Nutr 52：781-5, 1999 をもとに作成］

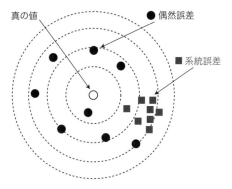

図 4-15　偶然誤差と系統誤差（概念図）

剰摂取が問題となる栄養素だけでなく，摂取不足が問題となる栄養素でも同じである．つまり，短日間調査では，調査日にたまたま摂取量が少なかった人たちが存在するために，習慣的な摂取状態を考慮した場合の摂取不足者よりも多くの人をスクリーニングしてしまうことになる．日間変動が非常に大きいミネラルやビタミン類の摂取量を個人レベルで扱う場合にはさらなる注意が必要である．

　一方，**集団平均値**を得たい場合には，調査人数を増やすことで日間変動の問題をある程度解決することができる．それは，ある人Aがある栄養素を調査日に食べたとしても，確率的にいえば，別の人はその栄養素を食べていないからである．そこで，集団平均値を得るために必要な調査人数について試算すると**表4-7**のようになる．集団平均値を把握するのに必要な調査人数は理論的には調査日数に反比例する．そのため，3日間調査でも100人程度の対象者数でレチノールとカロテン以外は平均値をほぼ推定することができることになる．調査人数が300人を超えると1日間の調査で推定が可能となり，**食事記録法**や**食事思い出し法**（詳しくは後述）が集団平均値の把握のために適した方法であることはこの試算から理解できる．なお，調査集団全体の食事が普通の日と異なるような日に調査を行った場合には，いくら調査人数を増やしても，それが習慣的な摂取代表値を表さないことは自明である．このような場合に生じる誤差は，調査人数を増やしても減じないため注意が必要である．

　ところで，真の値から一定方向にずれたものを測定してしまうことによって生じる**測定誤差** measurement error を**系統誤差** systematic error と呼び，偶然に生じるばらつき variation によって生じる測定誤差を**偶然誤差** random error と呼ぶ（**図4-15**）．上記のように調査日数や調査人数を増やし，その平均をとることによって真の値に近づくことができる誤差は偶然誤差である．系統誤差では，調査日数や調査人数を増やしても，真の値に近づくことはできない．

　系統誤差は，日曜日やお正月に行う食事調査を考えると理解しやすい．何

表4-8　栄養素摂取量の季節変動の例

	秋	冬	春	夏	平均
エネルギー(kcal)	1,714	1,769	1,808	1,781	1,768
炭水化物(g)	256	259	262	256	258
たんぱく質(g)	69	71	73	72	71
脂質(g)	45	48	50	50	48
鉄(mg)	11.3	11.3	12.3	11.8	11.7
カルシウム(mg)	585	594	640	601	605
ビタミンC(mg)*	53	59	80	58	63
カロテン(μg)	2,997	3,199	3,441	3,121	3,190

同一女性集団に各季節1回ずつ実施した24時間思い出し法で得られた集団平均値(1日当たり摂取量)(n = 85).
* p < 0.01, 一元配置分散分析による季節別平均値の差の検定.
[大脇淳子他：栄養学雑誌 54：11-18, 1996 をもとに作成]

十回にもわたって日曜日に食事調査をしても，また，何千人という人を対象としてお正月に調査をしても，いずれも「日常的な」食事を把握することはできない．これは，日曜日やお正月の食事は「日常的な」食事とは「系統的に」異なっているからである．類似の例は，季節の問題である．食品の季節差も調査結果に影響を及ぼす可能性がある．例として85人の成人女性を対象として各季節に7日間ずつ食事記録を用いて調査をした結果を表4-8に示す．栄養素摂取量でみると季節差が意外に小さく，ここで認められる差が季節差なのか，他の測定誤差なのか，または偶然なのかは判別しにくいものも多い．他の研究結果も考慮すると，少なくともビタミンCには季節差が存在するようであり，この研究では鉄やカロテンなどでも有意な季節変動が認められている．これらの栄養素では調査を行った季節も重要だということになるかもしれない．栄養指導を行い，その効果をみる場合にも季節の影響を考慮して判断する必要があるだろう．一方，食品でみると無視できない季節差が存在するため，食品の摂取量や摂取頻度を扱う場合には注意が必要である．

b 個人間変動

　個人間変動 between-person variation（または inter-individual variation）とは，摂取量や摂取状態が人によって異なることをいう．一般的に「個人差」と呼んでいるのは個人間変動のことである．

● 個人間変動

c 変動係数

　個人間変動の大きい栄養素は摂取量によって対象者を分類することが容易で，個人間変動の小さい栄養素は摂取量によって対象者を分類することが困難ということになる．もう少し正確にいえば，限られた日数による食事記録調査の精度は個人内変動に依存するため，［個人間変動／個人内変動］が大きい栄養素は摂取量の多少によって対象者を分類することが容易で，［個人間変動／個人内変動］が小さい栄養素はそれが困難ということになる．これは，ある集団からどれくらい正確に，ある栄養素摂取量がとくに少ない（または

表4-9　いくつかの栄養素摂取量で観察された個人間変動（CV_b）と個人内変動（CV_w）の例

	女　性			男　性		
	CV_b	CV_w	CV_b/CV_w	CV_b	CV_w	CV_b/CV_w
炭水化物	22	22	1.00	24	26	0.92
カルシウム	31	32	0.97	29	40	0.73
エネルギー	18	24	0.75	18	26	0.69
脂質	24	37	0.65	26	38	0.68
たんぱく質	17	26	0.65	16	27	0.59
ビタミンC	36	68	0.53	33	65	0.51
コレステロール	23	52	0.44	29	56	0.52
レチノール	44	155	0.28	35	259	0.14

オランダ人（女性59人，男性63人）を対象とした12回の24時間思い出し法による結果.
この集団では，炭水化物，カルシウムが短期間の調査で相対的な個人の代表的摂取量を知ることができ，逆に，レチノールでは困難なことがわかる.
［Ocke, et al：Int J Epidemiol 26: 495-8S, 1997 をもとに作成］

多い），いわゆる**高リスク群** high risk group を抽出できるかを考える場合に必要となる考え方である.

　変動の相対的な大きさは，［標準偏差 standard deviation/ 平均 mean］（%）で得られ，**変動係数** coefficient of variation と呼ばれ，CV 値と略されることが多い. つまり，個人間変動の分布の CV 値を CV_b，個人内変動の CV 値を CV_w とすると，［個人間変動 / 個人内変動］は，CV_b/CV_w となる. 同じ日数の調査を行った場合でも，この値は栄養素によって異なり，個人の習慣的な摂取量を集団内における相対的な値として評価したい場合には，この値が大きい栄養素ほど限られた日数の調査で信頼度の高い結果が得られることになる. 一例を**表4-9** に示す.

❸ 日常的・平均的な食事摂取量

「日常的」と「平均的」は定義が異なる

　日常的な食事摂取量 habitual intakes とは，個人において，個人内変動を考慮した長期間における平均摂取量を意味する. 食事摂取量（栄養素摂取量・エネルギー摂取量）の健康影響は，食中毒のような例を除けば，日常的な摂取量が問題となるため，日常的な食事摂取量を把握することは大切である.

　平均的な食事摂取量 average intakes（または mean intakes）とは，集団における平均摂取量をさす場合と，個人において上記の日常的な食事摂取量をさす場合の2つの用いられ方がある. 集団における平均摂取量をさす場合には，個人内変動を偶然誤差と解釈すれば，たくさんの人を調べ，その平均値を求めることによって，個人内変動の影響を取り除くことができる. また，単一の集団特性を持つ集団を調査して求めた平均的な食事摂取量は，その特性を持つ個人の日常的な食事摂取量であると考えることができる.

E 食事摂取量の測定方法 —————————————

　食事摂取量の測定方法は，前述の国民健康・栄養調査に代表される秤量法や目安量法などの食事記録法，24時間食事思い出し法に大別できる．

❶ 食事記録法

> 🥕 **食品の摂取量について被験者自身が記録を行う方法**

　食事記録法とは，食品の摂取量を被調査者が記録を行うもので，原則として個人の食事摂取量，すなわち栄養素等摂取量や食品摂取状況を把握することを目的に行う調査法である．

　通常，1日から数日間にわたり摂取した食事を朝食，昼食，夕食，間食別に記録を行う．

　調査期間内に摂取した食べ物すべてに関して記録を行うため，子どもの調査を行う場合は，その代理人（実際の調理担当者が望ましい）が本人に代わって記録を行う．

　個人を対象とした場合と世帯全体を対象とした場合で記入様式は異なるが，おおむね料理名・食品名・重量を記入するものが多い．

　世帯全体を調査する場合には，家族全体で使用した量を測定し，何人で摂取したかにより比例案分を行う．

　重量の把握には，秤量して記録を行う場合と目安重量を記録する場合があるが，いずれにしても管理栄養士による内容審査・確認を行って栄養素等摂取量の算出を行う必要がある．

a 秤量法

1) 秤量法とは何か

　秤量法は**秤量記録法**とも呼ばれ，個人や家族単位などで摂取するものの重量や容量を秤，計量カップ，計量スプーンなどを用いて科学的単位[3]で測定し，記録したものに基づき集計を行う調査法である．

●秤量法

2) 秤量法の特徴

　秤量法では調査期間内に摂取するものについて，原則的に食品ごとに重量や容量を測定する．このことから，秤量記録が正確であれば，一定の精度で食事内容の評価が可能である．この調査法は調査を実施する側にとっての技術的な負担はそれほど大きくないが，対象者は調査期間中に食事内容を秤量するもしくは，秤量されることから，煩雑さや心理的な負担は大きい．このため調査期間中の食事内容に何らかの影響が加わる可能性もある．また，食べ残しがあった場合や魚介類等の骨などが含まれる食事内容である場合には，食後の計量も必要である．

---

[3] 科学的単位：科学的な根拠に根ざした定義を持つ単位のことで，誰がいつどこで測定しても誤差は生じない．一般に用いられている kg や m，L などがこれに該当する．

3） 習慣的な食物摂取量

　私たちの食事内容は日々変化していることから，個人における1日の食事内容のみを集計して栄養素等摂取状況や食品群別摂取量を評価することは適当ではない．このため，複数日にわたる調査を実施し**習慣的な食物摂取量**を求める必要がある．なお，複数日の秤量法から得られた栄養素等摂取量や食品群別摂取量は，食事調査法のゴールドスタンダードとされ，新たに**食物摂取頻度調査法**調査票を作成したり，その妥当性を検討する場合にも用いられることがある．

4） 秤量法における調査精度を高める取り組み

　必ずしも秤量法だけに限ったことではないが，食事記録法全般として対象者には次に示すような過誤が認められる場合がある．

　摂取した食品の名称を正確に記録していない場合（加工乳低脂肪を摂取していたのに記録には単に牛乳と記載している場合など）や，似通った別の食品と取り違えて記録している場合（マーガリンを摂取していたのに記録にはバターと記載している場合など），あるいは食品や料理を摂取した際に自身が追加使用した調味料，食後の飲料，栄養素の補給を目的としたサプリメント等についての記載や秤量漏れなどである．

　したがって，対象者から得られた記録をそのまま集計してしまうと，正しい結果を導き出せない場合もある．そこで，調査精度を高めるため，秤量記録を受け取る際などに，調査する側が対象者と面接を行うなどして，秤量記録の内容を確認し，必要に応じて追加・修正を行うことが求められる．また，乳製品やアルコール飲料類のように比重が1ではない食品については，摂取容量100 mLが摂取重量100 gとはならないため，日本食品標準成分表の備考欄などを確認して正しい摂取重量となるように対応しなければならない（**図 4-16**）．

　なお，加工食品などで具体的にどの食品に相当するのか判定が困難な場合には，包装容器などを食事記録に添付してもらうことなどの留意点をあらかじめ対象者に説明しておくことも必要である．

料理名	食品名	摂取量(g)	廃棄量(g)	備　考
トースト	食パン	120	0	
	~~バター~~ マーガリン（家庭用，有塩）	20	0	
サラダ	トマト	50	0	
	レタス	50	0	
	フレンチドレッシング	15	0	
果　物	バナナ	~~120~~ 200	80	皮つき 200 g
牛　乳	~~牛乳~~ 加工乳低脂肪	~~207~~ 200	0	200 mL 摂取

図 4-16　秤量法における食事記録と対応（例示）

管理栄養士等が対象者と面接を行うなどして秤量記録の確認を実施し，必要に応じて摂取量や廃棄量の修正・追加を行い，調査精度を高める．

b 目安量法

1) 目安量法とは何か

目安量法は目安量記録法とも呼ばれ，個人や家族単位などで摂取した内容の重量や容量について，実際の測定は行わず，一般的に食品を数える単位である目安量 portion size で記録したものに基づき集計を行う調査法である.

◉目安量法

2) 目安量法の特徴

目安量法は秤量法に比べ，測定を行わずに目安量を記録するため，被験者の負担は小さい. 食パン，規格化されサイズ表記がなされている鶏卵などの食品，コンビニエンスストアで販売されているおにぎりなどの料理，カップ麺などの加工食品については，目安となる重量あるいは容量は，おおむね一定の幅の中に収まっているため，食べ残しなどがなければ，全般的に秤量法に近い調査精度を得ることが可能である. しかし，茶碗1杯の米飯，湯飲み1杯のほうじ茶（浸出液）などと記録された場合の摂取量は，対象者自身が日常使用している食器の大きさに影響を受けたり，主観・感覚が入りやすくなるため客観性に欠ける場合が多くなりやすい. このため，個人間の誤差は大きくなると考えられる.

また，食品ごとでの摂取重量は集計作業の前に確定しておかなければならない（図 4-17）. さらに，習慣的な食物摂取量を求める必要がある場合は，秤量法と同様に複数日の調査が求められる.

3) 目安量法における調査精度を高める取り組み

日常的に使用される可能性が高い食器類（茶碗，汁椀，皿，湯飲み，マグカップなど）はあらかじめ複数のサイズを準備しておいたうえで，対象者との面接を実施すると短時間でより客観的な食品の摂取量を把握しやすくなる. また，実物大の型紙や図版あるいは関連の書籍を用いて確認することも適切な対応である. その他の点については，既述の秤量法における調査精度を高める取り組みと同様な内容について考慮することが望まれる.

料理名	食品名	摂取量目安	摂取量(g)	廃棄量(g)	備考
	対象者が記録		管理栄養士等が記入		
トースト	食パン	6枚切り2枚	120	0	
	マーガリン	薄く一塗り	20	0	
サラダ	トマト	2切れ	50	0	
	レタス	葉1枚	50	0	
	フレンチドレッシング	大さじ1杯	15	0	
果物	バナナ	中1本	120	80	
牛乳	加工乳低脂肪	コップ1杯	207	0	

図 4-17　目安量法における食事記録と対応（例示）
目安量のままでは集計できないため，管理栄養士等が面接などにより，摂取量や廃棄量を確認する.

❷ 24 時間食事思い出し法

> 対象者が過去24時間に摂取したすべての飲食物の種類と量を聞き取る方法

ⓐ 24 時間食事思い出し法とは何か

24 時間食事思い出し法（24 時間思い出し法）とは，面接者によって対象者が 24 時間に摂取したすべての飲食物の種類と量を聞き取り集計する調査方法である．一般に面接前日の 24 時間か面接直前までの 24 時間について調査が行われる．1 回の調査に要する時間は調査の目的や求められている精度によっても異なるが，関連の情報収集も含めおおむね 30 分から 45 分程度である．

●24時間食事思い出し法

対象者に対する調査終了後は，得られたデータを確認・訂正し，摂取食品のコード化（コーディング）とコンピュータへのデータ入力が行われる．入力済みのデータはさらに何度か確認と補正が行われた後，有効データとして取り扱われる．

ⓑ 対象者と面接者の役割と負担

24 時間食事思い出し法における対象者は，面接時に自分自身の飲食内容を思い出すため，調査期間中に要する負担は比較的軽微である．その反面，調査する側（面接者）は，原則的に対象者の記憶のみによって，摂取食品の特定と量の把握を行わなければならないため，高い知識や技術が求められる．とくに，一般的な調理法，調査地域でよく食べられている食品や料理に関する知識の他，短時間に客観的な情報を得るための面接技術が要求される．

ⓒ 24 時間食事思い出し法における調査精度を高める取り組み

食事にかかわる情報はそれ以外の行動も含め，時間の経過にあわせて質問することが有効でより正確な回答が得られやすい．しかし，調査に用いるツール（フードモデル，食器，写真等）の利用方法 1 つをとっても，事前に十分な取り決めをしておかないと面接者間での調査手技に差異が生じ，データの信頼性や比較性を損なう可能性がある．さらに，恣意的に誘導質問をしたり，記憶のあいまいな部分を面接者が勝手に判断して，食品の種類やその摂取量

コラム 日本人の食事調査は大変

日本人の食事は和食のみならず，洋食に中華，さらには世界の珍しい民族料理にいたるまで多彩である．国際共同研究のため富山県で予備的に実施された24 時間食事思い出し法による食事調査を目の当たりにした米国人の栄養学者は，米国人に比べ日本人の摂取する食品が多種多様であり，調理の形態も多様であったことから，日本人の食事調査は大変だとしみじみ語っていた．

を確定するようなことも慎まなければならない．また，対象者の記憶があいまいな部分については，正確な情報が得られるところへ問い合わせを行うこと，参考となり得る食品の包装容器の確認，食事前後の写真を活用することなども必要に応じ考慮することが求められる．これらは本調査法の精度管理にかかわる留意点の一部であるが，これらの点も含め，調査の準備段階においては，調査の標準化と精度管理を目的とした実施計画書（プロトコール）を作成することが必要である．

d 面接者に求められること

これまでにも述べたように，本法での面接者の役割や負担はきわめて大きく，熟練した管理栄養士が担うことが望ましい．また，プロトコールに沿った事前の研修（トレーニング）を十分に行っておくことも必要である．

e 24 時間食事思い出し法の特徴と限界

24 時間食事思い出し法は，すでに述べたように，対象者の負担は比較的軽微であること，食物を摂取した後から調査が実施されるため食習慣に干渉する可能性が小さいこと，また，対象者が必ずしも読み書きができなくても調査が実施できることなどが長所としてあげられる．

一方で，回答者の記憶があいまいであったり，面接の条件が十分に整わなかった場合には，食物摂取状況を正しく把握できないこともある．また，個人の食事内容は日々変動（個人内変動）しているため，秤量法や目安量法と同様に，1 回の調査成績をもって個人レベルでの栄養摂取状況を判断することには適さず，複数日による調査の実施が求められる．

なお，自分自身の食物摂取状況を十分に記憶もしくは，自ら表現することができない高齢者や幼児・乳幼児などに本法を用いることはできない．

❸ 食物摂取頻度調査法

> ✎ ある一定の期間に食品あるいは料理を何回摂取したかを質問する方法

a 食物摂取頻度調査法

食物摂取頻度調査法は，1 ヵ月，1 年のように，ある一定の期間に食品あるいは料理を何回摂取したかを質問する食物摂取頻度調査法質問票 food frequency questionnaire（FFQ）を使用する食事調査法である．一般的に FFQ は，食品リスト food list，摂取頻度，目安量 portion size の 3 つの項目から構成される．この質問票は，大規模集団や個人のある一定期間の食物摂取状況を簡便に調査可能な食事調査法として開発された．FFQ の他に食事行動などを加味した食事歴法質問票 dietary history questionnaire（DHQ）や，食品項目数を減らし，短時間で記入できる簡易型自記式食事歴法質問票 brief-type self-administrated diet history questionnaire（BDHQ）がある．

食品リストの内容は食事調査の目的や対象によって異なる．食品リストの

●食物摂取頻度調査法

$$[\text{VitC}]_1 = \beta_1 [\text{レモン}]_1 + \beta_2 [\text{ミカン}]_1 + \beta_3 [\text{リンゴ}]_1 + \cdots + \varepsilon_1$$

$$[\text{VitC}]_2 = \beta_1 [\text{レモン}]_2 + \beta_2 [\text{ミカン}]_2 + \beta_3 [\text{リンゴ}]_2 + \cdots + \varepsilon_2$$

$$[\text{VitC}]_3 = \beta_1 [\text{レモン}]_3 + \beta_2 [\text{ミカン}]_3 + \beta_3 [\text{リンゴ}]_3 + \cdots + \varepsilon_3$$

——対象者番号

$$\begin{pmatrix} \text{個人ごとの VitC} \\ \text{の 7 日間平均摂取量} \end{pmatrix} = \begin{pmatrix} \text{各食品ごとの} \\ \text{7 日間の平均摂取量} \end{pmatrix} + \varepsilon$$

図 4-18 重回帰分析法

$$\text{累積寄与率} = \frac{\sum_{\text{人数}} \text{個別食品当たりの総摂取量}}{\sum_{\text{人数}} \text{全摂取食品の総摂取量}}$$

図 4-19 累積寄与率法

食品項目数は平均的な対象者が集中力を保ち，記入精度が低下しない程度の量にまとめることが望ましい．食品リストの作成は，食事記録法や 24 時間食事思い出し法などによって得られた食事調査データを重回帰分析法あるいは累積寄与率法によって，求める場合が多い．たとえば，**重回帰分析法**(説明変数 x_1, x_2, …, x_p をもとに目的変数 y を予測する一次式)では，**図 4-18**に示すように，目的変数(左辺)として，対象者の 7 日間の平均摂取栄養素量(図の式ではビタミン C)をとり，説明変数(右辺)として 7 日間の食品別平均摂取栄養素量(図の式では食品ごとのビタミン C)の重回帰分析を行う．重回帰分析法は，栄養素の摂取量の個人間の変動がもっともよく説明できる食品の組み合わせを誤差項 ε が最小になるように逐次選択して，最終的なモデルをつくる方法である．

　一方，**累積寄与率法**は対象集団に食事調査を行い，その結果に基づいて，目的とする栄養素について対象集団全体の摂取栄養素量を計算する．食品ごとの対象集団における寄与率を計算して(**図 4-19**)，累積寄与率の高い食品からランクづけをする．累積寄与率がある水準以上(たとえば 90 ％まで)の食品を食品リストに加える．

　重回帰分析法と累積寄与率法の特徴は，前者は，個人間差のある食品が選択され，後者は個人ごとに摂取している栄養素の総量に対して，食品中に含まれる栄養素の累積量の割合の大きな食品が順番に選択される．

　図 4-20 に米国の国立がんセンターで使用している食物摂取頻度調査票 Health Habits and History Questionnaire を示した．食品の摂取頻度の設定は「1 ヵ月に 1 回」「2 〜 3 回」「1 週間に 1 回」のように 1 日，1 週間，1 ヵ月単位で，ある一定の期間における頻度カテゴリに分けて，食品ごとに割り振る場合が一般的である．目安量の設定は，1 回当たりに食べるリンゴの量を，1 個よりも「S：半分か半分以下」「M：同じ」「L：1.5 倍かそれ以上」のカテゴリに分けている．このような目安量のカテゴリを加えた FFQ のことを，半定量式摂取頻度調査票 semi-quantitative food frequency questionnaire (SQFFQ) と呼んでいる．

　FFQ から栄養素量を計算するのには，次式を使用する．

食品のタイプ	どれくらいの頻度で食べますか？									どれくらいの量を食べますか？			
	まったく食べないまたは月に1回未満	月に1回	月に2～3回	週に1回	週に2回	週に3～4回	週に5～6回	日に1回	日に2回以上	1人前（中等量）	あなたの1人前		
											S	M	L
果物およびジュース													
例：リンゴなど	○	○	○	●	○	○	○	○	○	1個または半カップ	○	●	○
リンゴ，リンゴジュース，西洋梨	○	○	○	○	○	○	○	○	○	1個または半カップ	○	○	○
バナナ	○	○	○	○	○	○	○	○	○	中1本	○	○	○
桃，アプリコット（生あるいは缶詰）	○	○	○	○	○	○	○	○	○	1個または半カップ	○	○	○
カンタロープ*（旬の時期）	○	○	○	○	○	○	○	○	○	中1/4個	○	○	○
カンタロープ（他の時期）	○	○	○	○	○	○	○	○	○	中1/4個	○	○	○
スイカ（旬の時期）	○	○	○	○	○	○	○	○	○	一切れ	○	○	○

図 4-20 食物摂取頻度調査票の例

*カンタロープ cantaloup：南欧に多いメロンの一種.
〔Health Habits and History Questionnaire（HHHQ）：Diet History and Other Risk Factors, National Cancer Institute, Division of Cancer Prevention and Control, National Institute of Health, Frances E. Thompson/Tim Byers（著），徳留信寛（監訳）：食事評価法マニュアル，医歯薬出版，1997 をもとに作成〕

1日当たりの栄養素摂取量
= Σ {（摂取頻度別係数）
× （それぞれの食品項目の目安量当たりの食品成分表値）}

　摂取頻度別係数とは，「1日に1回」を 1.0，「1日に2～3回」を 2.5 として，各摂取頻度に比例させた重みづけを行う．たとえば，1日当たりの栄養素摂取量は，回答者が記入した食品項目ごとの摂取頻度に当たる摂取頻度別係数に食品項目の目安量当たりの量を掛けた後，加算して求める．

　近年，わが国でも SQFFQ，DHQ，BDHQ が開発され，栄養指導や栄養行政などに活用されるようになってきた．

[b] 妥当性と再現性

　食事調査（FFQ）では，栄養素や食品当たりの「真」の摂取量値を測定することが難しいので，食事記録法や 24 時間食事思い出し法のように摂取量を直接測定できる食事調査法を「ものさし」として使うことが多い（この「ものさし」をゴールドスタンダードと呼ぶこともある）．一方，FFQ は食事記録法や 24 時間食事思い出し法よりも測定精度（正確度）が低く，FFQ で求めた栄養素等摂取量が，実際に摂取した量よりも過大になったり過小評価されたりするので，食事記録法（または 24 時間食事思い出し法）と FFQ からそれぞれ求めた摂取量を比較して，両者のずれを比較することにより，FFQ の摂取栄養素量の補正をする．この方法により，食事調査法における摂取栄養素量の**妥当性 validity** の評価ができる．FFQ における妥当性の目安は食事記録法（または 24 時間食事思い出し法）と FFQ の両者から求めた相関係数で示される．

コラム　シーサーの写真から妥当性と精度（正確度）を考える

　ここにシーサーの写真が4枚ある．これらの中でシーサーの姿をもっとも正確にとらえているのは写真の粒子がもっとも細かく，姿がきちんと真中にある左上の図である．写真の粒子は小さくなり，その分布のヒストグラムのばらつきが小さく，分布の平均値は「真」の値（縦の点線）に一致している．この写真はシーサーの真の姿（妥当性が高く精度も高い）が写っている．一方，右下のシーサーの顔は半分が欠けていて，シーサーの雄姿もだいなしとなっている．この写真は，真の姿からはずれていて粒子も大きくて妥当性，精度がもっとも欠如している．写真の粒子のヒストグラムの分布もシャープではなく，分布の平均値は「真」の値からずれている．このように，妥当性が低い場合は，バイアス（偏り）も大きく，サンプル数（粒子数）が少ない場合は精度が低いことがわかる．妥当性 validity の欠如のことをバイアス（偏り）ともいう．

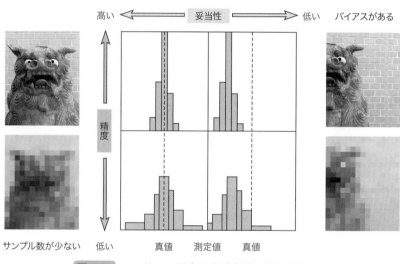

図 4-21 シーサーの写真から妥当性と精度を考える

　妥当性の客観性を高めるための別の「ものさし」として**生体指標**がある．生体指標は，生体内に取り込まれた栄養素であり，血液中や尿中の濃度や量と摂取量との間に**用量-反応関係 dose-response relationship** が成立する必要がある．用量-反応関係とは，たとえば果物を摂取することにより，血液中のビタミンＣの濃度と果物摂取量との間に，一定の関係がみられることをいう．

　FFQ の妥当性評価を行う際の注意点は，栄養素によって妥当性が異なることである．すなわち，FFQ における妥当性とは，FFQ の全体的な妥当性を意味するのではなく，それぞれの栄養素や食品群における妥当性を意味している．

食事調査の**再現性** reproducibility（reliability）は，同一の対象者が間隔をあけた食事調査を繰り返すことによって得られた摂取量の一致の程度から求められる．食事調査を季節ごとに複数回行うと，同一人物の季節性変動と，1年間に変化した食事の内容がわかる．食事調査の際に，調査票に過去の食事摂取期間（たとえば1年間とか3ヵ月）を限定した設問をするが，これは対象者の食習慣が食事摂取期間の間に変化がないことを前提としている．しかし，現実には対象者の食事習慣が変化することもあり，再現性の調査により，対象者の食事摂取の変動の評価ができるようになる．

❹ 食事摂取量を反映する生化学的指標

> 血液や尿の生化学的検査値により栄養素の摂取状況が把握できる

血液や尿の生化学的検査は，疾病の診断だけでなく，栄養状態や食事摂取量を把握する指標（マーカー）にも利用されている．それらの指標は数値化でき，数値の変動を測定することにより各個人の栄養状態を客観的に評価できる．血液中や尿中の生化学的な検査から得られた指標（**生化学的指標**）と反映される主たる栄養素を**表4-10**に示した．

a たんぱく質，脂質，糖質，エネルギーの生体指標

血清の主要たんぱく質であるアルブミンは，比較的半減期が長いことから

表 4-10　食事摂取量を反映する生化学的指標

試料	生化学的指標	基準値	反映される主たる栄養素
血液	血清総たんぱく質	6.3 ～ 7.8 g/dL	たんぱく質
血液	血清アルブミン[*1]	3.7 ～ 4.9 g/dL	たんぱく質
血液	血清トランスフェリン[*1]	男性 190 ～ 300 mg/dL 女性 200 ～ 340 mg/dL	たんぱく質
血液	血清プレアルブミン[*1]	21 ～ 43 mg/dL	たんぱく質
血液	血清レチノール結合たんぱく質[*1]	男性 3.4 ～ 7.7 mg/dL 女性 2.2 ～ 6.0 mg/dL	たんぱく質
尿	尿中クレアチニン	成人男性 1.1 ～ 1.9 g/日 成人女性 0.5 ～ 1.6 g/日	たんぱく質
尿	尿中3-メチルヒスチジン	通常食で 男性 150 ～ 500 μmol/日 女性 100 ～ 300 μmol/日	たんぱく質
血液	血清中性脂肪	50 ～ 150 mg/dL	脂質，糖質，エネルギー
血液	HDL-コレステロール	40 ～ 65 mg/dL	脂質，たんぱく質
血液	遊離脂肪酸	100 ～ 800 μEq/L	脂質，エネルギー
血液	血糖	空腹時 70 ～ 110 mg/dL	糖質
血液	HbA1c	4.6 ～ 6.2%（NGSP値）	糖質，エネルギー
食事と尿	窒素出納試験[*2]	本文参照	たんぱく質

[*1] 半減期は，アルブミン 17 ～ 23 日，トランスフェリン 7 ～ 10 日，プレアルブミン 2 ～ 4 日，レチノール結合たんぱく質 12 ～ 16 時間
[*2] 窒素バランス＝たんぱく質摂取量÷6.25 －（24 時間尿中尿素窒素＋ 4）
［五島雄一郎（監），中村丁次（編）：食事指導のＡＢＣ，第2版，日本医師会，94 頁，2002 をもとに作成］
［基準値は高久史麿（監修）：臨床検査データブック 2011-2012，医学書院より抜粋］

長期間のたんぱく質の栄養状態を反映し，その値が3.5 g/dL以下になると低たんぱく質栄養状態と判断される．トランスフェリン(鉄結合たんぱく質)，プレアルブミン，レチノール結合たんぱく質は，半減期が短いことから短期の栄養状態を反映する．クレアチンcreatineは筋肉内において高エネルギーのクレアチンリン酸の形態で存在し，その分解物であるクレアチニンcreatinineの尿中排泄は，腎糸球体濾過の指標になっている．3-メチルヒスチジンurinary 3-methylhistidineは筋肉たんぱく質の分解により生ずるもので，その尿中排泄は筋肉たんぱく質の異化の指標になっている．食事たんぱく質摂取量と尿中尿素窒素から算出される窒素出納は，たんぱく質の摂取状態を反映し，その出納がプラスのときはたんぱく質の同化anabolism，マイナスのときは異化catabolismを示す．なお，たんぱく質の同化とは摂取した物が体の構成成分になること，異化とは体の構成成分が壊されていくことをいう．体を構成しているたんぱく質は同化と異化を繰り返している．血清のリポたんぱく質の中で，LDL(low density lipoprotein，低比重リポたんぱく質)はコレステロールが多いことから脂質の摂取状態，HDL(high density lipoprotein，高比重リポたんぱく質)はたんぱく質が多いことからたんぱく質の摂取状態も反映する．カイロミクロンは中性脂肪が多く，食事脂肪の摂取量をよく反映し，血清中の遊離脂肪は脂質やエネルギーの摂取状態を反映する．糖質やエネルギーの摂取レベルを反映する指標としては，血糖やヘモグロビンA1c(HbA1c)がある．HbA1cはヘモグロビンと糖が反応したものであり，血糖の高い状態が長期間持続した状況で増加し，2～3ヵ月前の血糖状態を反映する指標になっている．

 コラム　食品成分の生体内利用率(バイオアベイラビリティ)

　食物中に含まれる栄養素等の成分は，消化管から吸収されて体内に取り込まれ利用される．食物中に含まれる成分の体内への吸収は，食品の形態，あるいは共存する他の物質によって影響を受ける．この食物中に含まれる成分の体内への吸収と利用のされやすさ(おもに吸収)は生体内利用率といわれている．一般に，食物中に含まれる成分の生体内利用率は，食品が加工されるに伴い高くなる．たとえば，β-カロテンの場合，野菜として摂取するよりも，ジュース，さらにサプリメントの形態になるほどその生体内利用率は高くなる．葉酸においても，野菜として摂取するよりも，folic acid(プテロイルモノグルタミン酸)として添加されている加工食品，あるいはサプリメントから摂取するほうが，その生体内利用率は高い．このように加工食品やサプリメントの形態のものは，カロテンや葉酸など，ある特定成分を効率的に摂取するときには優れている．しかし，加工食品やサプリメントは本来食物中に存在していた他の成分(たとえば，ミネラルや食物繊維など)が除去されるため，食物全体として評価したときの栄養バランスを考えると，常に優れているとはいえない．

表 4-11　種々の血液指標と体内の鉄レベルの関係

	鉄過剰	正常	貯蔵の枯渇	鉄欠乏	鉄欠乏性貧血
血清フェリチン	↑	N	↓	↓	↓↓
トランスフェリン飽和率	↑↑	N	N	↓	↓
赤血球プロトポルフィリン（ヘモグロビンの前駆体）	N	N	N	↑	↑↑
平均赤血球容積	N	N	N	N	↓
ヘモグロビン	N	N	N	N	↓

N：正常，↓：低下，↑：上昇.
［木村修一，小林修平（翻訳監修），五十嵐修ほか（翻訳編集）：最新栄養学　第8版，建帛社，330頁，図3，2002より引用］

b　ミネラル，ビタミンの生体指標

　血清中や血球中のミネラルやビタミンの濃度の測定は，それらの成分の短期（消化管からの吸収）ならびに長期（体内での分布や蓄積）の摂取状況，**生体内利用率（バイオアベイラビリティ bioavailability）**の評価に利用されている．生体内利用率は生物学的利用率とも呼ばれ，投与した物質がどれだけの速さと量で吸収され利用されるかを示す．鉄の評価指標にはヘマトクリット，ヘモグロビン，血清鉄だけでなく，他の指標もあり，それぞれの評価指標を組み合わせることにより，鉄過剰状態から鉄欠乏性貧血までの状況を知ることができる（**表4-11**）．

　ビタミンA（レチノール）は，吸収されて肝臓に貯蔵され，必要な量が各組織に分布する．そのため血清ビタミンAは充足状態の範囲ではそれほど変動せず，充足状態の評価指標にはならないが，欠乏や過剰の指標になり，過剰状態ではエステル体（レチニルエステル）が持続的に増加する．ビタミンEはリポたんぱく質に溶解されて体内を循環し，その血清濃度は総脂肪とコレステロール濃度の間に高い相関性があり，血清ビタミンE濃度の評価は脂質濃度を踏まえて評価する必要がある．ビタミンDは食事だけでなく皮膚に日光が当たると体内でも合成されている．また活性型の1,25-ジヒドロキシビタミンDの濃度は厳密にコントロールされている．そのためビタミンDの体内濃度の指標には，血清の25-ヒドロキシビタミンD濃度が利用されている．その基準値は15～40 ng/mLであり，5 ng/mL以下になるとビタミンD欠乏と分類される．ビタミンCや葉酸は血清を用いて測定されることが多いが，ビタミンCでは好中球，葉酸では赤血球の濃度がそれぞれ血清よりも高く，それらの血球中の濃度がより長期的な摂取状態を反映すると考えられている．血漿ホモシステイン濃度の増加は，ビタミンB_6，B_{12}，葉酸の低下に関連することから，それらビタミンの状態を反映する指標にもなっている．

　その他，フラボノイドやカロテノイドのような食品成分の血液中濃度，あるいは各種ミネラルの尿中排泄の測定により，各成分の日常の摂取状態，食品の形態の違い，ならびに吸収における個人差を評価することができる．

表 4-12 食事摂取量を反映する身体計測指標

測定項目	身体計測指標	反映される主たる栄養素
身長と体重	体格指数[*1]，標準体重	エネルギー
体重	体重変化量，体重変化率，標準体重比，通常体重比	エネルギー
内臓脂肪蓄積	腹囲	エネルギー
体組成	体脂肪率	エネルギー，脂肪
	除脂肪体重(LBM)	エネルギー，脂肪，たんぱく質
上腕周囲	上腕筋囲[*2]，上腕筋面積[*2]	たんぱく質
皮下脂肪厚	上腕三頭筋部および肩甲骨下部の皮下脂肪厚	エネルギー

[*1]体格指数には BMI の他，以下のものがある．
　カウプ Kaup 指数：$[(体重\,kg)/(身長\,cm)^2] \times 10^4$
　ローレル Rohrer 指数：$[(体重\,kg)/(身長\,cm)^3] \times 10^7$
　ブローカー Broca 指数：$(体重\,kg) \times 100/[(身長\,cm)-100]$
[*2]上腕筋囲＝(上腕周囲 cm)－3.14×(皮下脂肪厚 cm)
　上腕筋面積＝$[(上腕周囲\,cm)-3.14\times(皮下脂肪厚\,cm)]^2/(4\times3.14)$
[五島雄一郎(監)，中村丁次(編)：食事指導のＡＢＣ，第 2 版，日本医師会，94 頁，2002 より引用]

表 4-13 BMI の値と肥満の基準

BMI (kg/m^2)	判定
BMI < 18.5	やせ
18.5 ≦ BMI < 25	ふつう
25 ≦ BMI < 30	肥満(1 度)
30 ≦ BMI < 35	肥満(2 度)
35 ≦ BMI < 40	肥満(3 度)
40 ≦ BMI	肥満(4 度)

標準体重(kg)＝身長(m)×身長(m)×22 の計算式は BMI 22 kg/m^2 近辺で疾患の合併率が少ないことから用いられている．
[五島雄一郎(監)，中村丁次(編)：食事指導のＡＢＣ，第 2 版，日本医師会，213 頁，2002 より引用]

栄養疫学

⑤ 食事摂取量を反映する身体計測値

身体計測値により食事摂取量が推定できる

　食事摂取量を反映する**身体計測値**としては，身長，体重，体組成，上腕周囲，皮下脂肪厚(皮脂厚)，腹囲などがある(**表 4-12**)．これらの数値は，現在の食事摂取状態を反映する指標ではなく，長期間の食事摂取状態を反映する指標であり，数値の継続的な変動を測定することにより，食事摂取の変化が起こった時期を把握できる．身体計測値は，食物の消化吸収の個人差も反映している．

　エネルギーの摂取状態を反映する体格指数は体重と身長から算出され，中でも **BMI**(body mass index)は大人の肥満との関連でよく利用され，(体重[kg])/(身長[m])^2 により算出される(**表 4-13**)．子どもでは身長と体重のバランスの変化が著しいため，身長や体重の増加曲線のパターンやローレル Rohrer 指数が利用されている．BMI とカウプ Kaup 指数はいずれも体重を身長の二乗で除したものであり同じ値になる．体重や体格指数では，厳密には脂肪量や筋肉量，脂肪蓄積部位の把握ができないことから，皮下脂肪厚，上腕筋囲，除脂肪体重 lean body mass，体脂肪率の測定が行われている．除脂肪体重は，体重から体脂肪をさし引いた値であり，除脂肪組織ともいう．除脂肪体重は筋肉，骨や内臓であり，除脂肪体重が多いことは，筋肉量が多いことを示す．皮下脂肪厚と上腕筋囲は，**図 4-22** に示した場所で測定されている．腹囲は呼気時の臍位で測定し，男性 85 cm，女性 90 cm が内臓脂肪面積 100 cm^2 に相当する量としてメタボリックシンドロームの判定に利用されている．

　その他，骨密度はカルシウムの摂取状態との関連で測定されている．

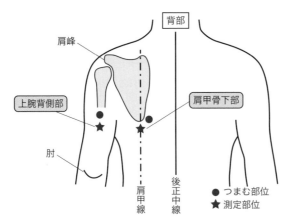

図 4-22 皮下脂肪厚と上腕周囲の測定

皮下脂肪厚（上腕背側部＋肩甲骨下部）はキャリパー（皮脂厚計）を用い，一定の圧力（10 mg/mm²）ではさんで測定する．上腕背側部の測定部位は，肩峰と肘の中点となる．上腕周囲は皮下脂肪厚を測定する場所の周囲で測定している．上腕周囲の値から筋肉量の指標になる上腕筋囲（上腕の筋肉の周囲）ならびに上腕筋面積を算出する．

〔小林修平（編著）：運動生理学，光生館，45 頁，2000 をもとに改変〕

F 食事摂取量の評価方法 ——————

❶ 食事調査と食事摂取基準

🥕 エネルギーと栄養素ではアセスメントの方法が異なることに注意する

　食事摂取基準の活用は，PDCA サイクルに基づいて行う．具体的には，食事摂取状況のアセスメントを行い，エネルギー・栄養素の摂取量が適切かどうかを評価し，その評価結果に基づき，食事改善計画の立案，食事改善を実施し，それらの検証を行う．検証を行う際には，食事評価を行う．その検証結果を踏まえ，計画や実施の内容を改善する．その概要は**図 4-23** のようになる．つまり，食事摂取基準を使う場合には必ず，何らかの食事調査を行うことになる．

　エネルギーの摂取量の評価方法と栄養素の摂取量の評価方法は異なる．その基本は**図 4-24** のようになる．

●食事摂取基準

ⓐ エネルギーの過不足の評価方法

　エネルギーの過不足は体重の変化で評価する．食事摂取アセスメント，つまり，食事アセスメントで得られるエネルギー摂取量は用いない．

　しかし，体重の変化はあくまでも，エネルギー摂取量とエネルギー消費量の差である．体重の変化を測ってもエネルギー摂取量そのものはわからない．わかるのはあくまでも，エネルギー収支のバランスである．体重が増えていたら，その間，エネルギー摂取量がエネルギー消費量よりも多かったのは事

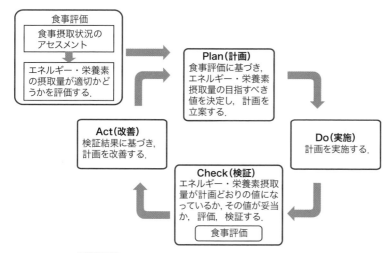

図 4-23 食事摂取基準の活用と PDCA サイクル

［厚生労働省：日本人の食事摂取基準（2020 年版）　総論，23 頁，図 6，2020 より引用］

> ■ **エネルギー**
> 体重の変化を測る
> 　（例外を除いて）食事アセスメントは用いない
> 　（例外を除いて）エネルギー必要量推定式は用いない
>
> ■ **栄養素**
> 　（習慣的な摂取量がわかり）
> 　（精度が明らかになっていて）
> 　（実施可能性の高い）
> 　　　食事アセスメントを用いる

図 4-24 食事摂取基準における食事摂取量の評価方法（アセスメント）の基本的な考え方

実であるが，わかるのはそこまでである．エネルギー摂取量を減らすか，エネルギー消費量を増やすか，または，その両方を使うかは現場の管理栄養士・栄養士の判断に任される．このように体重の変化は，エネルギー摂取量そのものはわからないので，不完全な代替指標である．それにもかかわらず，「体重の変化を用いること」とされているのは，エネルギー必要量を測るのがとてもむずかしい（信頼性が低い）からである．

　性別，年齢，身長，体重，およそのからだの動かし方（**生活活動レベル**）からエネルギー必要量を算出する式（推定式）がいくつか提案され，用いられている．それらのほとんどは，エネルギー必要量を**基礎代謝量×身体活動レベル**として計算する．基礎代謝量は，性別，年齢，身長，体重などを式に代入して求められ，これにはハリス・ベネディクト Harris-Benedict の式や，国立健康・栄養研究所（現 医療基盤・健康・栄養研究所）が提案した式などが知られている．これらの推定式の精度に関する研究をまとめたところ，誤差は存在するもののある程度の精度は保証されているようであると結論されている．ただし，推定式ごとに特有の誤差が存在するとも述べられている．問

●身体活動レベル

4

栄養疫学

表4-14 観察疫学研究において報告された総死亡率がもっとも低かった
BMIの範囲と目標とするBMI（18歳以上）

年齢（歳）	死亡率がもっとも低かったBMI(kg/m²)	目標とするBMI(kg/m²)
18～49	18.5～24.9	18.5～24.9
50～64	20.0～24.9	20.0～24.9
65～74	22.5～27.4	21.5～24.9
75以上	22.5～27.4	21.5～24.9

題は，むしろ，どのようにして，身体活動レベルを推定するかのほうである．身体活動レベルを推定する方法に関する研究は乏しく，現実的に栄養業務の現場で使えるものはなさそうであると結論されている．

最近，自分の性別，年齢，身長，体重，およそのからだの動かし方（生活活動レベル）を入力すれば，エネルギー必要量（適切なエネルギー摂取量）を計算してくれるアプリケーションやインターネットサイトが利用できるようになりつつあるが，これらはあくまでも対象者の自己教育用の道具であり，専門職（栄養士）が測定用に用いる測定機器ではないと考えておくべきであろう．

しかしながら，どのくらいの体重（体格）が望ましいのかは，あらかじめ決めておかなければならない．そこで，「目標とするBMI」が表4-14の右列のように定められている．これはBMIとその後の総死亡率との関連を検討した多数の疫学研究を中心に，現在の日本人の体格，そして，肥満が関連する生活習慣病のリスクを総合的に考慮して定められたものである．単純に現在のBMIがこの範囲内にあればよいというものではなく，他のリスクも考慮し，柔軟に用いるべきものである．

b 栄養素の過不足の評価方法

1) 基本的事項

エネルギーと同様に，栄養素でもアセスメントが鍵である．注意すべき点は，エネルギーと栄養素ではアセスメントの方法が異なることである．また，ポイントとして「アセスメント（調査）の誤差」と「食事アセスメント法の選択」があげられる．

2) 栄養素の過不足は摂取量で測る

食事摂取基準では，栄養業務の基本形として，①事前に食事摂取状況に関するアセスメントを行い，エネルギー・栄養素の摂取量が適切か否かを判断すること，②その結果に基づいて栄養業務の計画を立てること，③以後はPDCAサイクルの考え方に沿って栄養業務にあたることとされる．エネルギーの過不足は体重の変化で測るが，栄養素の摂取量は食事アセスメント（食事調査）で測る．

最初に押さえておきたいのは，「栄養素摂取状況の過不足を評価するには，基本的には，栄養素の摂取量を測る以外に方法がない」ということである．このことはエネルギーの過不足には「体重の変化」という代理指標があるのと対照的である．「食事摂取基準の活用と食事摂取状況のアセスメント」の

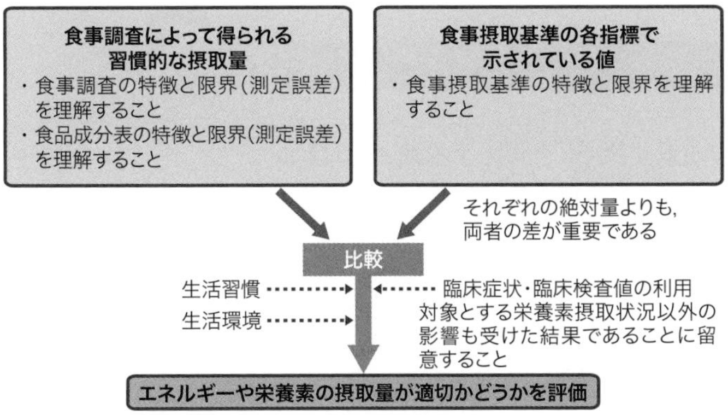

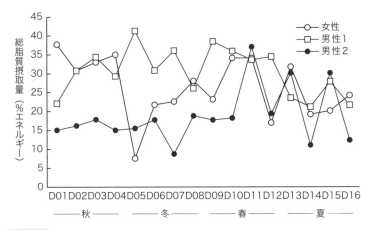

図 4-25 食事摂取基準を用いた食事摂取状況のアセスメントの概要
[厚生労働省：日本人の食事摂取基準（2020 年版）　総論，24 頁，図 7，2020 より引用]

図 4-26 ある健康な日本人成人男女 3 人における脂質摂取量の日間変動
[厚生労働省：日本人の食事摂取基準（2015 年版）　総論，26 頁，図 7，2015 より引用]

図はそのことを明確に示している（**図 4-25**）．この図は，食事摂取基準の活用において，3 つの情報を使うように指示しており，その相対的な重要度が矢印の太さで表現されている．太い実線の矢印が使われ，「食事調査によって得られる摂取量と食事摂取基準の各指標で示されている値を比較」と書かれた部分が栄養素の過不足の評価に当たる．「身体状況調査による体重，BMI」は細い実線の矢印で，これがエネルギーの過不足の評価に当たる．最後に，「臨床症状・臨床検査の利用」が細い点線で示されており，括弧内には「・・・に留意」と留意事項が添えられている．

3）　日間変動と必要調査日数（☞ 154 頁）

　食事摂取基準は「習慣的な」摂取量に関する基準である．そして，その摂取量は日々変動する**日間変動**である．**図 4-26** はその一例で，成人男女 3 名における 16 日間の脂質摂取量の変動である．脂質の目標量は 20 〜 30％エネルギーであるが，日によっては目標量の範囲を超えて摂取量が変動している．この現実をみれば，1 日間だけの摂取量を調べてそれが多い・少ないと

●日間変動

コラム　エネルギー調整

　前述の申告誤差の影響をある程度なら取り除くことのできる方法がエネルギー調整と呼ばれるものである．以下に例を使って説明する．

　表は，ある1人の人を対象とした食事アセスメントの結果（仮想データ）である．身体活動レベルは「ふつう」とし，極端な肥満でもやせでもないとする．

　ここで問題：食塩と飽和脂肪酸の摂取量として，もっとも確からしい値はそれぞれいくらか？

　食事アセスメントの結果，エネルギー摂取量は1日当たり1,800 kcalであるが，申告誤差があるはずで，この値をそのまま信じるわけにはいかない．そして，真のエネルギー必要量も，真のエネルギー消費量もわかりえない．そこで，どのくらいのエネルギーがもっともありえるかを考える．いくつかの方法があるが，1つは食事摂取基準の**推定エネルギー必要量**をみることである．推定エネルギー必要量は二重標識水法を使ってエネルギー必要量を測定した数多くの研究を参考に決められた値である．これが真のエネルギー摂取量であると断定はできないが，確率的にはもっともありえる値と考えられる．この値を仮の真のエネルギー摂取量と考えるのが確率的にはもっとも妥当であろう．すると，申告誤差は（1,800 ÷ 2,000）= 0.9である．この過小申告がエネルギーだけでなく，すべての栄養素についても起こっていると仮定すれば，食塩摂取量も真の摂取量を0.9倍した値が得られているわけであり，それがいま10 gだから，真の摂取量は10 ÷ 0.9 = 11.1… ≒ 11.1 gと想像される．これが1つめの答えである．ただし，この方法には科学的に解決すべき課題も残されており，使用には慎重さが求められる．

　まったく同様に，飽和脂肪酸は，20 ÷ 0.9 = 22.2… ≒ 22.2 gと想像される．ところが，食事摂取基準における飽和脂肪酸の単位はgではなく％エネルギーである．そして，飽和脂肪酸は脂質の一種であるから，1 g当たり9 kcalを使うと，｛（20 ÷ 0.9）× 9｝÷ 2,000 × 100 = 10％エネルギーとなる．これが2つめの答えである．ところで，ここで用いた0.9は元々（1,800 ÷ 2,000）により得られたため，これを代入すると式は，｛（20 ÷（1,800 ÷ 2,000））× 9｝÷ 2,000 × 100 =（20 × 2,000 × 9 × 100）÷（1,800 × 2,000）となり，分母と分子を2,000で約分して，（20 × 9 × 100）÷ 1,800となる．この式には2,000という数値（= 推定エネルギー必要量）が入っていない点に注目してほしい．つまり，申告誤差を考える必要はないのである．

ある1人の人を対象とした食事アセスメントの結果（仮想データ）

食事アセスメントから計算された摂取量			推定エネルギー必要量*	2,000 kcal/日
エネルギー	1,800 kcal/日		真のエネルギー必要量	不明
食塩	10.0 g/日		真のエネルギー摂取量	不明
飽和脂肪酸	20.0 g/日			

*性，年齢区分，身体活動レベルを考慮して，食事摂取基準の推定エネルギー必要量の表から選んだもの．
身体活動レベルは「ふつう」とする．また，極端な肥満でもやせでもないとする．

評価する意義が乏しいのは一目瞭然である．同様に，1日の一部分の食事(たとえば，一食)に含まれる栄養素量は食事摂取基準に従う必要はまったくない．

この事実からは次の注意点，すなわち「1日間など短期間の食事を把握する調査法は食事摂取基準の活用では適切ではない」ことが導かれる．**図4-26**をみれば3日間でも十分でなく，食事摂取基準の活用を目的とした調査には，習慣的な摂取量を直接に得られる食物摂取頻度質問票や食事歴法質問票のほうが適していることがわかる(ただし，これらには無視できない別の弱点がある)．

4)　申告誤差(過小申告・過大申告)

ほぼすべての食事アセスメント法においてエネルギー摂取量は過小に申告されてしまう．この程度は肥満度にほぼ比例するが，標準的な体型の成人(たとえば，BMIが23 kg/m^{2}程度)でもおよそ15%程度の過小申告が生じる．つまり1日に2,000 kcal摂取している人なら1,700 kcal摂取していると申告されることになるため影響は無視できない．そのため，エネルギーの過不足の評価には食事アセスメントの結果は用いず，体重の変化で測るとされている．しかも，15%は平均値にすぎず，全員が一律に15%過小に申告するわけではなく，申告誤差は人によって異なる．なお，人によっては過大に申告する場合もあるため，目の前の対象者の申告誤差を正確に知る方法はない．

この申告誤差は栄養素にも同様に起こる．それならば，エネルギー摂取量と同じように食事アセスメントで得られた栄養素摂取量も使えないはずであり，理論的にはそのとおりである．しかし，困ったことに，栄養素には(どの栄養素でも)エネルギーにおける体重の変化のように，測定が簡便で測定誤差が小さい代替指標が存在しない．つまり，たとえ食事アセスメントによって得られる値に大きな測定誤差があるとしても，栄養素ではそれを使わざるをえないわけである．

一方，食事アセスメントによって得られる栄養素摂取量を食事摂取基準に用いてもよい(もちろん弱点には要注意であるが)という理由が2つある．1つめは，エネルギー摂取量と体重の変化が直線関係なのに対して，栄養素摂取量と栄養素の過不足(正確には，不足か充足か)はシグモイド曲線の関係であるからという理由である．2つめは，申告誤差の影響を(ある程度)取り除く方法が栄養素には存在する(エネルギーには存在しない)からという理由である．

1つめの理由を説明するための図が**図4-27**である．**図4-27a**のように，エネルギーでは摂取量の違いは(消費エネルギーが一定ならば)そのまま体重の変化となる．これは，エネルギー摂取量の測定誤差が大きくなればなるほど，体重の変化量の推定に誤りが生じることを示している．**図4-27b**は栄養素の摂取量と不足・充足の関係を示しており，不足確率曲線と呼ばれる曲線である．この形はシグモイド曲線と呼ばれ，生物学でしばしば登場する．推奨量付近以上であれば充足であるから，図から明らかなようにこの辺りのどの摂取量であっても結論は同じ(＝充足している)である．一方，推定平均

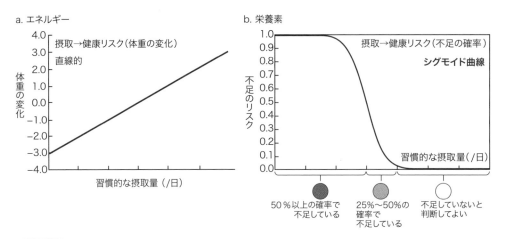

a. エネルギー

b. 栄養素

図 4-27 習慣的な摂取量と健康影響（体重の変化または栄養素が不足する確率）の理論的な関係

［厚生労働省：日本人の食事摂取基準（2015 年版）　総論, 29 頁, 図 17, 2015 をもとに作成］

表 4-15 食事摂取状況に関する調査法のまとめ

	概　要	長　所	短　所	長期間の平均的な摂取量を個人レベルで評価できるか
食事記録法	摂取した食物を調査対象者が自分で調査票に記入する. 重量を測定する場合（秤量法）と, 目安量を記入する場合がある（目安量法）. 食品成分表を用いて栄養素摂取量を計算する	対象者の記憶に依存しない. 他の調査票の精度を評価する際の, ゴールドスタンダードとして使われることが多い	対象者の負担が大きい. 調査期間中の食事が, 通常と異なる可能性がある. コーディングに手間がかかる. 食品成分表の精度に依存する	多くの栄養素では, 長期間の調査を行わないと不可能
24 時間食事思い出し法	前日の食事, または調査時点から遡って 24 時間分の食物摂取を, 調査員が対象者に問診する. フードモデルや写真を使って, 目安量をたずねる. 食品成分表を用いて, 栄養素摂取量を計算する	対象者の負担は, 比較的小さい. 比較的高い参加率を得られる	熟練した調査員が必要. 対象者の記憶に依存する. コーディングに時間がかかる. 食品成分表の精度に依存する	多くの栄養素では, 長期間の調査を行わないと不可能
陰膳法	摂取した食物の実物と同じものを, 同量集める. 食物試料を化学分析して, 栄養素摂取量を計算する	対象者の記憶に依存しない. 食品成分表の精度に依存しない	対象者の負担が大きい. 調査期間中の食事が, 通常と異なる可能性がある. 実際に摂取した食品のサンプルを, 全部集められない可能性がある. 試料の分析に手間と費用がかかる	多くの栄養素では, 長期間の調査を行わないと不可能
食物摂取頻度調査票	数十〜百数十項目の食品の摂取頻度を, 調査票を用いてたずねる. その回答をもとに, 食品成分表を用いて栄養素摂取量を計算する	簡便に調査を行える. 対象者 1 人当たりのコストが安く, データ処理に要する時間と労力が少ない. 標準化に長けている	対象者の記憶に依存する. 得られる結果は質問項目や選択肢に依存する. 食品成分表の精度に依存する. 調査票の精度を評価するための, 妥当性研究を行う必要がある	可能
食事歴法質問票	数十〜百数十項目の食品の摂取頻度を, 調査票を用いてたずねることに加え, 食行動, 調理や調味などに関する質問も行う. その回答を基に, 食品成分表を用いて栄養素摂取量を計算する	対象者 1 人当たりのコストが安く, データ処理に要する時間と労力が少ない. 標準化に長けている	対象者の記憶に依存する. 得られる結果は質問項目や選択肢に依存する. 食品成分表の精度に依存する. 調査票の精度を評価するための, 妥当性研究を行う必要がある	可能
生体指標	血液, 尿, 毛髪, 皮下脂肪などの生体試料を採取して, 化学分析する	対象者の記憶に依存しない. 食品成分表の精度に依存しない. 摂取量の大部分が吸収され, かつ, その大部分が尿中に排泄されるミネラル（ナトリウムやカリウム）では有用な調査法	摂取量を直接に測定するわけではないため, あくまでも摂取量の代替値としての扱いに留まる. 試料の分析に, 手間と費用がかかる. 試料採取時の条件（空腹か否かなど）の影響を受ける場合がある. 摂取量以外の要因（代謝・吸収, 喫煙・飲酒など）の影響を受ける場合がある	栄養素により異なる

［厚生労働省：日本人の食事摂取基準（2015 年版）　総論, 23 頁, 表 9, 2015 より引用］

必要量付近を下回れば「不足しているおそれが高く，食事改善が必要である」と結論される．すなわち，推奨量付近以上や推定平均必要量付近以下での測定の誤りは結果に何も影響を及ぼさない．つまり，食事摂取基準の活用の観点からは，栄養素の測定誤差はエネルギーの測定誤差に比べてやや大きくても許容されることがわかる．

5）　食事アセスメント法の長所と短所

食事アセスメント法はたくさんあり，それぞれに固有の特徴がある．それらに習熟し，目的や対象者に応じた適切な食事アセスメント法を選び，それを正しく用いることが食事摂取基準を正しく活用するうえで不可欠である．そこで，食事摂取基準の活用において用いるという観点から食事アセスメント法の種類と特徴（長所と短所）について**表 4-15** にまとめておく．

6）　ま と め

「栄養素の過不足は食事アセスメントで測る」「その際は測定誤差に注意する」というのが栄養素の考え方であり，使い方である．

コラム　食事摂取状況のアセスメントとしての食事摂取基準の地域集団への活用　地域集団

食事調査で把握した地域集団の栄養素等摂取量を食事摂取基準を用いてアセスメントする方法について記載する．

図 4-28 に，集団の食事改善を目的とした食事摂取基準の活用の基本的概念を示す．集団の摂取量の分布と食事摂取基準から，摂取不足や過剰摂取の可能性がある人の割合等を推定する．摂取不足や過剰摂取の可能性のある人が食事摂取基準の適切な範囲に入るように，食事や身体活動の改善目標を設定し，公衆栄養計画を作成する．

図 4-29 に，食事摂取基準を活用した集団の食事摂取状況のアセスメントの概要を示す．

①　エネルギー摂取の過不足の評価

BMI の分布から，BMI が目標とする範囲外にある人の割合を算出する（**表4-16**）．

②　栄養素の摂取不足の評価

摂取量の分布から，簡便な方法としては，推定平均必要量を下回る人の割合を算出する（＝カットポイント法）．より正確な値を求めるためには，必要量の分布と摂取量の分布の両者から，確率法により不適者の割合を算出する．正しい割合を求めるためには**確率法**を用いるが，簡便法として**カットポイント法**を用いることが多い．

推定平均必要量が設定されていない栄養素については，摂取量の中央値が目安量以上かどうかを確認する．摂取量の中央値が目安量未満の場合は，不足者の割合は判断できない．

③　栄養素の過剰摂取の評価

摂取量の分布から耐容上限量を上回る人の割合（過剰摂取の可能性を有する者の割合）を算出する．

④　生活習慣病の一次予防を目的とした評価

摂取量の分布から，目標量の範囲を逸脱する人の割合を算出する．食事以外の要因もあわせて総合的に評価する．

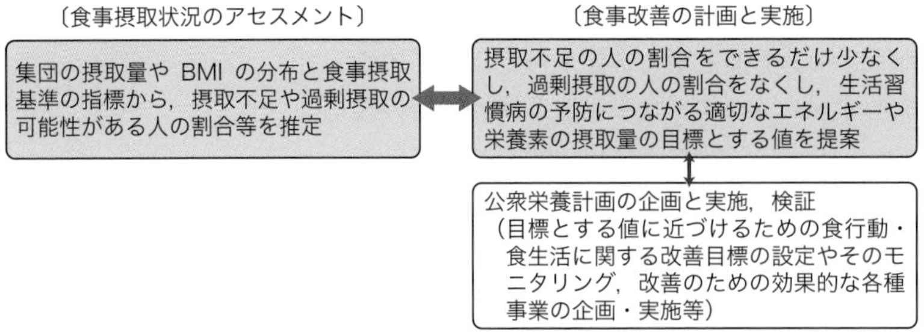

〔食事摂取状況のアセスメント〕

集団の摂取量や BMI の分布と食事摂取基準の指標から，摂取不足や過剰摂取の可能性がある人の割合等を推定

〔食事改善の計画と実施〕

摂取不足の人の割合をできるだけ少なくし，過剰摂取の人の割合をなくし，生活習慣病の予防につながる適切なエネルギーや栄養素の摂取量の目標とする値を提案

公衆栄養計画の企画と実施，検証（目標とする値に近づけるための食行動・食生活に関する改善目標の設定やそのモニタリング，改善のための効果的な各種事業の企画・実施等）

図 4-28 集団の食事改善を目的とした食事摂取基準の活用の基本的概念

〔厚生労働省：日本人の食事摂取基準（2020 年版）より一部改変〕

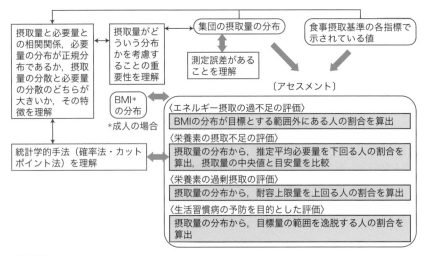

図 4-29 食事改善（集団）を目的とした食事摂取基準の適用による食事摂取状況のアセスメント

〔厚生労働省：日本人の食事摂取基準（2020 年版）より引用〕

表 4-16 目標とする BMI の範囲（18 歳以上）[*1, *2]

年齢（歳）	目標とする BMI（kg /m²）
18 ～ 49	18.5 ～ 24.9
50 ～ 64	20.0 ～ 24.9
65 ～ 74[*3]	21.5 ～ 24.9
75 以上[*3]	21.5 ～ 24.9

[*1] 男女共通．あくまでも参考として使用すべきである．
[*2] 観察疫学研究において報告された総死亡率がもっとも低かった BMI を基に，疾患別の発症率と BMI との関連，死因と BMI との関連，喫煙や疾患の合併による BMI や死亡リスクへの影響，日本人の BMI の実態に配慮し，総合的に判断し目標とする範囲を設定．
[*3] 高齢者では，フレイルの予防および生活習慣病の発症予防の両者に配慮する必要があることも踏まえ，当面目標とする BMI の範囲を 21.5 ～ 24.9 kg /m² とした．
〔厚生労働省：日本人の食事摂取基準（2020 年版）より引用〕

❷ 総エネルギー調整栄養素摂取量

総エネルギー摂取量と相関のある栄養素では調整が必要となる

　身体が大きく，身体活動が多く，代謝効率の低い人は，一般に多くの量の食物を摂取するため，総エネルギー摂取量が多いのみならず，エネルギー源でない栄養素 X の摂取量もまた多くなる傾向がある（総エネルギー摂取量と栄養素 X の摂取量に「正相関がある」という）．総エネルギー摂取量は，主エネルギー源である炭水化物・たんぱく質・脂質摂取量と，とくに強い正相関を示すが，エネルギー源でないビタミン A，ビタミン C，カルシウムなどとも正相関を示すことが多い．

　この事実を踏まえ，栄養疫学で，ある栄養素 X の摂取量と疾病 Y の罹患リスクとの関係を検討することを考えよう．仮に，総エネルギー摂取量が多い人（おそらく身体の大きさが大きく，身体活動が多く，代謝効率の低い人）に疾病 Y の罹患率が高い場合，栄養素 X そのものには疾病 Y 罹患リスクを高めたり低めたりする効果がまったくなくても，栄養素 X の摂取量が多い人ほど（総エネルギー摂取量もまた多いので）疾病 Y の罹患率は高くなるはずである．したがって，総エネルギー摂取量の影響を考慮しないと，栄養素 X が疾病 Y の罹患リスクを高めるという誤った判断をしてしまうおそれがある．そのため，栄養疫学において，ある特定栄養素の摂取量と疾病との関係を検討する場合には，総エネルギー摂取量に対して特別な配慮をしなければならない．

ａ　栄養素密度法

　栄養素密度とは，ある特定の栄養素摂取量を総エネルギー摂取量で割ったものである．たとえば，脂肪エネルギー比率（脂肪によるエネルギー摂取量 [kcal] ÷総エネルギー摂取量 [kcal] × 100 [%]）は，栄養素密度の一種である．この方法は簡単ではあるが，総エネルギー摂取量の影響を完全に取り除くものではない．主栄養素（たんぱく質 P，脂肪 F，炭水化物 C）の栄養素密度であるエネルギー比率は，総エネルギー摂取量と中等度の強さの正相関を示すことが多く，また，総エネルギー摂取量と相関の弱い栄養素（ビタミン C など）の栄養素密度は，総エネルギー摂取量と負相関を示すことがある．そのため，最初に述べたのと同じ理由で，栄養素密度と疾病 Y の罹患リスクとの間にみかけ上の関連が生じたり，結果を過大または過小評価してしまうおそれがある．

　いわゆる PFC エネルギー比率（☞第 2 章 B-❶ｃ，30 頁）のように，適切に用いれば栄養素密度は実用的でもある．たとえば，脂肪エネルギー比率や炭水化物エネルギー比率は食事摂取基準の目標量として示されている．しかし，疾病との関連を疫学的に分析する場合には，以下に述べる別の方法を用いて総エネルギー摂取量の調整を行うべきである．

●栄養素密度

4

栄養疫学

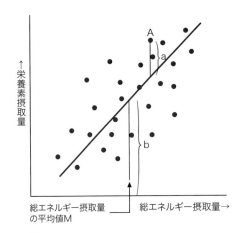

図 4-30　総エネルギー調整栄養素摂取量＝ a ＋ b

ある栄養素摂取量を目的変数(従属変数)，総エネルギー摂取量を説明変数(独立変数)とする一次回帰式を作成する．a はその栄養素摂取量の実測値と一次回帰式から求められた期待値との残差である．b は被検者が総エネルギー摂取量の平均値 M を摂取していると仮定した場合の栄養素摂取量の期待値である．

[田中平三(監訳)：食事調査のすべて・栄養疫学，第 2 版，第一出版，2003/ 原典　Walter Willett：Nutritional Epidemiology, 2nd ed. Oxford University Press, 1998 をもとに作成]

b　残 差 法

　図 4-30 のように，注目している栄養素と総エネルギー摂取量との関係を $y = cx + d$ の形の一次回帰式(直線回帰式)で表す．この一次回帰式から期待(予測)される栄養素の摂取量と，実際に測定された栄養素摂取量との差を**残差**といい，この残差は総エネルギー摂取量と無相関になるという性質がある．たとえば，図の点 A はある個人 A の栄養素摂取量(y 座標)と総エネルギー摂取量(x 座標)を表している．個人 A の栄養素摂取量の期待値は，点 A から垂線を下ろして直線と交わった点(の y 座標)であり，実測値との差 a が残差である．残差の平均は 0 で実際の栄養素摂取量とはかけ離れた数値であるため，便宜的に定数 b(研究集団における総エネルギー摂取量の平均値 M において期待される栄養素摂取量)を加えて，現実的な値に近づけ，a ＋ b を最終的に**総エネルギー調整栄養素摂取量**と定義する．

　こうして計算した総エネルギー調整栄養素摂取量は，総エネルギー摂取量とは無相関なので，総エネルギー摂取量の影響を除いた検討が可能になる．この方法をとくに「**残差法**」と呼ぶ．ある特定の集団における栄養素と総エネルギー摂取量との関係(一次回帰式)に基づいて計算しているため，残差法によるエネルギー調整栄養素摂取量は，その集団内での個人やグループ間の比較に用いる．

●残差法

c　多変量解析

　ある特定の栄養素摂取量と疾病 Y との関連性を統計学的に解析する場合には，上述の残差法による総エネルギー調整栄養素摂取量，総エネルギー摂取量，さらに調整したい他の変数(とくに性・年齢はほぼ必須)をすべて考慮した次式のような多変量解析モデルがよく用いられる．

$$疾病 Y のリスク = \beta_1 \times 総エネルギー調整栄養素摂取量$$
$$+ \beta_2 \times 総エネルギー摂取量$$
$$+ \beta_3 \times 性別 + \beta_4 \times 年齢 + \cdots\cdots + 切片 + 誤差$$

　ここで，$\beta_1 \sim \beta_4$ は偏回帰係数と呼ばれ，その要因と疾病 Y のリスクとの関係の強さを表す指標である．このモデルでは，①注目している栄養素摂取量が疾病と統計学的関連性を持つかどうか，②総エネルギー摂取量は疾病と統計学的関連性を持つかどうか，という2つの問題に，性・年齢など交絡変数の影響を調整しつつ明確に答えてくれるので，疾病と特定の栄養素摂取量との統計学的関連性を解析する方法としてもっとも優れていると考えられる．

3 データの処理と解析

a 統計学とデータ

> **データには名義尺度，順序尺度，間隔尺度，比率尺度の4つの種類がある**

　統計学は，データを平均などの統計量や図表にまとめて，その特徴をとらえる学問である．統計学は，手元にあるデータの特徴をとらえる**記述統計学**と，その背景にある**母集団**（＝そのデータを得た元の集団）の特徴を**標本**からとらえる**推測統計学**とに大きく分けることができる．データの集め方には，全対象のデータをとる**全数調査**（悉皆調査）と，全対象の一部を抽出する**標本調査**とに分けることができる．全数調査の例として国勢調査があり，標本調査の例として国民健康・栄養調査がある．

　身長のように，ある集団を構成する人や物の特性を数量的に表す量を**変数**（**変量**）といい，調査や実験などで得られた変数の観測値や測定値の集まりをデータという．

　また，変数そのものが持つ性質から，次のように分類することができる．試験の得点や温度のように数値として得られる変数を**量的データ**（**変数**），所属クラスや都道府県のように，仮に数値として割り振った（例：都道府県を1～47の数字に割り振る）としても，値そのものに意味がない変数を**質的データ**（**変数**）という．量的データには，数値が連続的に観測される**連続変数**（例：薬品の重量，身長）と，数値が飛び飛びに存在する**離散変数**（例：サイコロの1～6，アンケートにおける「強く思う」～「まったく思わない」の5段階の回答）がある．さらに，絶対的ゼロ点がない（＝便宜的にゼロを置いている）**間隔尺度**（例：摂氏温度，西洋年）と，絶対的ゼロ点がある**比尺度**（**比率尺度**）（例：身長，血圧，年齢，摂取栄養素量）とに分けることができる．一方，質的データには，データ間に順序関係が存在する**順序尺度**（例：徒競走の順位，アンケートにおける「強く思う」～「まったく思わない」の5段階の回答）と，そのような順序関係がない**名義尺度**（例：性別，職業区分）に分けることができる．これらの変数（データ）の性質によって，用いる演算処理や統計手法が異なってくるので，それぞれの違いを十分に理解してほしい．

b 量的変数のまとめ方

> データの代表値には平均値, 中央値, 最頻値などがあり, 散布度には分散や標準偏差などがある

　データが得られたら, まずはわかりやすく表に要約するなどして, 全体の傾向をとらえる. もっとも基本的な表が**度数分布表**である. 度数分布表は, データをいくつかの**階級**(データのグループ)に分け, 各階級についてその**度数**(含まれるデータの個数)や**相対度数**(その度数の全体に占める割合)を示した表である. **ヒストグラム**は, 度数分布表をグラフ化したもので, 横軸を階級, 縦軸を度数または相対度数とし, 多数のデータの散らばり具合を視覚的に示すことができる.

　A クラス 25 人の身長(cm)が |146.0, 147.0, 148.0, 148.5, 149.0, 149.5, 150.0, 150.4, 150.7, 151.3, 151.5, 151.6, 151.8, 152.2, 152.3, 152.7, 153.0, 153.5, 156.2, 156.6, 157.3, 157.7, 156.1, 157.8, 159.0| であったとする. このとき, A クラスの身長の度数分布は**表 4-17** のようになり, そのヒストグラムは**図 4-31** のようになる.

　データ全体の特徴を示す代表的な値を, **代表値**という. 代表値には, **平均値**, **中央値**, **最頻値**などがある. **平均値**は, 全データの総和をデータ数で割った値である. 外れ値(極端に大きな値または極端に小さい値)があると, その値に引っ張られてしまう特徴がある. **中央値**は, データの数値を大きさの順に並べたとき, 真ん中にくる値である. 平均値に比べて外れ値の影響を受けにくい. **最頻値**は, データの中でもっとも多く出現する値(ヒストグラムで

表 4-17 A クラスの身長の度数分布

階級 (cm)	階級値	度数	相対度数
146 ～ 148 未満	147	2	0.08
148 ～ 150 未満	149	4	0.16
150 ～ 152 未満	151	7	0.28
152 ～ 154 未満	153	5	0.20
154 ～ 156 未満	155	4	0.16
156 ～ 158 未満	157	2	0.08
158 ～ 160 未満	159	1	0.04

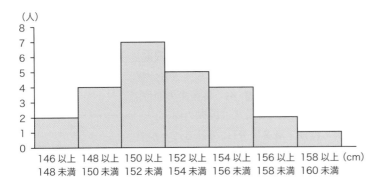

図 4-31 A クラスの身長のヒストグラム

あればもっとも頻度の多い階級)である. 外れ値の影響を受けにくいが, 連続変数の場合には, 度数分布表の各階級の区切り方で結果が変わることもある.

たとえば, {1, 2, 2, 3} の平均値は2, 中央値も2であるが, それに100を追加した {1, 2, 2, 3, 100} の平均値は21.6となるが, 中央値は2のままである. このように, 平均値は外れ値(100)の影響を受けるが, 中央値は(ほとんど)影響を受けないことがわかる. 先ほどのAクラスの身長の場合, 平均値は152.4 cm, 中央値は151.8 cm, 最頻値は**表4-17**のような度数分布を考えた場合150 cm以上152 cm未満の階級がもっとも多いので, その階級値である151 cmとなる. この例では, 外れ値がなく, ほぼ左右対称の分布であるため, 平均値, 中央値, 最頻値がほぼ等しい値となった. しかし, 左右対称の分布でない(例:血清トリグリセリド値, ビタミンA摂取量)場合には, 平均値, 中央値, 最頻値は同じような値とはならない.

データの分布を把握する際には, データの代表値とともに分布の広がり(ばらつき)も考える必要がある. たとえば, Bクラスの5人とCクラスの5人の身長(cm)がそれぞれ {147, 151, 155, 159, 163} と {153, 154, 155, 156, 157} であったとする. このとき, BクラスとCクラスの平均値(中央値)はいずれも155 cmであるが, Aクラスの5人の身長のほうが, Bクラス5人の身長に比べてばらつきが大きいことが分かる. データのばらつき具合のことを散布度という. 散布度の代表的なものに, **分散**と**標準偏差**がある. 分散, 標準偏差ともに, 数値が大きいほど散らばりが大きいことを示す. 先ほどの例では, 分散, 標準偏差は, Aクラスで32 cm², 5.7 cm, Bクラスではそれぞれ2 cm², 1.4 cmである. これらを用いると, ある値が基準からどのくらい離れているか, 全体のデータのどのあたりにあるか(例:「偏差値」)が分かる. 正規分布に従う場合, 平均値±標準偏差にデータの約3分の2が, 平均値±2×標準偏差にデータの約95%が, 平均値±3×標準偏差にデータの約99%が存在する.

c 統計学的推定

推定には, 点推定と区間推定がある. たとえば, 母集団の平均値を推定するために95%信頼区間などを示す

母集団の対象者の数が多すぎることや, 母集団をすべて調査することが物理的に不可能なことなどから, 実際の調査では, 対象全体である母集団の一部を**抽出(サンプリング)**して調べる. すなわち, 前述した**標本調査**である. この場合, 限られた標本からの情報(データ)から, 母集団の姿を推察する方法の1つが**推定**である. 推定には, **点推定**と**区間推定**がある.

たとえば, 10人の男子の身長を測定した結果, 平均が170 cmであった. このとき, 母集団の姿, たとえば母集団の平均値(=母平均)を, 10人から得られた平均値170 cmの1つの値から推測するのが**点推定**である. それに対し, 母平均は, 「おそらく165 cmから175 cmの間に入るだろう」というように, 幅をもって推測するのが**区間推定**である. その区間を信頼区間と呼

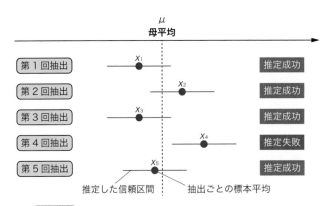

図 4-32 母平均（母集団の平均値）と信頼区間の関係

第 4 回抽出において，母平均が推定区間に入っていない．このようなことが 95％信頼区間の場合，抽出と区間推定を 100 回実施すると 5 回くらいは起こる．

び，「おそらく 95％の確率(確からしさ)で…」という場合には，**95％信頼区間**と呼ぶ．

　信頼区間を求める際には，繰り返しの標本抽出によって同じ計算を行うことを考える．すなわち，母集団から標本を抽出し，その標本から区間推定を求めるという作業を 100 回繰り返し実施した場合に，**パラメータ**あるいは**母数**(母集団の平均値や分散など，母集団の分布の形を決める値)が，その区間に 95 回ぐらい入ることを**信頼度**(信頼係数，**信頼水準**)95％という(図4-32)．たとえば，母集団の平均値(母平均：μ)の 95％信頼区間が「A 〜 B」であるという結果が得られた場合，95％の確率で，「A 〜 B」の区間が母集団の平均値(μ)を含んでいると解釈できる．

　一方，相対危険の 95％信頼区間は，次のように考えることができる．相対危険が 1.2 の場合では，基準とした群(非曝露群)よりもこの群(曝露群)のほうが 1.2 倍の確率で，アウトカムが発生しやすい(例：病気になりやすい)ことを示している．しかし，仮に相対危険の 95％信頼区間が 0.9 〜 1.3 の場合では，95％信頼区間の下限値が 1 を下回っていることから，「なりにくいか，なりやすいかは，わからない」となる．逆に，相対危険の 95％信頼区間が 1.1 〜 1.5 であれば，95％の信頼度で「なりやすい」と解釈することができる．

　統計的推定では，信頼度と信頼区間の大きさは，表裏の関係にある．たとえば，信頼度を高くしようとすると，信頼区間は広くなる．一方，信頼度を下げないで信頼区間を狭くするためには，標本の大きさ(対象者数)を大きくする．ただし，対象者数(n)を 100 倍にしても信頼区間の幅は，$\sqrt{1/n}$ すなわち 10 分の 1 にしかならない．

d 統計学的検定

> 検定は，標本から母集団の特性値に関する仮説の真偽を判断するものである

　統計学的検定は，ある仮説が「普通に起こりえる(よくある)こと」なのか，「まれな(普通は起きないといえるほど小さな確率)こと」なのかを数値で表

し，客観的な判断の根拠として用いる．統計学的検定は，①仮説を立てる，②「起こりえる」と「まれ」の判断の境となる**有意水準（危険率）**を決める，③仮説が起こる確率を計算する，④仮説を捨てる（＝棄却する）か，捨てないかの判断をする，という流れになる．

　たとえば，2群間の平均値に差があるかどうかを検定したい場合には，まず主張したいこと（2群間の平均値に差がある）と，反対である「2群間の平均値に差がない」という仮説（**帰無仮説**）を立てる．主張したい仮説は，帰無仮説に対立する仮説ということで，**対立仮説**と呼ばれる．次に，「普通は起こらないことが起こった」と判定する基準である**有意水準（危険率）**を設定する．一般的に，有意水準は5%や1%とすることが多い．最後に，帰無仮説が正しいと仮定したときに，観察された値以上に極端な値が出る確率（**P値**）と有意水準を比較する．P値が有意水準より小さい（すなわち「普通は起こらないことが起こった」）場合，帰無仮説を棄却し，対立仮説を採択する．この例の場合では，2群間の平均値に統計学的に**有意な**差があるといえると判断する．一方，P値が有意水準より大きい場合には，帰無仮説は棄却せず，判断を保留する．この例では，2群間の平均値に差があるのかないのかはわからないと判断する．すなわち，検定では，「差がない」ことを判断することはできない．

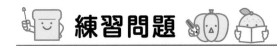

練習問題

4-B **疫学指標**について，正しいものに○，誤っているものに×をつけよ．
(1) 罹患率が高い場合，その病気にかかりやすい，と考えられる．
(2) 有病率が高い場合，その病気は慢性化しやすい，と考えられる．
(3) 要因 A の疾患 B に対する相対危険が高い場合，要因 A を持っていると，疾患 B になるリスクが高いと考えられる．
(4) 要因 A が疾患 B の防御因子である場合，相対危険は負の値を示す．
(5) 寄与危険により，要因 A が疾患 B の発生に与える影響の大きさがわかる．

4-C **疫学研究方法**について，正しいものに○，誤っているものに×をつけよ．
(1) バイアスが起こりにくい研究方法は，エビデンスのレベルが高い．
(2) すべての要因について，ランダム化比較試験を行うべきである．
(3) 生態学的研究で，因果関係を明らかにする．
(4) 症例対照研究で，相対危険を求める．
(5) コホート研究で，寄与危険を求める．

4-E **1. 食事調査法**について，正しいものに○，誤っているものに×をつけよ．
(1) 秤量法(秤量記録法)では，食べ残しがあった場合，食後にも計量する必要がある．
(2) 目安量法(目安量記録法)では，食事内容の測定は行わずに目安量を記録するため，秤量法よりも対象者の負担は小さいが，調査精度は低下しやすい．
(3) 24 時間食事思い出し法は，調査に要する時間が短時間であるため，調査者側の負担は小さい．
(4) 24 時間食事思い出し法については，1 回の調査成績をもって個人レベルでの栄養摂取状況として判断してもよい．
(5) 秤量法，目安量法，24 時間食事思い出し法のいずれにおいても，フードモデル，食器，実物大の型紙や図版を適切に用いることで，調査精度の向上と調査時間の短縮化が期待できる．

2. 食物摂取頻度調査法について，正しいものに○，誤っているものに×をつけよ．
(1) 食物摂取頻度調査法は，食事摂取量の絶対量を推定するのに最適な方法である．
(2) 食事調査の妥当性研究は，食事摂取の季節変動の大きさを推定する目的で行う．
(3) わが国において摂取栄養素の妥当性を確かめた食物摂取頻度調査票を，米国において使用することは問題ない．
(4) 食物摂取頻度調査法は，個人単位の情報は求められないが，集団全体の情報は得られる．
(5) 食物摂取頻度調査法は食事記録法と比較して，調査に手間がかからず大規模なコホート研究に適した方法である．

3. **食事摂取量を反映する生化学的指標および身体計測値について，正しいものに○，誤っているものに×をつけよ.**

(1) BMI は体重(kg)を身長(m)の二乗で除して算出され，成人の肥満の判定に利用されている.

(2) 血糖の状態を反映する指標には血糖値とヘモグロビン A1c があるが，いずれも採血直前の血糖の状態を反映する.

(3) ビタミン D の体内レベルの評価には，血清 1,25- ジヒドロキシビタミン D が用いられている.

(4) 血清のアルブミンやトランスフェリン，レチノール結合たんぱく質は，たんぱく質の摂取を反映する指標であり，体内半減期の短い(代謝回転が速い)指標は，短期間の食事摂取の状況，体内半減期の長い指標は長期間の食事摂取状況を表している.

(5) 食事摂取量を反映する身体計測値は，現在の食事摂取状況を反映する.

4-F

1. **総エネルギー摂取量の栄養素摂取量に及ぼす影響について，正しいものに○，誤っているものに×をつけよ.**

(1) 栄養素密度とは，ある特定の栄養素摂取量を総エネルギー摂取量で割ったものである.

(2) 栄養素密度法は，栄養疫学において総エネルギー摂取量の影響を完全に取り除くために用いられる.

(3) 総エネルギー摂取量の影響を取り除いて，ある特定の栄養素と疾病罹患リスクとの関連を疫学的に検討する場合には，残差法がよく用いられる.

(4) 残差法による総エネルギー調整栄養素摂取量は，同じ集団内での比較に用いられる.

(5) 身体が大きく，身体活動が多く，代謝効率の低い人は，総エネルギー摂取量は多い傾向があるが，エネルギー源でない栄養素の摂取量が多くなることはない.

2. **悉皆調査と標本調査について，正しいものに○，誤っているものに×をつけよ.**

(1) 標本調査の集計には，悉皆調査と比較して時間がかかる.

(2) 国勢調査は標本調査の代表例である.

(3) 国民健康・栄養調査は標本調査である.

(4) 悉皆調査には多大な経費を必要とする.

(5) 複雑な調査項目を調査するときは，悉皆調査を行うと容易にできる.

3. **次のデータとデータの尺度の組み合わせについて，正しいものに○，誤っているものに×をつけよ.**

(1) 性別(男女)————————————名義尺度

(2) 身長(cm)—————————————比率尺度

(3) 体重(kg)—————————————順序尺度

(4) マラソンのタイム(時間，分，秒)——————比率尺度

(5) 気温(℃)—————————————比率尺度

(6) 尿糖(−，±，＋，＋＋，＋＋＋，＋＋＋＋)——間隔尺度

4

栄養疫学

5 公衆栄養マネジメント

A 公衆栄養マネジメントの概念とプロセス

❶ 公衆栄養マネジメントの必要性と定義

> 食や栄養に関する地域社会の組織的な努力の効果的・効率的運営を目指す

　ウィンスロー Winslow(1877 ～ 1957)の公衆衛生の定義を参考にすると, 公衆栄養とは, 「地域社会の組織的な努力を通じて, 個人, 組織, 地域全体の栄養状態, 健康状態, QOL を高めることに関する科学であり, 技術である」といえる. したがって, 公衆栄養学では, 食や栄養に関する地域社会の組織的な努力を効果的・効率的に運営していくためのマネジメントを学問として学ぶことが必要となる.

　マネジメントとは, 組織体が目的を設定し, 変化する環境のもとでそれを効率的に実現するための決定と実行における思考, 仕組み, 人材, 技術・技法やその体系である. 計画作成, 組織編成, 動機づけや統制活動はその基本部分である. オーウェン Owen らによれば, **公衆栄養マネジメント**とは, 「公衆栄養の領域で, 組織あるいはプログラムの目的と具体的な目標を達成するために, 計画し, 仕事を組み立て, 実施のコーディネートと方向づけをすること」とされる. そのプロセスは計画(P)・実施(D)・評価(C)・改善(A)である.

❷ 公衆栄養マネジメントの対象と実施者

> 対象は「コミュニティ」である場合が多い

　実際に公衆栄養活動を行う場合には, どの集団や範囲を対象にするかを設定しなくてはならない. その際, **コミュニティ** community という単位を対象とすることが多い. グリーン Green らは, 「コミュニティとは, 特定の関心を共有する個人の集まりとして定義する:この定義には, 文化的, 社会的, 政治的, 健康や経済的なことがらを含み, それは特定の地理的な地域を共有

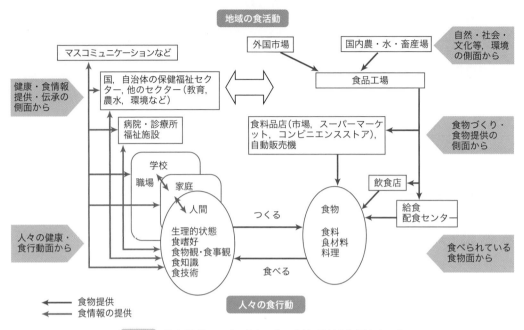

図 5-1　公衆栄養のマネジメントの対象（地域を例として）
［鈴木健也（編）：公衆栄養マニュアル，南山堂，1991，足立己幸作成図に加筆修正］

していない人々をも結びつける．この定義はまた，地理的に特定の場という
コミュニティの伝統的な概念も含んでいる」としている．他の類似の文献を
含めて考えると，コミュニティとは，①関心や機能を共有する集団，②地理
的空間や生態系を共有する集団，のいずれかまたは，両方を兼ね備えた単位
といえる．

　したがって，公衆栄養マネジメントの対象は，さまざまな集団，組織，地
理的範囲の場合があり，家族，学校や職場などの機能集団，同じ問題や関心
を持つグループ，町内や地区，市町村，県，国，地球までがその単位となり
うる．ある地域をコミュニティとして想定した場合には，マネジメントの対
象は**図 5-1**のような範囲で示すことができる．すなわち，人々の食行動にか
かわる情報の提供や食物の提供などの多様な側面が対象となる．また，これ

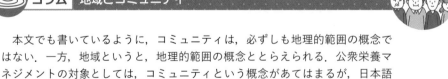

コラム　地域とコミュニティ

　本文でも書いているように，コミュニティは，必ずしも地理的範囲の概念で
はない．一方，地域というと，地理的範囲の概念ととらえられる．公衆栄養マ
ネジメントの対象としては，コミュニティという概念があてはまるが，日本語
に該当する用語がなく，日本語として「地域」と「コミュニティ」は同義に用
いられることも多いため，本項では地域（コミュニティ）という表記にしている．
なお，引用の部分については，原文のままにしている．

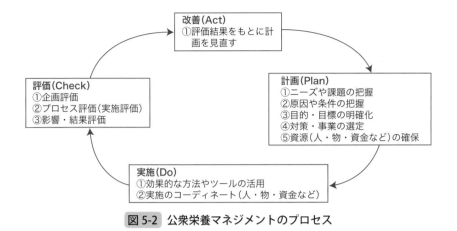

図 5-2 公衆栄養マネジメントのプロセス

までどのように変化してきて，今後どのように変化させていくのかといった歴史的な視野も必要である.

　一方，公衆栄養マネジメントの実施者は，行政機関（国際機関，国，自治体，保健所，保健センターなどを含む），学校，企業，病院，NPO，ボランティア組織など，さまざまな社会組織がなりえ，これらの組織が連携して実施する.

❸ 公衆栄養マネジメントのプロセス

公衆栄養マネジメントは計画・実施・評価・改善のプロセスからなる

　公衆栄養マネジメントのプロセスは，**図 5-2** に示すように，**計画，実施，評価，改善**である（**PDCA サイクル**）. 計画段階では，公衆栄養アセスメント（後述）を行い，対象のニーズや課題の把握と，その原因や条件などを明確にする. また，最終的な目的，目標などを明確にしたうえで，何をすべきか対策や事業を選定し，それを誰がどのように分担，協働して行うかを決める. さらに，必要な資源（人・物・資金など）の確保も行う. 実施段階では，対策や事業が対象に効果的に届くように適切な方法やツールを活用することや，実施に当たっての人・物・資金のコーディネートを行う. 評価では，目的や具体的な目標が達成するような質の高い，効果的な政策やプログラムを実施したかを確認する. 評価には，企画自体が適切だったかの評価，計画どおりに実施されたかの評価，政策やプログラムの効果の評価が含まれる. 改善では，評価結果が次の政策やプログラムの改善に活かされる.

❹ 公衆栄養マネジメントのためのモデル：プリシード・プロシードモデル

事前のアセスメント，計画策定，実施，評価を含む8段階から構成される

　図 5-3 の**プリシード・プロシードモデル**は，グリーンらによって開発され

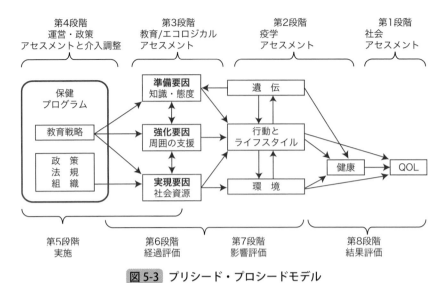

第4段階　運営・政策アセスメントと介入調整
第3段階　教育/エコロジカルアセスメント
第2段階　疫学アセスメント
第1段階　社会アセスメント

保健プログラム
教育戦略
政策
法規
組織

準備要因　知識・態度
強化要因　周囲の支援
実現要因　社会資源

遺　伝
行動とライフスタイル
環　境

健康
QOL

第5段階　実施
第6段階　経過評価
第7段階　影響評価
第8段階　結果評価

図5-3　プリシード・プロシードモデル

[ローレンス・W・グリーン，マーシャル・W・クロイター：実践ヘルスプロモーション−PRECEDE−PROCEED モデルによる企画と評価，神馬征峰他(訳)，医学書院，2005 より許諾を得て転載]

た，ヘルスプロモーション活動の展開のためのモデルの1つである．

　このモデルでは，「QOL」の向上を最終目的として，そのための「健康」の向上をめざす．「健康」には，「行動とライフスタイル」「環境要因」「遺伝要因」がかかわる．「行動とライフスタイル」には，知識や態度等の「準備要因」，周囲の支援等の「強化要因」，社会資源等の「実現要因」がかかわる．また，環境要因には実現要因がかかわる．したがって，最終的に健康を介してQOLの向上を実現するには，これらの準備・強化・実現要因に対して，教育や政策等を行う必要がある．

　プリシード・プロシードモデル PRECEDE-PROCEED model には，事前のアセスメントと計画策定にかかわる PRECEDE ［Predisposing, Reinforcing, and Enabling Constructs in Educational/environmental Diagnosis and Evaluation(教育／エコロジカルアセスメントと評価のための準備・強化・実現要因)］の部分(第1〜4段階)と，実施と評価にかかわる PROCEED ［Policy, Regulatory, and Organizational Constructs in Educational and Environmental Development(教育・環境開発における政策的・法規的・組織的要因)］の部分(第5〜8段階)からなる．

　第1段階(社会アセスメント)は対象にとってのQOLの向上とは何か，から出発し，第2段階(疫学アセスメント)ではQOLに関連する健康課題は何かと，その健康課題に関連する行動とライフスタイル，環境，遺伝要因は何かを把握する．第3段階(教育／エコロジカルアセスメント)では，行動とライフスタイルに関連する準備・強化・実現要因を把握する．第4段階(運営・政策アセスメントと介入調整)では，それらの要因に対する対策として教育プログラムや政策等を計画する．

　第5段階で実施，第6段階で実施状況の経過評価を行う．第7段階の影響評価では，準備・強化・実現要因が改善したかの評価をし，第8段階の結果評価

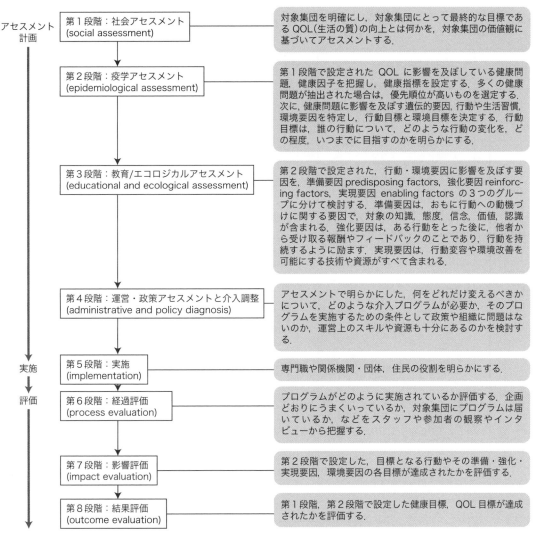

アセスメント
計画

| 第1段階：社会アセスメント
(social assessment) | 対象集団を明確にし，対象集団にとって最終的な目標である QOL（生活の質）の向上とは何かを，対象集団の価値観に基づいてアセスメントする． |

| 第2段階：疫学アセスメント
(epidemiological assessment) | 第1段階で設定された QOL に影響を及ぼしている健康問題，健康因子を把握し，健康指標を設定する．多くの健康問題が抽出された場合は，優先順位が高いものを選定する．次に，健康問題に影響を及ぼす遺伝的要因，行動や生活習慣，環境要因を特定し，行動目標と環境目標を決定する．行動目標は，誰の行動について，どのような行動の変化を，どの程度，いつまでに目指すのかを明らかにする． |

| 第3段階：教育/エコロジカルアセスメント
(educational and ecological assessment) | 第2段階で設定された，行動・環境要因に影響を及ぼす要因を，準備要因 predisposing factors，強化要因 reinforcing factors，実現要因 enabling factors の3つのグループに分けて検討する．準備要因は，おもに行動への動機づけに関する要因で，対象の知識，態度，信念，価値，認識が含まれる．強化要因は，ある行動をとった後に，他者から受け取る報酬やフィードバックのことであり，行動を持続するように励ます．実現要因は，行動変容や環境改善を可能にする技術や資源がすべて含まれる． |

| 第4段階：運営・政策アセスメントと介入調整
(administrative and policy diagnosis) | アセスメントで明らかにした，何をどれだけ変えるべきかについて，どのような介入プログラムが必要か，そのプログラムを実施するための条件として政策や組織に問題はないのか，運営上のスキルや資源も十分にあるのかを検討する． |

実施

| 第5段階：実施
(implementation) | 専門職や関係機関・団体，住民の役割を明らかにする． |

評価

| 第6段階：経過評価
(process evaluation) | プログラムがどのように実施されているか評価する．企画どおりにうまくいっているか，対象集団にプログラムは届いているか，などをスタッフや参加者の観察やインタビューから把握する． |

| 第7段階：影響評価
(impact evaluation) | 第2段階で設定した，目標となる行動やその準備・強化・実現要因，環境要因の各目標が達成されたかを評価する． |

| 第8段階：結果評価
(outcome evaluation) | 第1段階，第2段階で設定した健康目標，QOL 目標が達成されたかを評価する． |

図5-4 プリシード・プロシードモデルを用いた計画策定の手順

では，最終的な目的である健康状態や QOL の向上を達成したかを評価する．
　図5-4 で，プリシード・プロシードモデルを用いた実際のアセスメントと計画策定の進め方を説明する．

B 公衆栄養アセスメント ━━━━━━━━━━━━

❶ 公衆栄養アセスメントの目的と方法

まず目的を定め，それに従って実態把握する項目と調査方法を決める

　公衆栄養アセスメントの目的は，地域（コミュニティ）のニーズや課題，その原因，効果的な介入方法などを検討するために，実態の把握，分析をする

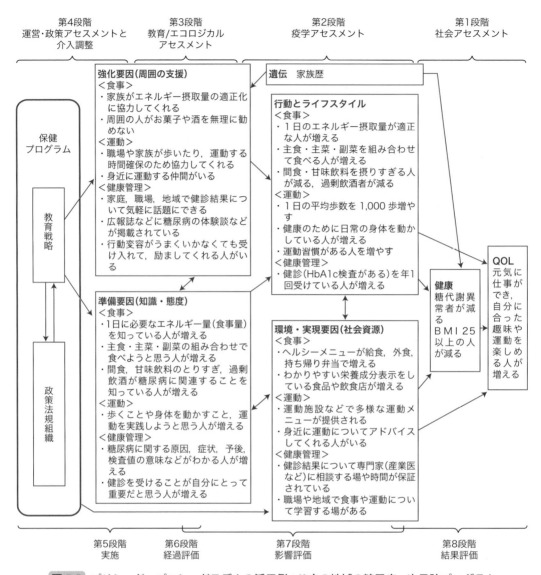

図 5-5 プリシード・プロシードモデルの活用例：K市の地域の糖尿病一次予防プログラム

ことである.

　公衆栄養アセスメントの対象は，前述のように地域（コミュニティ）として
のさまざまな集団がある.

　公衆アセスメントの方法は，まず，アセスメントの目的，すなわち何のた
めに，誰の何を把握したいのかを決める. その目的に従って実態把握する項
目を決め，適した調査方法を決める. 目的にそった項目の体系を考えるため
の理論的な枠組みとして，**図 5-5** に，プリシード・プロシードモデルを用い
た例を示す.

　社会アセスメントとして，まず，住民や関係者の主観的な課題，目指す姿
の**質的把握**を行う. ワークショップ，グループインタビューなどを用いて，
住民が考える望ましい姿や困っていることなどを把握する.

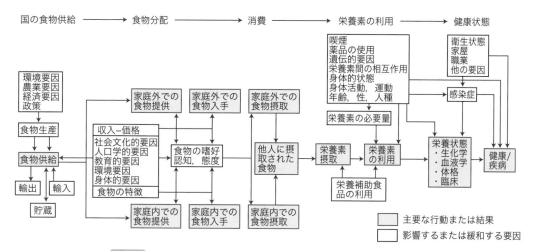

図 5-6　食物選択，食物・栄養素摂取，栄養・健康状態のモデル

[Department of Health and Human Services, Public Health Services, and USDA, FCS: Nutrition Monitoring in the United States, DHHS Pub (PHS) 89–1255, US Government Printing Office, Washington DC, 1989 をもとに作成]

　次に，既存データを収集し，不足している情報を集めるための調査を行い，**量的把握**で因子ごとの頻度（問題を持つ人の数）や因子間の関係の強さを把握する．

　人間の健康や栄養の課題は，生物学的要因，ライフスタイル，環境，健康栄養サービスの複雑な関係によって発生し，また，逆にこれらに影響を及ぼすので，アセスメントの内容もこれらを含む必要がある．

　図 5-6 は，米国で用いられている栄養モニタリングの枠組みである．食物の流れと，人間の食物選択，健康・栄養状態にかかわる要因の関係をとらえるのに有効である．

　その他，足立の地域の食活動の図（☞**図 5-1**）や，各種の行動科学モデルを用いる．いずれにしても，目的に合った枠組みを用いること，あるいは各種の枠組みを目的に合わせて組み合わせて用いるなどによって，目的に合わせてアセスメント項目を体系化することが重要である．

　上述の各種枠組みを総合したアセスメントの項目と指標例を，**表 5-1** に示す．アセスメント項目としては，QOL，健康・栄養状態，食物摂取状況，食行動，食知識，態度，スキル，食環境，周囲の支援，組織活動，生活習慣・保健行動，生活環境，社会・経済・文化的環境，自然環境があげられる．

❷ 地域診断の方法

> 地域の情報をもとに，健康・栄養課題と原因（要因）を診断する

　地域診断とは，地域のさまざまなデータ，情報を収集し，地域全体の健康・栄養課題や特徴を分析し，診断することである．たとえば，地域の人々の健康状態とそれに関連する栄養状態，食事，食行動や食環境の実態把握をもとに，地域の課題と原因（要因）を診断する．

表 5-1　公衆栄養アセスメントで用いる項目と指標例

アセスメント項目		指標例	調査方法
QOL(生活の質, 人生の質)		生きがい(SF36, WHOQOL, EuroQOL 等) 食事の楽しさ, 食事の満足度	質問法
健康・栄養状態	健康・疾病	早世指標(区間死亡率, 損失生存年数) 障害指標(寝たきり率, 日常生活動作(ADL)) 早世障害統合指標(障害調整生存年数)	既存統計資料
		疾病別罹患率, 有病率, 疾病の発症年齢 血圧等	臨床診査
	栄養状態	身長, 体重, BMI, 上腕周囲長, ウエスト周囲径(腹囲), ウエスト / ヒップ比, 皮下脂肪厚 ＊適正体重を維持する者の割合	身体計測
		血液：中性脂肪値(トリグリセリド), コレステロール値, ヘモグロビン値, 血中栄養素濃度, HbA1c 尿：尿中ナトリウム, カリウム, 含硫アミノ酸	生化学検査
食物摂取状況	栄養素	栄養素摂取量 ＊1日のたんぱく質摂取量の平均値	分析法：陰膳法, マーケット・バスケット法
	食材料	食品群別摂取量, 食物摂取頻度 ＊1日の野菜摂取量の平均値 ＊1日の果物の摂取量が少ない人の割合	記録法：食事記録法 思い出し法：24 時間思い出し法, 頻度法, 食事歴法
	料　理	＊主食・主菜・副菜がそろう食事の頻度 ＊食事バランスガイドのサービング数	
食行動	食べる	食事時刻, 食事にかける時間, 場所, 共食者等 ＊1日3食食べる人の割合 ＊共食の頻度	質問法 観察法
	つくる	食物の入手方法・入手先, 調理頻度, 調理方法, 保存方法等	
	食事を営む力の形成, 伝承	健康・食情報の入手先, 学習頻度 食情報交換の相手, 頻度, 内容等	
食知識, 態度, スキル	食知識	食と健康との関係の知識, 適正な体格の知識, 身体の栄養必要量の知識, 食物の栄養素の知識	質問法 観察法
	食態度	嗜好, 自己効力感(自信), 結果期待(行動の結果に対する期待)等	
	食スキル	料理のエネルギー量を目測するスキル, 栄養成分表示を活用するスキル, 調理のスキル	
食環境	フード・システム	地域で生産される作物の種類と量 食品加工(まちおこし運動, 企業での加工) 食料品店(専門店, スーパーマーケット, コンビニエンスストア, 自動販売機, 移動販売車, 市場, 産直, 配食サービス等を含む)での食物の供給品目, 数量, 形態, 価格, 販売時間帯等 飲食店の分布, 販売メニュー 学校や職場, 施設での給食のメニュー ＊適正な栄養管理・食事管理を実施している給食施設数 ＊食品中の脂肪や食塩量の低減を行う食品企業, 飲食店数	質問法(食料品店, 飲食店等への聞き取り) 観察法(地図作製) 文献調査(農業統計, 商業統計・資料)
	食情報システム	テレビ, ラジオ等の番組, CM, 放送時間帯, 視聴者層, 視聴率等 新聞, 雑誌等の記事, 広告, 読者層, 販売数等 インターネットでの関連情報提供の状況 国や自治体, 保健所, 保健センター等の広報誌やポスター, 教育・学習活動 地域の組織(病院, 診療所, 学校, 企業, NPO 等)の機関紙やポスター, 教育・学習活動 飲食店等での栄養成分表示店数 食育実施校数	質問法(メディアや企業, 学校, 店等への聞き取り) 観察法(メディアごとの情報件数を記録する等) 文献調査(各種調査データや報告書)
周囲の支援・組織活動		家族や友人の協力の有無 職場や学校の協力の有無 提供されている公的・非公的なサービスの量と質 ＊地域組織の数, 活動頻度など ＊民間団体による身近で専門家による相談が受けられる場 ＊健康づくりに関与する企業数	質問法 観察法 文献調査

(つづく)

表5-1　公衆栄養アセスメントで用いる項目と指標例（つづき）

アセスメント項目		指標例	調査方法
生活習慣・保健行動		身体活動, 運動習慣, 飲酒, 喫煙, 休養 健診の受診, 治療行動, リハビリテーション行動	質問法, 観察法 文献調査
生活環境, 社会・ 経済・文化的環 境, 自然環境	人口等	地域の人口, 人口構成	質問法 観察法 文献調査
	社会経済状態	産業, 所得, 教育水準, 就労状況, 職業など	
	文化的環境	伝統的文化, 行事	
	物理的・生物学的 環境	地理的条件, 気象, 水, 土壌, 空気, 交通 農地面積, 緑地面積	

対象のサイズ：個人, 家族, 職場・学校等機能集団, 近隣, 市町村, 県, 国, 地球など.
時間の単位：1行動・1食, 1日, 1週・1ヵ月・1年, 一生, 人類史など.
＊：「健康日本21（第二次）」で目標としてあげられている項目

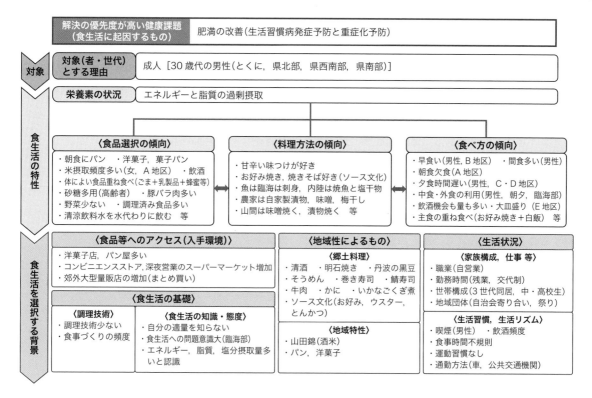

図5-7　A県の健康課題の背景にある食習慣や食環境を特定するフロー図

［平成26年度地域保健総合推進事業「健康日本21（第二次）の推進における健康づくり及び栄養・食生活改善に関する効果的施策展開に関する研究」
報告書をもとに作成］

　その中で, 健康状態と栄養状態やエネルギー・栄養素摂取量との関連につ
いては, 量的調査により, 関連がわかっているものが多く, 一般化できるも
のが多い. 一方で, なぜ, そのようなエネルギー・栄養素摂取量になるのか
の要因や背景については, 地域による食事, 食行動, 食環境の違いがあり,
一般化できないことが多い. そこで, 地域で, それらの要因を把握するため
には, 観察や関係者へのインタビューによる質的調査で, 仮説を作成して,
量的に確かめる方法がある.

　図 5-7 は，実際に肥満の健康課題が多い県で，その背景にある食行動（食習慣）や食環境を特定するために，質的な調査で地域の人々の食行動や食環境の観察や関係者へのインタビューにより作成した仮説の図である．エネルギーと脂質が多くなることに関連する食生活の特徴とともにその食生活を選択する背景についても考慮している．この仮説について，量的調査を用いて検証を行う．こうした地域の実態把握をもとに何が課題かの診断を行う．

❸ 地域観察の方法と活用

> 🥕 地域観察は質問法による調査の前後，対策の企画の際に用いられる

　表 5-2 に地域アセスメントのための調査方法を示す．地域アセスメントの調査方法として，実態調査（観察法，質問法）と文献調査（既存資料の活用）がある．観察法は，地域の実態調査の方法の 1 つである．観察法には，統制観察[1] と非統制観察[1] がある．統制観察は，技術を標準化し，実験的に一定の操作を加えて特定の要因間の関係を純粋に取り出そうとする方法であり，非統制観察はこれを行わず，刺激をできるだけ避けて，あるがままの現象をとらえようとする方法である．非統制観察には，調査者が調査対象の集団の生活に溶け込んで観察する参与観察[1] と，視察・参観などのように部外者として調査する非参与観察[1] がある．

　地域観察の公衆栄養の現場での活用として，地域の人々がどのような自然環境，社会環境，食環境の中で，どのような生活を営んでいるかを実際に観察することがあげられる．とくに質問紙調査の前に，仮説を立てたり調査内容を絞るために実施したり，質問紙調査で出た結果について，実際の地域で確認する際，結果の背景について解釈する際に用いられることが多い．また，対策を企画する際に，観察により対象集団がどのような生活をしているのかを把握することは，対象者のライフスタイルに合った情報提供や食物提供をするために有用である．

❹ 質問法による調査の方法と活用

> 🥕 食知識・態度・行動をアセスメントする際は質問紙調査がよく用いられる

　表 5-2 の質問法には，文書によって質問し文書で回答してもらう**自計調査**と，口頭で質問し，口頭で回答してもらう**他計調査**がある．**質問紙調査**とは，このうち，自計調査のことをいい，質問紙を配布・回収してまわる配票法，被調査者に一同に集まってもらう集合法，郵送で配布回収する郵送法がある．

●自計調査

●他計調査

　公衆栄養の現場での活用として，対象集団の食知識，態度，行動をアセスメントする際に用いられることが多い．

---

[1] 統制観察，非統制観察，参与観察，非参与観察：とくに社会調査において用いられる用語である．

表 5-2 地域アセスメントのための調査方法

調査方法			概　要	利　点	欠　点
実態調査	観察法	統制観察		実験室的に一定の操作を加えて特定の要因間の関係を純粋に取り出そうとする方法	定量化が可能	日常の条件下での結果と異なる
		非統制観察	参与観察 非参与観察	刺激をできるだけ避けて，あるがままの形で現象をとらえようとする方法 ・参与観察：研究者が調査対象の集団の生活にとけ込んで調査 ・非参与観察：視察・参観などのように部外者として調査	日常の条件下での現象が把握できる	技術の標準化，結果の定量化が難しい
	質問法	自計調査 (質問紙法)	配票法 集合法 郵送法	文書によって質問し，文書で回答してもらう方法 ・配票法：質問紙を配布し回収してまわる ・集合法：被調査者に一堂に集まってもらう ・郵送法：郵送で配布回収を行う	時間と費用が少なく効率的，無記名での調査が可能	質問の意味を誤解する場合がある
		他計調査	面接法 電話法 グループディスカッション	口頭で質問し，口頭で回答してもらう方法 ・面接法：面接での調査 ・電話法：電話での調査 ・グループでのインタビュー，ディスカッション	質問の意味を問い返して理解してもらうことができる グループの場合は，他のメンバーとの相互作用で，本音や新しい意見が出る	調査者によるバイアスがかかる可能性がある 時間と費用がかかる 回答者が特定されてしまう
文献調査（既存資料の活用）			他の目的で収集された既存の統計資料，記録，報告書，論文等を用いる方法	時間と費用がかからない	知りたい内容が調査，分析されていないことがある

❺ 既存資料活用の方法と留意点

全国調査の結果が対象集団に必ずあてはまるとは限らない

　表 5-2 の文献調査（既存資料の活用）には，既存の統計資料の他，研究論文なども含まれる．表 5-3 に，とくに，公衆栄養アセスメントで用いられることが多い統計調査を示した．都道府県，市町村で独自に健康・栄養調査を実施しているところもある．

　使用に当たっての留意点としては，全国調査の結果が必ずしも対象としている集団にあてはめたり，比較したりすることができないことである．たとえば，年齢階級別割合等の人口構成が異なる地域の死亡率や健康，栄養状態のデータを比較する際には，年齢調整済みのデータで比較する必要がある．また，年齢階級や地域別のデータにした場合に，対象者数が少なくなり，統計データとして利用できない場合，複数年のデータを合わせて用いる場合もある．

表 5-3　公衆栄養アセスメントに用いられることが多い統計調査

区　分	調　査	内　容	実施年	関係省庁
人口・世帯	国勢調査	年齢階級別人口，世帯数，就業状況等	5年ごと	総務省
	人口動態調査	出生・死亡・婚姻・離婚および死産の人口動態事象死因別死亡数，死亡率等	毎年	厚生労働省
	生命表	ある期間における年齢別死亡率が今後変化しないと仮定したときの各年齢の者の平均寿命等	毎年(簡易)，5年ごと(完全)	厚生労働省
疾病状況	国民生活基礎調査	世帯，健康(通院者率，健康状態，健康診断・人間ドック受診状況)，所得，貯蓄，年金，福祉の状況等	毎年(3年ごとに大規模調査)	厚生労働省
	患者調査	病院および診療所を利用する患者について，受療率，患者数，入院患者数等	3年ごと	厚生労働省
	国民医療費	当該年度内の医療機関等における傷病の治療に要する費用を推計(診療費，調剤費，入院時食事・生活医療費，訪問看護医療費等)	毎年	厚生労働省
	感染症発生動向調査	感染症に関する情報を全国的規模で迅速に収集，解析，還元	毎週，毎年	厚生労働省
	食中毒統計調査	毎月，食中毒の患者数，死者数等	毎月	厚生労働省
健康・食生活	国民健康・栄養調査	国民の身体の状況，栄養摂取量および生活習慣の状況等	毎年	厚生労働省
	学校保健統計	幼児・児童・生徒の発育，健康状況等	毎年	文部科学省
	乳幼児身体発育調査	乳幼児の身体発育の状態等	10年ごと	厚生労働省
	食料需給表	食料自給率，供給エネルギー，栄養量，供給食料等	毎年	農林水産省
	家計調査	世帯の収入，食費や住居費等の消費支出，税金等の非消費支出，貯蓄，負債等	毎月	総務省
	都道府県や市町村の健康・栄養調査	身体の状況，栄養摂取量，生活習慣の状況等	自治体によって異なる	都道府県，市町村
保健・福祉行政	衛生行政報告例	各都道府県，指定都市および中核市における衛生行政の実態 [給食施設数，食品衛生，生活衛生，母体保護，特定疾患(難病)，薬事関係，精神保健福祉]	毎年	厚生労働省
	地域保健・健康増進事業報告(地域保健・老人保健事業報告)	保健所および市町村ごとの保健施策の状況等	毎年	厚生労働省
	介護給付費実態調査	介護サービスにかかる給付費の状況	毎月，毎年	厚生労働省

❻ 健康・栄養情報の収集と管理

倫理的配慮，個人情報の保護は重要である

　公衆栄養介入を実施している対象地域や集団について，経年的にデータを収集しモニタリングすることは，介入の効果を確認，改善しつつ事業を実施するうえで有効である．介入の前後で同じ情報を収集し評価することは，介入の効果を検証し，次の事業を企画するうえで有効である．

　健康・栄養情報の収集と管理に当たっては，倫理的配慮，個人情報保護が重要である．個人情報保護では，個人が特定できないようにデータ管理すること，データが目的以外に使用されることがないように留意する．

C 公衆栄養プログラムの目標設定 ―・―・―・―

❶ 公衆栄養アセスメント結果からの状況把握

　アセスメントの結果を用い，アセスメントを計画した際に用いたモデルに基づいて，状況を把握する．たとえば，プリシード・プロシードモデルを用いた場合は，対象について最終的にQOLや健康の実態，行動・ライフスタイル，環境の実態，それらに影響する要因の実態について把握する．

❷ 改善課題の抽出

　状況把握した中から，改善課題を抽出する際には，臨床検査値等の基準値があるものはそれらとの比較，食事摂取基準との比較，全国や他のコミュニティ（地域）との比較，経年変化等によって，そのコミュニティ（地域）で何が課題なのかを把握する．
　そのうえで，どの課題を優先するかを考える必要がある．

❸ 課題設定の目的と相互の関連

　課題設定の目的は，最終的にQOLや健康課題を改善することであり，それらを改善するための行動・ライフスタイルの課題，その改善のための知識・態度等の準備要因や，周囲の人の支援等の強化要因，社会資源等の実現要因といった各要因の課題がある．これらの課題は相互に関連性をもっていることが重要である．

❹ 改善課題に基づく改善目標の設定

　改善課題が明確になったら，それを改善するという目標を設定する．表5-4に目標の考え方を記載する．目標には，短い期間で改善可能なものと，長い期間が必要なものとがある．たとえば，短期間で改善可能な目標には食知識・態度・スキル等がある．それらが改善して達成されるため数年の期間が必要な目標に，食行動や環境がある．さらに食行動の改善や環境の改善ができた後により長期で達成される目標に，健康状態やQOLがある．

表 5-4 目標の考え方（例）

計　画	目標期間の目安	目標（例）
政　策	10〜20年	QOL 死亡率
	3〜10年	健康状態 栄養状態
プログラム	1〜2年	食行動 食知識，食態度，食スキル

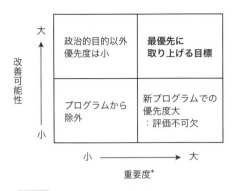

図 5-8 目標の優先順位決定マトリックス

*重要度は，上位目標（QOL や健康目標）との関連性の強さと，働きかけを必要とする対象者の頻度を掛け合わせたもの．
［ローレンス・W・グリーン，マーシャル・W・クロイター：実践ヘルスプロモーション−PRECEDE−PROCEED モデルによる企画と評価，神馬征峰他（訳），医学書院，2005 をもとに作成］

❺ 目標設定の優先順位

　図 5-8 に，目標の優先順位決定マトリックスを示す．いくつかの食行動が抽出された場合，すべてすぐに取り組むことができない場合は，その中から優先順位をつける必要がある．優先順位づけの 1 つの考え方では，重要度（QOL や健康目標に関連が強い，多くの人が問題を持つ等）と取り組みによる改善可能性がともに高いものを最優先の目標とする．このマトリックスで，重要度が高いものの，改善可能性が低い目標については，従来の取り組みを見直して新規のプログラムで取り組み，改善したかを評価することが必要である．重要度が低い目標は優先度が低い．

　目標の優先順位が決まったら，いつまでにどのくらい改善するのかを決める必要がある．

D　公衆栄養プログラムの計画—・—・—・—・—・—

❶ 地域社会資源の把握と管理

> **公衆栄養プログラムの実施に際し，地域社会資源の把握と管理は重要である**

　社会資源とは，広義にはプログラムを施す関係者のみならず，プログラムを受ける当事者（対象者）が利用できるすべての資源をいう．公衆栄養プログラムにおける**地域社会資源**とは，保健所や市町村保健センター，健康増進施設やその他の地域保健福祉関係機関，地域専門家集団，調査研究機関などをいう．その他，医療・保健・福祉・介護に関係のある団体（NPO，NGO，ボランティア団体を含む）のすべて，教育・文化に関係するすべて（栄養学や食品科学関連の学会も含む）が社会資源といえる．

　公衆栄養プログラムの実施の際には，「その地域の目指すもの」＝「プログラムの目的や基本理念を誰と共有するか」を明確にし，その支援環境を整

●公衆栄養プログラム

表 5-5 プログラムの目的や基本的理念を共有する相手

- ・まずは，担当課の職員で，次いで他の課の職員
- ・健康づくり推進協議会，議会の厚生文教委員会の委員
- ・関係するすべての職種（専門家集団）
- ・支援してもらう各機関，とくに保健所，大学，研究所の専門家
- ・地域住民組織を中心において，組織的な合意形成と共通理解を進めていくこと

［星　旦二(編著)：あなたのまちの健康づくり-みんなで進める「健康日本 21」，新企画出版社，2001 より引用］

えるための関係機関を選出する必要がある（**表 5-5**）．

　個人を取り巻く社会資源には，自然環境要因や地理的，家族的，身体的，心理的，社会的，経済的，教育・文化・宗教的，保健・医療的などさまざまな環境要因が影響を与える．したがって，地域における社会資源の管理を行うためには，個人に対して生活習慣の改善を求めるだけでなく，国，都道府県，市町村，関係団体などがそれぞれの責務を明確にし，互いに連携を取り合いながら，それぞれが効果的かつ一体的に提供できるよう配慮することが重要である．

ａ　人的資源の発掘，予算の確保

　公衆栄養活動における**人的資源**とは，おもに医師，歯科医師，管理栄養士・栄養士，薬剤師，保健師，看護師，臨床検査技師などの保健医療従事者のことである（☞ 215 頁）．さらには行政機関，学校，マスメディア，企業，非営利団体，研究機関などにおいても，健康に関連したサービスや情報などが提供されているので，これらの機関で働いている人々も人的資源である．

●人的資源

　また，人的資源の確保と同時にプログラム全体を通しての**予算の確保**も重要である．2 年以上の年度計画あるいはその効果判定を行う期間が長期にわたる場合は，複数年の予算配分を考慮する必要がある．

　これまでの活動では期限を定めて，とりあえずの地域の健康や食生活状況の現状把握で終わっていた．これからは実態把握を分析して明らかになった課題に対して，地域の総合計画や各種の指針などに反映させ，健康づくりや食生活改善につなげていく必要がある．そこでは，QOL（生活の質）の向上や費用対効果（財政効果）を意識したプログラム作成が重要である．

　地域に根づいて広域に活動を行っている NPO 法人（特定非営利活動法人）やボランティア（☞ 216 頁）の人たちの活動を支援したり，現在働いていない有資格者の人的資源を発掘・再教育することにより人的資源を増強するための予算の確保も必要となる．そのため保健所などでは在宅の栄養士を登録し，定期的に勉強会などを行っている．

　予算の確保においては，プログラム全体の予算（人件費を含む）を合わせて計画の時点で計上しておくと合理的である．

ｂ　連　　携

　健康増進法では「国，都道府県，市町村（特別区を含む），健康増進事業実施者，医療機関その他の関係者は，国民の健康の増進の総合的な推進を図る

表 5-6 地域・職域共同モデル事業における二次医療圏協議会の関係機関の例

職域保健の側から みた連携機関	事業所, 社会保険事務所, 労働基準監督署, 地域産業保健センター, 国民健康保険組合, 健康保険組合, 共済組合, 商工会議所・商工会, 農業・漁業協同組合　など
地域保健の側から みた連携機関	保健所, 市町村　など
その他の関係機関	医療機関(健診機関等), 郡市医師会, 郡市歯科医師会, 都道府県薬剤師会地区支部, 都道府県看護協会地区支部, 都道府県栄養士会地区支部, 住民代表, 就業者代表, 食生活推進協議会, 大学・研究機関　など

[地域・職域連携推進事業ガイドライン, 2007 年改訂版をもとに作成]

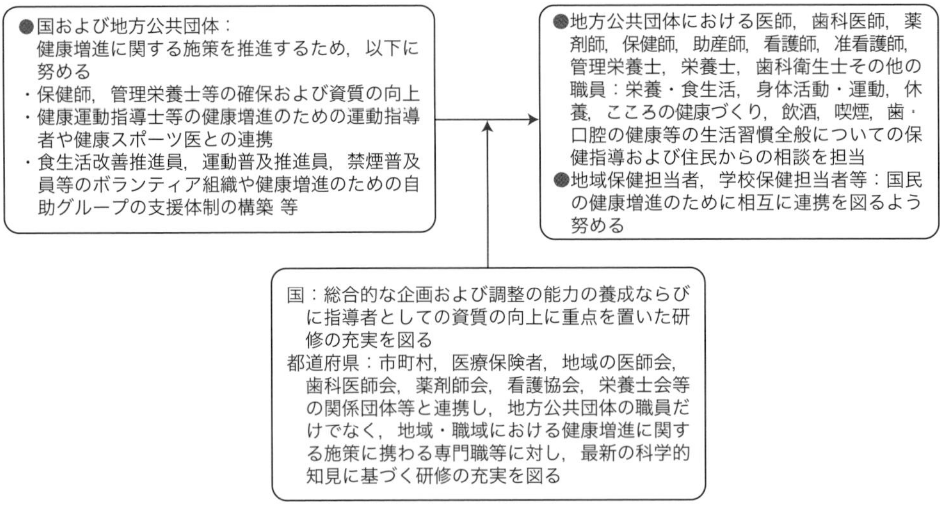

●国および地方公共団体:
　健康増進に関する施策を推進するため, 以下に努める
・保健師, 管理栄養士等の確保および資質の向上
・健康運動指導士等の健康増進のための運動指導者や健康スポーツ医との連携
・食生活改善推進員, 運動普及推進員, 禁煙普及員等のボランティア組織や健康増進のための自助グループの支援体制の構築　等

●地方公共団体における医師, 歯科医師, 薬剤師, 保健師, 助産師, 看護師, 准看護師, 管理栄養士, 栄養士, 歯科衛生士その他の職員:栄養・食生活, 身体活動・運動, 休養, こころの健康づくり, 飲酒, 喫煙, 歯・口腔の健康等の生活習慣全般についての保健指導および住民からの相談を担当
●地域保健担当者, 学校保健担当者等:国民の健康増進のために相互に連携を図るよう努める

国:総合的な企画および調整の能力の養成ならびに指導者としての資質の向上に重点を置いた研修の充実を図る
都道府県:市町村, 医療保険者, 地域の医師会, 歯科医師会, 薬剤師会, 看護協会, 栄養士会等の関係団体等と連携し, 地方公共団体の職員だけでなく, 地域・職域における健康増進に関する施策に携わる専門職等に対し, 最新の科学的知見に基づく研修の充実を図る

図 5-9 健康日本 21 において健康増進を担う人材

ため, 相互に連携を図りながら協力するよう努めなければならない. (第 5 条「関係者の協力」)」との記述がある.

　連携とは「同じ目的を持つ者が互いに連絡をとり, 協力し合って物事を行うこと」で, ここでいう連携の概念には公衆栄養情報の共有化を含む. すなわちプログラムの円滑な実施のために必要な関係機関(組織)間の連携と, それぞれの機関に所属する保健医療従事者個々人との連携を充実していく必要がある(**表 5-6**).

　しかしながら, 実際に行われている連携は, 個々の保健医療従事者間の連携によるものが多く, 組織間の連携は不十分で, システム化された連携とはなっていないのが現状である.

　総務省「市民活動団体(NPO)と行政のパートナーシップのあり方に関する研究報告(2000 年 7 月)」によると「地域社会を支える力として NPO は重要性を増しており, NPO と地方公共団体とが適切な連携を図っていく必要がある」とし, 「"相互の特性の認識・尊重"を基礎として, 相互に"対等関係"のもとで, 協調・協働していくこと」, つまり両者が互いに対等の当事者であることを認め合うことを**協働**と定義している.

　また, 「健康日本 21」(「国民の健康の増進の総合的な推進を図るための基

本的な方針(2013年厚生労働省告示第195号)」, ☞第3章E-①, 93頁)については, 健康増進法(2002年法律第103号)(☞285頁)に基づき策定するものであり, 国民の健康の増進の推進に関する基本的な方向や国民の健康の増進の目標に関する事項等を定めるとともに, 都道府県健康増進計画, 市町村健康増進計画の基本となるものである. その方針について2012年7月に全面的に改正された(「健康日本21(第二次)」). そこでは「健康増進を担う人材」について, 国, 地方公共団体および各職域・団体の役割が示されている(図5-9).

② 運営面のアセスメント

必要な資源, 利用可能な資源, 実施の障害を確認する

　優先的に必要とされた取り組みを実際に実行していくためには, 運営上, 政策上で必要なことや障害を確認し, それを乗り越えるように既存の組織, 法規, 政策を変えていく必要がある.

　運営面のアセスメントでは, 教育的, 環境的取り組みをすすめていくうえで必要な, 資源や組織内の状況を分析する.

ステップ1:時間・人的資源・予算など必要な資源を確認する

　目標達成までに必要な期間やプログラムの実施に必要な職種やスタッフ数を検討する.

ステップ2:利用可能な資源を確認する

　必要な資源に対して利用可能な資源があるのかを確認する. 利用可能な資源が不足する場合には, 資源の確保をするか, 計画の変更をする必要がある.

ステップ3:実施の障害となる要因を確認する

　資源の制約の他に, 次のような実施の障害を把握し, 対処しておく必要がある. ①実施する人の合意を得るために, 事業計画についての会議をする. ②計画を変更する際には最終的な目的や目標に矛盾がないようにする. ③変化は急激なものより, 段階的なもののほうが実行しやすい. ④スタッフが慣れていない手法は抵抗があるので, 慣れた手法を用いる. ⑤地域住民や組織に受け入れられるように, 協力者になってもらったり, 検討会で理解を求める.

③ 政策面のアセスメント

現行の政策・法規, 関連計画等との整合性を確認する

　政策面のアセスメントでは, 教育的・環境的取り組みをすすめていくうえで, 以下について留意する.

①計画を促進する, あるいは障害となる現行の政策・法規・行政機関などの組織上の要因は何かを事前評価する. 障害を変更するための政治的関係を分析する. それをもとに, 計画と一貫性を持つように政策・法規・組織方針の変更をするか, 計画を修正する.

②現行の関連計画との調整：保健，医療，福祉，環境，教育関係の他の計画との間の一貫性，分担，欠落を確認する．

③各種制度による保健プログラムとの調整：他の保健プログラムとの間の一貫性，分担，欠落を確認する．

④既存公衆栄養プログラムとの調整：既存の公衆栄養プログラムとの一貫性，重複，欠落を確認し，全体の公衆栄養計画の中での，当該プログラムの位置づけを確認する．

❹ 計画の策定

優先度の高い取り組みを選択する

ステップ１：取り組みの選択肢をあげる

図 5-10 のような，計画策定のためのワークシートに，QOL，健康目標に影響する因子，条件に対応する取り組みの現状を整理する．取り組みの現状は，担当部局だけでなく，他の部局や関係機関・団体の取り組みについてもあげる．これをもとに，条件を満たすために必要な取り組みを協議し，他部局，関係機関・団体，住民，それぞれの役割を協議する．

ステップ２：選択肢の中から優先順位づけをする

図 5-11 にプログラムの優先順位づけのためのマトリックス，表 5-7 にさらに細かく基準を設定した，優先順位づけのためのワークシートの例を示す．この例はあくまで１例であり，ワークシート，使用方法ともに，その場に応じて多様に展開，作成して使用するべきである．使用する基準を選び，必要があれば基準に重みづけをし，基準に得点をつけて合計点を算出する用い方もできる．

ステップ３：実施目標を設定する

選ばれた取り組みをいつまでに，どのくらい実施するのか，目標を設定する．

コラム　教育的なアプローチと環境的なアプローチ

グリーンとクロイター Kreuter は，ヘルスプロモーションとは，健康的な行動や生活ができるために，教育的かつ環境的なサポートを組み合わせることとした．これまで，栄養分野では，教育的なアプローチが主流であったが，行動変容には環境づくりも重要であるとされ，栄養成分表示やヘルシーメニューなど食環境づくりの取り組みも近年多くなっている．一方，栄養成分表示の活用方法や自分に合ったヘルシーメニュー選択などは，個人の能力の向上も必要であり，教育的・環境的アプローチを組み合せたプログラムを考えていく必要がある．

対象層：＿＿＿＿＿成人＿＿＿＿＿＿＿＿　メンバー氏名＿＿＿＿＿＿＿＿＿＿＿＿＿＿＿＿

QOL の目標
・元気に仕事ができ，自分に合った趣味や運動を楽しめる人が増える
健康・栄養状態の目標
・糖代謝異常者　減少 20% → 15%
・BMI が 25.0 kg/m² 以上の人　減少 30% → 25%

行動と生活習慣の目標 現状値→目標値 （5 年間で）	目標達成のための条件 （準備・強化・実現・環境要因） 現状値→目標値	取り組みの現状	条件を満たすために必要な取り組み	評価方法
食事 自分に合ったエネルギー量を摂取している人を増やす 60%→70% 脂肪エネルギー比率 25%未満の人を増やす 70%→80%	（準備要因） 自分に必要なエネルギー量を知っている人を増やす 50%→70% 自分のエネルギー摂取量をコントロールすることが重要だと思う人を増やす 40%→60% （強化要因） 家族がエネルギー摂取量の適正化に協力してくれる人を増やす 50%→60% （実現・環境要因） 栄養成分表示をしている飲食店数を増やす 10%→20% ヘルシーメニューを提供する給食や飲食店数を増やす 10%→20% ヘルシー弁当を販売するスーパーマーケット，コンビニエンスストアの店数を増やす 5%→10%	保健センターで生活習慣病予防教室を年 5 回開催しているが，日中で勤労者は参加できない 食生活改善推進員によるヘルシー料理教室を年 6 回実施しているが，参加者がいつも同じ 栄養成分表示の協力店はあるが，少なく，どこにあるか知られていない 農協や農林部門の地産地消運動で給食や飲食店での地場産野菜の使用を勧めているが，保健部門では関係していない	A：生活習慣病予防教室を勤労者が来場可能な日時に設定する．企業へ出前教室などをする B：食生活改善推進員の調理教室で，食事の自己チェックができるスキルや栄養成分表示の活用方法を教え，参加者が近所の人に伝達する C：有線，地元テレビ，新聞での食事キャンペーン D：栄養成分表示協力店の数を増やすと同時に，協力店の地図を作成し市民に知らせる E：農林部門の活動とのタイアップで，地場野菜たっぷりでエネルギーや脂肪控えめのメニューを加えてもらう F：スーパーマーケット，コンビニエンスストア協会に働きかけてヘルシーメニューを増やす	
ビジョン部分		行動計画部分		評価計画部分

図 5-10　計画策定のためのワークシート（記入例）

［藤内修二，岩室紳也：藤内＆岩室の新版保健計画策定マニュアル，ライフ・サイエンスセンター，2001 をもとに作成］

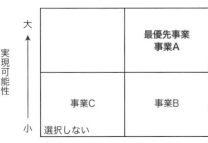

図 5-11　対策や事業の優先順位決定マトリックス

表 5-7 対策や事業の優先順位づけのためのワークシート

優先順位づけの基準		重み	事業や対策　得点				
			A	B	C	D	E
効果	QOL，健康，生活習慣，行動への影響						
	対策や事業の対象となる住民の割合						
	多くの目標に関連している（波及効果）						
	対策や事業の効果が企図した期間にでる						
	費用対効果が大 （少ない費用で多くの成果がある）						
	効果の合計点						
実現可能性	人的資源（スタッフ，社会資源）						
	予算						
	設備						
	知識・スキル						
	時間						
	住民の希望や受け入れられやすさ						
	政策的な実現可能性						
	法的根拠，義務，委任						
	他の既存の計画と矛盾がない，関連が大きい						
	地域の特徴的事業（モデル事業）						
	実現可能性の合計点						

[Mullis RM, Snyder MP, Hunt MK：Developing nutrient criteria for food-specific dietary guidelines for the general public. Am Diet Assoc 90：847-851, 1990 をもとに作成]

❺ 評価の計画

取り組みの計画時にどのように評価するか決めておく

　計画の実施状況や各目標の達成状況について，どのように把握し，評価するかは，あらかじめ決めておく．また，評価デザイン，評価指標，方法，時期，だれがするかなども決めておく必要がある．

　具体的な評価については本章 F「公衆栄養プログラムの評価」(☞ 221 頁)に記載する．

❻ 計画書の作成

　計画は，計画書として文書化する．これは，連携して事業をする相手，同じ組織内の同職種，異なる職種に事業の目的や方法などを共有するために必要である．計画書に盛り込む基本的な内容を**表 5-8** に示す．

表 5-8 公衆栄養事業（プログラム）計画書に盛り込む内容の例

目標	QOL	
	健康	
	行動	
	知識・態度・スキル	
	環境	

アプローチの種類	教育アプローチ・環境アプローチなど		
1．事業名			
2．事業の目的			
3．重点対象層			
4．実施場所			
5．実施期間			
6．この事業を優先した理由			
7．過去の対策の実績と課題			
8．目指す目標（事業の効果についての評価指標）			
9．事業実施目標（どのくらい事業をするかの目標）			
10．事業内容			
11．実施における役割分担	専門職：		
	関係団体や組織：		
	住民：		
12．評価方法	経過評価	指標	
		調査対象	
		調査時期	
		調査方法	
	影響・結果評価	指標	
		調査対象	
		デザイン	
		調査時期	
		調査方法	

E 公衆栄養プログラムの実施

❶ 住民参加

効果的にプログラムを実施するために，住民参加は重要である

　地域（コミュニティ）において，効果的なプログラムを実施するためには，プログラムの実施者や受益者の参加は，重要である．地域（コミュニティ）から参加者を選定するには，**図 5-12** のようなベン相関図 Venn Diagram を用いると便利である．ベン相関図は，漠然と認識されている地域（コミュニティ）の社会構造，組織のあり方，機能を視覚化することで，地域（コミュニティ）の社会関係をより具体的に再確認する方法である．その手順は，①プログラムの実施や結果に関係している，あるいは関心があるすべての個人や組織（受益者，実施者，協力者，反対者，資金提供者など）をリストアップする．②プログラムに関する価値観，認識，期待などを分析する．③対象者にとっての近接性や影響力，重要性，規模などを考慮して，それぞれの組織の関係を

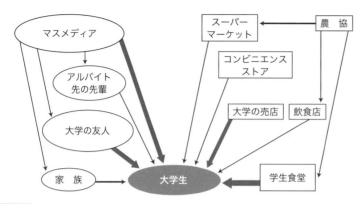

図 5-12 ベン相関図を活用した N 市の大学生の食にかかわる社会関係の把握

図に示す. ④対象者との関係や, 相互の関係を線でつなぐなどして関係を視覚的に把握する. このとき, 強い影響力は太い線にするなど工夫できる.

a 参加型の意思決定

参加型の意思決定は, 時間がかかるという欠点はあるが, 宮坂は次のような利点をあげている.

①プログラムの質の向上と普及のため
②参加者(個人, 組織, 地域)のエンパワメントのため
③民主主義の確立のため

b コミュニティ・オーガニゼーション

コミュニティ・オーガニゼーション community organization(ロス Ross, 1955)とは, 「あるコミュニティがそのニーズまたは目標に順位づけを行い, ニーズや目標を順次解決または達成するための確信と意志とをつくり出し, 解決や達成に必要な社会資源(利用できる人的・物的資源)を発見し, そして必要な活動をすることと, そのような一連の事柄をすることによって, そのコミュニティに協力的, 協同的な態度や実践を醸成していくこと」である. コミュニティ・オーガニゼーションは, 地域保健計画を策定し, 遂行していくうえで, 住民が一定の役割を担うための手段であるが, 計画遂行に伴う障害を克服するうえでも有効である.

c エンパワメント(図 5-13)

コミュニティ・オーガニゼーションの主要概念の1つにエンパワメントがある. エンパワメントは, 個人, 組織, 地域(コミュニティ)の参加を通して健康な地域(コミュニティ)・社会づくりをするという考え方である. エンパワメントは, ブラジルの教育学者フレイレ Freire によって提起され, これを健康分野に適用したウォーラステイン Wallerstein とバーンステイン Bernstein は, 次のように定義している. 「エンパワメントとは, 個人, 組織, コミュニティが, 参加を促進し, 自分たちのコミュニティやより大きな社会

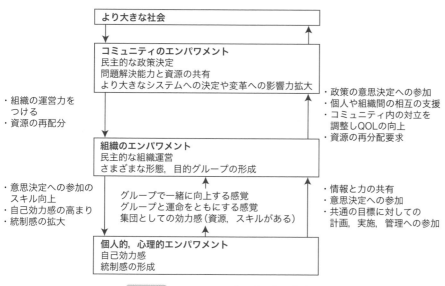

図 5-13 3つのエンパワメントの関係

に対するコントロールを獲得する社会的活動のプロセスである」「コミュニティへの参加を通して，人々は彼ら自身と社会に対する影響力を持てる自信を得る．それゆえに，エンパワメントを促進する健康教育は，環境やコミュニティの変革に無関係な自尊心 self-esteem，自己効力感 self-efficacy や他の保健行動の向上を超えて影響し，ターゲットは個人，集団そして構造の変革なのである」．

　エンパワメントは，個人，組織，コミュニティのレベルに分けて考えられるが，重要なのは，各レベルは相互に関連して，各エンパワメントが高まることである．

❷ プログラムに関連する関係者・機関の役割

🥕 地域社会資源にはおのおのに固有の役割がある

　公衆栄養プログラムの実施に当たっては対象者に**動機づけ**を行い，必要な知識や技術などを習得させ，1人ひとりが食生活に関する行動を変えて適切な食生活を実践かつ継続し，健康の保持増進を促すことが大切である．このためには国レベルの栄養行政も大切であるが，地域に密着した保健所，市町村レベルの栄養行政，地域住民を取り巻く関係機関(組織)と，保健医療従事者や民間企業などとの協働が必要である．　　　　　　　　　●栄養行政

a 保健所

　1947年に戦後の保健所法(法第101号)が制定され，保健所は，疾病の予防，健康増進，環境衛生など，公衆衛生活動の中心的期間として，地域住民の生活と健康にきわめて重要な役割を担ってきた．保健所法は，1994年に改正

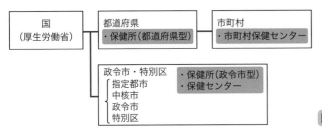

図 5-14 わが国の保健医療行政の構図

表 5-9 地域における行政栄養士による健康づくりおよび栄養・食生活の改善の基本方針

1. 都道府県	2. 保健所設置市および特別区	3. 市町村
(1)組織体制の整備 (2)健康・栄養課題の明確化とPDCAサイクルに基づく施策の推進 (3)生活習慣病の発症予防と重症化予防の徹底のための施策の推進 (4)社会生活を自立的に営むために必要な機能の維持および向上のための施策の推進 (5)食を通じた社会環境の整備の促進 　①特定給食施設における栄養管理状況の把握および評価に基づく指導・支援 　②飲食店によるヘルシーメニューの提供等の促進 　③地域の栄養ケア等の拠点の整備 　④保健，医療，福祉および介護領域における管理栄養士・栄養士の育成 　⑤健康増進に資する食に関する多領域の施策の推進 　⑥健康危機管理への対応	(1)組織体制の整備 (2)健康・栄養課題の明確化とPDCAサイクルに基づく施策の推進 (3)生活習慣病の発症予防と重症化予防の徹底のための施策の推進 (4)社会生活を自立的に営むために必要な機能の維持および向上のための施策の推進 　①次世代の健康 　②高齢者の健康 (5)食を通じた社会環境の整備の促進 　①特定給食施設における栄養管理状況の把握および評価に基づく指導・支援 　②飲食店によるヘルシーメニューの提供等の促進 　③保健，医療，福祉および介護領域における管理栄養士・栄養士の育成 　④食育促進のネットワークの構築 　⑤健康危機管理への対応	(1)組織体制の整備 (2)健康・栄養課題の明確化とPDCAサイクルに基づく施策の推進 (3)生活習慣病の発症予防と重症化予防の徹底のための施策の推進 (4)社会生活を自立的に営むために必要な機能の維持および向上のための施策の推進 　①次世代の健康 　②高齢者の健康 (5)食を通じた社会環境の整備の促進 　①保健，医療，福祉および介護領域における管理栄養士・栄養士の育成 　②食育促進のネットワークの構築 　③健康危機管理への対応

され，名称も新たに地域保健法となり，その内容も大きく変更された．保健所に関する規定が整備され，都道府県が設置する保健所を地域保健の広域的・専門的・技術的拠点として機能を強化するとともに，保健・医療・福祉の連携の促進を図る観点から，二次医療圏などを考慮して保健所の所轄区域を見直し，規模の拡大を図ることとされた（**図 5-14**）．

　厚生労働省では，2013 年 3 月に厚生労働省健康局長より「地域における行政栄養士による健康づくりおよび栄養・食生活の改善について」（健発0329 第 9 号）が示されている．さらに厚生労働省健康局がん対策・健康増進課長より「地域における行政栄養士による健康づくりおよび 栄養・食生活の改善の基本指針について」（健が発 0329 第 4 号）が示され，地域（「1. 都道府県」「2. 保健所設置市および特別区」「3. 市町村」）における行政栄養士の業務を通知している（**表 5-9**）．

　保健所は，2015 年に改正された地方自治法で中核市の指定要件が人口 30万人以上から 20 万人に緩和されたことにともない，保健所政令市の要件も人口 20 万人以上に見直された．

表 5-10 保健所と市町村保健センターの概要

	保健所	市町村保健センター
設置の主体	都道府県，地方自治法の指定都市，中核市その他の政令で定める市または特別区	市町村
所長	原則として一定の基準を満たした医師*	医師である必要はない
役割	地域における公衆衛生の向上・増進を図る機関	地域住民に対する身近な対人サービス（母子保健，成人保健等）を総合的に行う拠点
健康増進法による業務	・住民の健康の増進を図るために必要な栄養指導その他の保健指導のうち，とくに専門的な知識および技術を必要とするものを行う ・特定かつ多数の者に対して継続的に食事を供給する施設に対し，栄養管理の実施について必要な指導および助言を行う	栄養の改善その他の生活習慣の改善に関する事項につき住民からの相談に応じ，必要な栄養指導その他の保健指導を行う
地域保健法による業務	・企画・調整・指導 ・疾病予防，健康増進，栄養改善，食品衛生，上下水道・廃棄物等の環境衛生 ・医事，薬事，人口動態統計 ・広域的・専門的な対人サービス（難病，感染症，精神保健，未熟児など） ・市町村への専門的・技術的支援および援助など	・乳幼児健診，予防接種 ・健康相談，保健指導，健康教育，健康診査，訪問指導など

*地域保健法施行令により所長の資格が規定されている.

b　市町村保健センター

　市町村保健センターは，地域保健法の第18条にて「市町村は，市町村保健センターを設置することができる．市町村保健センターは，住民に対し，健康相談，保健指導および健康診査その他地域保健に関し必要な事業を行うことを目的とする施設とする」と規定された．また2015年11月「地域保健対策の推進に関する基本的な指針の一部改正について」において身近で利用頻度の高い保健サービスが市町村において一元的に提供されることを踏まえ，各市町村は，適切に市町村保健センター等の保健活動の拠点を整備することとされた．

　市町村は，住民に身近で利用頻度の高い保健・福祉サービスを一元的に実施するため，市町村保健センター等の体制の整備を積極的に推進するとともに，保健所は，地域保健に関する専門的かつ技術的拠点としての機能を強化する他，地域の医師会の協力のもとに医療機関との連携を図ること等により，ライフサイクルを通して一貫した保健，医療，福祉サービスを提供することが重要である（表5-10）．

c　保健医療従事者

　保健医療従事者とは，保健医療サービスを提供する高度な専門技術を有する者をいう．

　管理栄養士・栄養士はもとより医師，歯科医師，薬剤師，保健師，助産師，看護師，准看護師，看護業務補助者，介護福祉士，社会福祉士，精神保健福祉士，言語聴覚士，理学療法士，作業療法士，視能訓練士，義肢装具士，歯科衛生士，歯科技工士，臨床検査技師，衛生検査技師，臨床工学士，あん摩

◉保健医療従事者

5

公衆栄養マネジメント

マッサージ指圧師，救急救命士，鍼灸師，柔道整復師，医療社会事業従事者，事務職員などがある．その他，健康運動指導士，介護支援専門員，食品衛生管理者，患者給食受託責任者，給食サービス管理士，フードコーディネーター，フードスペシャリスト，NR・サプリメントアドバイザーなどがあり，大部分は法的に資格，業務が定められている．

　公衆栄養プログラムの実施に関しては，こうした保健医療従事者による協力が不可欠であり，人的資源として有用である．そのためには地域における栄養士会や医師会といった職能団体の代表者などに計画策定時から参画してもらい，協力関係を築くことが大切である．また，その活動は地域に広く展開しているものの，高齢者の援護・介護に対する専門技術者の絶対的な不足や都市に人的資源が集中し，過疎・へき地において対応ができないなどの問題も大きい．

d　ボランティア

　行政の指導や助言を求めつつも，主体は地域の自主的に組織された団体が行う，いわばボランティアによる食生活推進活動ないし地域公衆栄養活動もある．共通の目的を持って自主的に活動を行うことにより連帯感が心理的に働き効果が上がるといわれている．

　ボランティア団体は，①地域住民と交流を深めながら，健康づくりのための活動や②地域の食文化伝承のための活動，③健康づくりのための講習会や勉強会，④行政機関の行う栄養関連行事への協力などさまざまな活動を自主的に行っている．まったく新しく地域公衆栄養活動のための組織をつくることは現実問題として困難であり，得策ではないので，地域に根差したさまざまな既存の組織，団体（食生活改善推進協議会など）が，活動母体として活動を開始するのが適当である場合が多い．公衆栄養活動に既存のボランティア団体が参画する場合には協働の意識を持ってもらい，計画のどの部分を担ってもらうかを十分に話し合い，必要に応じて予算措置を行うことも大切である．

e　民間企業，職能団体，非営利団体（NPO）

　外食や惣菜・加工食品の利用頻度が増加する中で，さまざまな食の提供を展開する民間企業においても，公衆栄養活動は盛んに行われている．

　特定給食施設における工場内での給食を例にみると，ヘルシーメニューの提供やカフェテリア給食における喫食者への栄養情報提供などが実施されている．また，食品製造や加工を行っている企業では，健康増進法により栄養表示が義務づけられている．一般の小売店などでも食材の栄養価を解説した小冊子を作成し，その料理レシピなどを配布している．また，大型スーパーマーケットではその売り場を利用して，保健所などで行う栄養展の会場となることもある．食や環境，安全といったイメージは企業全体のイメージアップにつながることから，最近では積極的に取り入れる企業も多くなってきた．

　専門関係団体としては病院，学校，教育委員会などがあり，職能団体とし

表 5-11　日本栄養士会の職域統括事業部

1. 医療	5. 公衆衛生
2. 学校健康教育	6. 地域活動
3. 勤労者支援	7. 福祉
4. 研究教育	

表 5-12　地域・職域の健康・栄養対策に求められる技能

①健康・栄養関連の計画策定の必要性と策定のための理論(たとえば, プリシード・プロシードモデルの活用など)を説明できる.
②健康状態および死亡の状況の資料やデータを収集し, その解釈ができる.
③疾病・栄養状態・食物摂取・食行動・食環境に関連するデータを収集し, 解析できる.
④アセスメントに基づき, 優先課題を抽出し, その達成のための栄養改善計画を作成できる.
⑤栄養改善計画を達成するために必要な事業の優先度を検討し, 評価計画を含む事業計画を作成できる.

[日本栄養改善学会：平成30年度管理栄養士専門分野別人材育成事業「教育養成領域での人材育成」報告書, 2019 より引用]

ては医師会, 歯科医師会, 薬剤師会, 看護協会, 栄養士会などがある. 日本栄養士会では全国都道府県栄養士会を構成員としている. 管理栄養士・栄養士が活躍する分野を**表 5-11** の 7 つの職域統括事業部に分けている.

　社会のさまざまな分野において, ボランティア活動をはじめとした民間の非営利団体による社会貢献活動が活発化し, その重要性が認識されている. そこでその活動が法令に適合しているのかどうかということを審査・確認し認証された法人を NPO 法人(Non-Profit Organization, 特定非営利活動法人)という. しかしながら認証されたからといって, 所轄庁がその団体の活動についていわゆる「お墨つき」を与えるわけではない. 公開されている情報などをもとにして, その団体がどの程度信用できるかを住民 1 人ひとりが判断することが重要である. 法人格が取得しやすくなったため, その活動分野も広く, また, 地域に密着した市民活動が活発化しており, 社会的な課題を解決するとともに多様性のある社会を形成するうえで, その活躍が期待されている.

❸ 計画策定・実施に必要な技能

　地域の健康・栄養対策の計画立案を実践し, 評価およびフィードバックを行うためには**表 5-12** に示したような技能が必要である. これらの技能を修得し, 対象集団にあった計画策定を行わなければならない. 事前に綿密な計画策定を行わずに「とりあえずやってみる」では, 課題に対応することはできない.

❹ コミュニケーションの管理

コミュニケーションの重要な要素や手法に精通することが求められる

a コミュニケーションとは

　コミュニケーションが重要であるという認識は高まっているが，コミュニケーションとは一方的な情報伝達の手段ではない．国語辞典『大辞林』では，コミュニケーションを「人間が互いに意思・感情・思考を伝達し合うこと．言語・文字その他視覚・聴覚に訴える身振り・表情・声などの手段によって行う」と定義している．そのため，コミュニケーション＝情報伝達，というわけではなく，双方向に情報や感情などを伝え分かち合うこともまたコミュニケーションの重要な役割である．そのため，地域住民や他職種との間に信頼関係を構築し，協働で公衆栄養プログラムを円滑に推進するためには，コミュニケーションを管理する能力が重要である．

b コミュニケーション能力

　コミュニケーションにおいては，こちらが伝えたとおりに伝わるものと考えるのではなく，相手が受け取ったとおりに相手が理解し，解釈したとおりに伝わっていくものと考えるべきである．そのため，協働で公衆栄養プログラムを推進するうえで，円滑なコミュニケーションをとるためには，基本的なコミュニケーション能力を強化する必要がある．

　米国では，栄養士養成認定評議会（ACEND）が，登録栄養士の養成課程で学生が修得すべき基礎知識と技術能力を示している．米国では，インターンシップの有無などの養成のあり方がわが国と異なるため，単純な比較はできないが，米国においてインターンシップを受けた学生の到達目標に定められたコミュニケーションに関する**コンピテンシー（実践能力）**は，わが国の管理栄養士にとっても重要と考えられる．そのコンピテンシーには，専門的な文章作成能力（研究論文，提案書，教育媒体，手引きなど）の他，対象に応じたプレゼンテーションを企画・実施・評価する能力，行動変容を促すための効果的な教育・カウンセリング能力，グループ活動に積極的にかかわり貢献する能力，他の保健医療従事者や補助者と協力関係を築く能力，明確に自分の主張を述べる交渉術などが含まれている．

　交渉術や教育カウンセリングなどでは，相手を「勝った」気分にさせ，自分も勝てば成功である．これを"**WIN-WIN（ウィン・ウィン）**"の要素と呼ぶ．こちらにはメリットがあるけれど，相手には損というのは"**WIN-LOSE（ウィン・ルーズ）**"，双方にとって損というのは"**LOSE-LOSE（ルーズ・ルーズ）**"である．たとえば，減量教室で管理栄養士が相手の嗜好を無視して，「甘い菓子は絶対に食べてはいけません」という指導をした場合，指導をした側にとっては対象者の間食が減り，体重減少というよい結果が期待できるかもしれないが，対象者にとっては食生活の楽しみがなくなることであり，場合によっては教室へ来なくなる可能性もある．双方にメリットがあり，持続的な

関係を構築するためには，「甘い菓子は食べてもいいけど，1回の量を減らしたり，2日に1回に減らしてはどうでしょう．」などと，常に WIN-WIN の要素を取り入れることが重要である．また，対象者の価値感を尊重し，話を傾聴することも大切である．"WIN-WIN" とは，お互いが相手の本来の目的を理解し，双方のメリットや利益を実現することによって，その場限りではなく，中長期的な関係を築いていこうとするものであり，重要なコミュニケーションの要素である．

c　プレゼンテーションと情報収集

　一方，プレゼンテーションの目的は大きく分けて3つある．1つめは意見やアイディアを述べて，理解してもらうこと(**情報伝達**)．2つめは，相手を理解させ，行動を起こさせること(**説得**)．3つめは自分の考えを述べて，討論すること(**論証**)．いずれの場合も，プレゼンテーションでは，限られた時間の中で情報をわかりやすく発信し，相手に納得してもらうことが大切である．そこで，プレゼンテーションでは，必要な情報が瞬時に理解でき，聴衆を引きつけるために内容を論理的に構築し，ビジュアルエイド(視覚教材)を効果的に活用することが重要である．ビジネスシーンでは，ビジュアルエイドを使った場合は，使わなかった場合に比べて会議時間が短縮したというデータもある．そのため，必要な情報を収集し，加工，発信するためのスキルを身につけることは重要である．

　情報の収集においては，**客観的なデータ(科学的根拠)**を集めることが大切である．栄養学における「科学的根拠のある情報」とは，動物実験などの基礎研究ではなく，ヒトを対象とした疫学研究の結果示された事実であるということである．また，栄養素の含有量をもとに「○○は栄養の宝庫」「△△はビタミンCがたっぷり」では，抽象的でわかりにくく，誤解を招くおそれもある．そのため，介入研究や観察研究によって，栄養と疾病の関係を検証した結果が望ましい．また，1つの結果のみでは偶然起こった可能性があるため，信頼性は低くなる．複数の疫学研究の結果，支持された関係がより望ましい内容である．

　また，情報加工においては，内容を論理的に構成することが不可欠である．**論理的構成**とは，設定された課題に対して結論が呼応しているということである．極端な例であるが，設定された課題は「減量」であるのに，情報内容が「減塩」に関したものであれば，内容は食生活に関するものではあるが，伝えるべき情報が適切に伝わらない．また，結論を支える根拠にあいまいさがあると，相手の納得が得られにくいため，ここでも説得力のある客観的データ(科学的根拠)を示す必要がある．たとえば「メタボリックシンドロームは怖い病気です」というよりも，「肥満や高血圧などのリスクがまったくない人に比べて，リスクが2つ以上ある人では，心臓病を発症する危険性が5倍高まることが報告されています」としたほうが，具体的で対象者の共感を得やすい．また，普遍の定理(どこでも通用する定理)だけでは，相手を動機づけることはできない．特定保健指導でも，対象者の行動変容に対する準備性

表 5-13　言動の 3 要素

言語情報(verbal)	7%
聴覚情報(vocal)	38%
視覚情報(visual)	55%

[Albert Mehrabian, 1971]

(やる気)に応じて，提供する情報の内容を変えることが有用であることが示されている．たとえば，食生活改善について無関心な相手に対して具体的な代替行動(たとえば，果汁よりも生の果実を提案する)を示しても，あらかじめ現在の行動を変える必要性を理解していなければ，相手を納得させることができない．そのため，対象者の特性に応じた支援が必要になる．適切に情報収集し，その情報をもとに論理的に伝達するべき情報を構築する能力は，すべてのコミュニケーション能力において共通する重要な要素であるといえる．

d　コミュニケーションの手法

　コミュニケーションは，通常，「言葉」という手段を使って行われると考えがちである．言葉という道具がなければ，コミュニケーションはやりにくいものであるが，「言葉」以外に，「態度」あるいは「ジェスチャー」や「声の調子」なども大きくかかわっている．コミュニケーションにおける意味の伝わり方を研究した米国の心理学者メラビアン Mehrabian は，言葉，声の調子および態度が意思の疎通にかかわる率を「**言動の 3 要素**」(**表 5-13**)とし，話す内容そのもの(言語情報)よりも，口調や話す速さなどの聴覚情報や見た目などの態度(視覚情報)が，意思の疎通に大きくかかわっていることを示している．「言語情報 = Verbal」「聴覚情報 = Vocal」「視覚情報 = Visual」の頭文字を取って「3V の法則」ともいわれている．また，提唱者の名前から「メラビアンの法則」や，3 要素の割合をとって「7-38-55 のルール」とも呼ばれている．

　同じ言葉を使っても，伝える側と受け取る側とでは，その解釈や語感などがくい違っていることが少なくない．メラビアンの法則でも話す言葉の内容そのものよりも，言葉以外の非言語要素(外見，表情，姿勢，ジェスチャー，アイコンタクト)が重要であるとされていることから，効果的にコミュニケーションを図るためには，声の強弱(トーン)や速さ(ペーシング)などの口調を相手に合わせたり，立ち方や服装など見た目にも専門職としてふさわしい格好に留意したりすべきである．手振り，身振りやしぐさなどのボディランゲージも大切な要素であるため，ロールプレイング等を通じて演習することが望ましい．

　また，公衆栄養プログラムでは，計画策定における健康課題の選定のための地域診断から，実際に住民に対してプログラムへの参加を促す動機づけ支援や環境整備など，さまざまなプロセスがあり，効果的なコミュニケーション手段はそれぞれ異なる．たとえば，大規模な集団の特性を把握するうえでは疫学調査が望ましい手法であるが，特定の対象集団のニーズを把握するのであれば，少人数で実施するインタビュー調査やフォーカスグループ調査な

ども利用可能である．また，情報伝達において大規模集団を対象とするのであれば，マスメディアを利用したりインターネット上にホームページを開設したり，イベントを開催する方法もあるが，対象者が特定されるのであれば，個別面談やワークショップ，電話や電子メールも利用可能な方法である．また，健康課題の解決に向けてのプログラムに参加を促すための手法も，対象が個人かあるいは集団かで異なる．それぞれのプロセスにおいて，適切な手法は異なることに留意し，公衆栄養プログラムを推進することが重要である．

F　公衆栄養プログラムの評価————————

❶ 評価の意義と方法

評価は介入効果を検証し介入を改善するために必須である

　評価とは，どのように介入が実施され，目標に対して達成したか，情報収集し判定することである．評価の目的は，プログラムを改善し効果的にすることである．評価の意義は，①有効性，効果，効率，経済的影響，環境的影響等の介入効果を検証し，取り組みの意思決定の改善をすること，②資源配分の最適化・効率化をすること，③説明責任を果たすこと，である．

　評価方法について，介入後に考えるのではなく，介入を計画する時点で評価計画をあわせて作成しておく必要がある．評価計画には，実施する評価の種類，評価デザイン，評価指標，評価のための情報収集の方法，情報収集の時期，評価基準などを含める．

　評価の対象と評価の種類を**表5-14**に示す．評価は，大きく分けて実施過程を対象とする**経過評価**（プロセス評価，アウトプット評価），改善効果を対象とする**影響評価**（インパクト評価）・**結果評価**（アウトカム評価），効率性を対象とする**経済評価**（コスト・パフォーマンス評価）がある．最終的な評価は，結果（アウトカム）で評価されるが，結果だけではプログラムの問題点はわからないことが多い．そこで，経過評価を行い，どのような介入で効果がみられたか，効果がみられなかったかを把握する必要がある．

　評価の結果はフィードバックされ，プログラムの改善に用いられる．

表5-14 評価の対象と評価の種類

対　象	種　類
実施過程	経過評価（プロセス評価，アウトプット評価）
改善効果	影響評価（インパクト評価），結果評価（アウトカム評価）
効率性	経済評価（コスト・パフォーマンス評価）

❷ 評価の実際

> 経過評価，影響評価，結果評価，経済評価を適切な方法で実施する

　評価をするにはあらかじめ評価計画を作成する．評価計画のポイントを**表5-15**に示す．

　ここでは，プリシード・プロシードモデルの枠組みを用いて評価する手法を記載する．

ⓐ　経過評価

　経過評価とは，プログラムが計画どおりに実施されたかを評価するものである．経過評価には，①プログラムがどの程度当初の計画どおり実施されているか，②実施されたプログラムの量と質を明らかにする．また，③プログラムの実施による効果や成果の指標をモニタリングすることも含まれる．

　経過評価の目的は，①プログラムの質と量を評価すること，介入がターゲット集団に届いているか，合っているかを評価すること，②介入の効果が得られた場合，得られなかった場合に，なぜそうなったのかを説明すること，③介入の質を改善するために関係者と促進要因，阻害要因を共有すること，である．

　経過評価の観点と情報収集の方法を**表5-16**に示す．

表 5-15　評価計画のポイント

1. どのような枠組みを用いて評価するか
2. どの段階の評価をするのか（経過評価，影響評価，結果評価，経済評価）
3. どのような評価指標を用いるのか
4. どのような調査方法を用いるのか
5. 誰を対象とするのか
6. 効果が生じる時期はいつか
7. どのような評価デザインを用いるのか

表 5-16　経過評価の観点と情報収集の方法

モニタリング・評価の観点	情報収集の方法
1. 計画どおりの質と量のプログラムが実施されているか	日常の行政記録（業務実施記録等），観察法
2. プログラムは対象集団のすべてに届いているか（カバー率）	日常の行政記録（業務実施記録等），観察法
3. プログラムやサービスを受ける側の反応（参加者数，満足度など）	対象者からのデータ収集（質問法），観察法
4. プログラムにかかわったスタッフや関係者の反応（改善点等の認識，満足度，能力の向上など）	関係者からのデータ収集（質問法），観察法
5. プログラムの教材と構成要素の質は高いか	対象者，関係者からのデータ収集（質問法），観察法
6. 組織や地域レベルの能力の向上がみられたか（組織や地域内の仕組みの改善など）	記録法，観察法
7. 部門間・関係機関との連携はどう変わったか（協議会などの開催状況）	記録法，観察法
8. 地域全体への波及効果があったか	記録法，観察法

1. 計画どおりの質と量のプログラムが実施されているか /2. プログラム
は対象集団のすべてに届いているか（カバー率）

　計画した質と量の資源が投入され，活動が行われたか，その結果対象すべてに届いているかをモニタリング，評価する．

　たとえば，2 年間で自治体内の特定給食施設を持つすべての事業所 20 ヵ所で，社員の肥満者の減少を目的として，ヘルシーメニューを選択できるように，ヘルシーメニューを提供する施設を増やすことを目標に設定してプログラムを実施している場合を例にする．経過評価では，すべての施設にヘルシーメニューを提供するように働きかけているかモニタリングする．またその結果，すべての 20 施設でヘルシーメニューを提供しているかモニタリングする．モニタリングの途中で，計画どおりに進まない場合は，その原因を明らかにして改善する．最終的に 1 年後の評価では，どの程度の施設でヘルシーメニューが提供されたか，カバー率を出して，計画と比較して評価する．

3. プログラムやサービスを受ける側の反応（参加者数，満足度など）

　計画どおりの参加者数が得られているか，参加者の満足度について，あらかじめ設定した指標を用いて，対象者からのデータ収集（質問法），観察法によりモニタリング，評価する．満足度に関連する要因に次のものがある．①人間関係の快適さ（プログラムに参加して快適か，スタッフは，やる気があり，親しみやすく，誠実か，参加者が好意的か）．②サービスの快適さ（場所，時間が都合がよいか，設備などが十分か，費用は高すぎないか）．③内容の適切さ（内容は興味深いか，適切な内容がカバーされているか，複雑・簡単すぎないか，抜けていることはないか，もっともよい方法で伝えられているかなど）．

　モニタリングの途中で反応がよくない場合は，原因を明らかにして改善する．最終的にプログラム終了後に評価する．

4. プログラムにかかわったスタッフや関係者の反応（改善点等の認識，満
足度，能力の向上）

　プログラムにかかわったスタッフや関係者の反応について，あらかじめ設定した指標で，関係者からのデータ収集（質問法），観察法によりモニタリング，評価する．

　モニタリングの途中で反応がよくない場合は，原因を明らかにして改善する．最終的にプログラム終了後に評価する．

5. プログラムの教材と構成要素の質の高さ

　プログラムの教材と構成要素の質の高さについて，あらかじめ設定した指標を用いて，対象者，関係者からのデータ収集（質問法），観察法により，モニタリング，評価する．一例としてリーフレットや視覚教材の表現について，標準化されたチェックリスト（例：米国国立がん研究所）がある．そこでは，魅力，理解しやすさ，受け入れやすさ，個人的なかかわり（自分のこととして受け取られるか），説得力，読みやすさ（長い言葉が多くない）がチェック項目とされている．

　モニタリングの途中で反応がよくない場合は，原因を明らかにして改善す

る．最終的にプログラム終了後に評価する．

6. 組織や地域レベルの能力の向上がみられたか（組織や地域内の仕組みの改善など）

組織や地域レベルの能力の向上がみられているかについて，あらかじめ設定した指標を用いて，記録法，観察法によりモニタリング，評価する．

指標の一例として，グループリーダー・グループプロセスの評価（グループ環境尺度）として，組織や地域内の結束力，自立性，リーダーシップ，自己改革などの力が高まったかを評価する．

モニタリングの途中で反応がよくない場合は，原因を明らかにして改善する．最終的にプログラム終了後に評価する．

7. 部門間・関係機関との連携はどう変わったか（協議会等の開催状況など）

組織や地域レベルの能力の向上がみられているかについて，あらかじめ設定した指標を用いて，記録法，観察法によりモニタリング，評価する．

部門間・関係機関の協力の指標の一例として，以下のようなものがある．

・調整会議や協議会の開催
・保健部門以外の人がどの程度参加しているか
・部門間・関係機関の協力をすることを，どの程度優先させているか
・部門間・関係機関の協力で，どのような活動を行ったのか，どのような成果を出したのか

モニタリングの途中で反応がよくない場合は，原因を明らかにして改善する．最終的にプログラム終了後に評価する．

8. 地域全体への波及効果があったか

地域全体への波及効果があったかについて，あらかじめ設定した指標を用いて，記録法，観察法によりモニタリング，評価する．

モニタリングの途中で反応がよくない場合は，原因を明らかにして改善する．最終的にプログラム終了後に評価する．

最終的な評価は，計画と実績の一致度，実績に関する分析（カバー率，満足度など），比較分析（目標値との比較，地域比較など）をし，改善提言としてまとめる．

b 影響評価・結果評価

プリシード・プロシードモデルでは，影響評価は，最終的な目的を達成するために設定した下位目標に対して達成したかを評価するもので，プログラムの直接的な効果を測定するものである．結果評価は，最終的な目的に対して達成したかを評価するものである．影響評価と結果評価を区別しない場合や，プログラムによっては行動改善が最終的な目的になる場合もあり，区別が困難な場合もある．

ここでは，プリシード・プロシードモデルを用いた方法を記載する．影響評価では，準備要因，実現要因，強化要因，環境要因，行動とライフスタイルの目標が達成したかを評価する．結果評価では，健康状態，QOL の目標

が達成したかを評価する．

　影響評価・結果評価の観点，指標例，情報収集の方法を**表 5-17** に示す．いずれも，あらかじめ計画で作成した目標項目について，適切な指標を用いて測定する．

　例として，最終的な目的を健康状態として「勤労者の肥満の割合の減少」とした場合は，肥満者の割合を評価することが結果評価である．この場合の影響評価は，たとえば行動とライフスタイルとして「適正なエネルギー摂取量の人を増やす」，そのための準備要因として「自分に必要なエネルギー量を知っている人を増やす」，強化要因として「家族がエネルギー量の適正化に協力してくれる人を増やす」，実現・環境要因として「ヘルシー弁当を販売するスーパーマーケット，コンビニエンスストアの店数を増やす」の評価となる．

　評価の手順を以下に記載する．

1）　評価デザインを決める

　効果検証のデザインは**表 5-18**，**図 5-15** に示すように，①実験デザイン，②準実験デザイン，③前後比較デザイン，④ケーススタディ・デザインなどがある．

①実験デザイン

　介入群と非介入（コントロール，対照）群を無作為に割り付けて，介入前後または経時的に指標を測定し比較する．無作為な割付であるため，比較する2つ以上の群の対象者は同じ特性を持つこととなり，純粋に介入の効果が検

表 5-17　影響評価・結果評価の観点，指標例，情報収集の方法

観　点	評価の種類	指標例	情報収集の方法
準備要因	影響評価	知識，態度，信念，価値観など	質問法
強化要因	影響評価	周囲の支援の有無など	質問法
実現要因	影響評価	社会資源（健康的な食品，運動施設など）の有無，利用しやすさなど	質問法，記録法，観察法
環境要因	影響評価	実現要因と同様	質問法，記録法，観察法
行動とライフスタイル	影響評価	食物摂取状況，朝食摂取頻度，食事時刻など	質問法，記録法
健康状態	結果評価	BMI，血圧値，ヘモグロビン値，HbA1c 値，罹患率，死亡率	質問法，身体計測，臨床検査，生化学検査，統計
QOL	結果評価	主観的 QOL	質問法

表 5-18　評価デザイン

対照群	無作為割付	測定回数	評価デザイン名	内的妥当性
あり	あり	1 回以上	実験デザイン	高い
	なし	1 回以上	準実験デザイン	ある
なし	―	2 回以上	前後比較デザイン	低い
	―	1 回	ケーススタディ・デザイン	ない

a. 実験デザイン

＜平行法＞

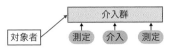

※　両群の特性に差がないと仮定できるので，事前の測定は必須でない．

＜交互法＞

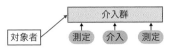

※　両群の特性に差がないと仮定できるので，事前の測定は必須でない．

c. 前後比較デザイン

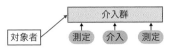

b. 準実験デザイン

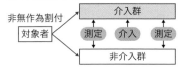

非介入群の設定方法：なるべく同じ特性の集団になるように
　　する（プログラムの効果かどうかを明確にするため）
①準無作為割付：介入への申し込み受付順，介入の参加日な
　　どによる振り分け
②マッチド・ペア法：介入群1人ひとりについて性，年齢，
　　その他の特性が同じ人を選ぶ
③場所の違い：異なる地域，職場，学校の人を選ぶ
④参加を希望しなかった人（結果の一般化が難しい）

d. ケーススタディ・デザイン

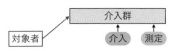

図5-15 評価デザイン

証できるとされる．

②準実験デザイン

　介入群と非介入群を無作為ではない方法で割り付けて，介入前後または経時的に指標を測定し比較する．非無作為な割付であるため，比較する2つ以上の群の特性が異なる可能性がある．たとえば，プログラム参加希望者を介入群，非希望者を非介入群とした場合，「栄養改善する意欲」に差がある可能性がある．したがって，介入群で非介入群より変化したとしても，それが介入の効果か，意欲の効果かが判別できないことに留意する必要がある．

③前後比較デザイン

　介入群のみで介入前後または経時的に指標を測定して変化を検証する．非介入群との比較を行わないため，変化が介入によるものか，その時期に起こった他の要因によるものか判別がつかないなどの問題がある．また，成長期の子どもへの介入の場合，介入しなくても身長や体重が増加するため，非介入群との比較をしないと介入の効果は明らかにならない．

④ケーススタディ・デザイン

　介入群のみで事後のみに指標を測定する．前後の比較をしないため介入前後の変化は不明である．

　①→④の順で，得られた効果が介入の結果であるという**因果関係の確実さ（内的妥当性）**が低くなる．一方で，国全体の政策の場合には，全員が介入群になるため①②のデザインは成立しない．地域や施設単位での介入の場合，対照群を設定したとしても地域や施設の背景や条件が異なることから比較が難しいことも多い．また，倫理的な観点から，非介入群にも同時あるいは介入群の効果検証後になんらかの介入をすることが求められることが多い．

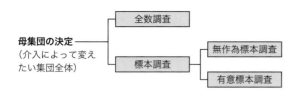

図 5-16 評価のための調査対象者

表 5-19 評価のための情報収集の方法

方 法	例
1. 既存資料を用いる	国民健康栄養調査，県衛生統計年報，保健所年報など
2. 既存の他のプログラムに調査を加える	健康診査（基本健康診査，乳幼児健康診査など）の問診内容に追加する，県民健康栄養調査の項目に追加するなど
3. 当該プログラムの中で調査をする	各種教室の参加者への聞き取りあるいは質問紙調査，ヘルシーメニュー協力店の参加店への聞き取り調査など
4. 対象集団全体への調査を行う	プログラムの対象集団全体への質問紙調査を実施する

5

公衆栄養マネジメント

2) 評価指標と基準を決める

評価指標は，計画で作成した指標を用い，基準は目標値とする．指標を設定する場合の留意事項として，妥当性・信頼性・感度を考慮する必要がある．**妥当性 validity** とは，測定したい構成概念を測定していること，標準的な測定方法でのデータと相関していることなどである．**信頼性 reliability** とは，同じ人の繰り返し測定での一致 reproducibility と，調査者間の一致 interrater reliability などである．**感度 sensitivity** とは，介入の結果の変化を検出できることである．

3) 評価のための調査対象者を決める

誰の情報を得るのか，評価のための調査対象者の選定について**図 5-16** に示す．プログラムによって変えたい対象集団（母集団）全員の調査をする場合は**全数調査**，一部の人を抽出して，対象集団について推定する場合は**標本調査**となる．標本調査には，対象集団から無作為に抽出する**無作為標本調査**と無作為ではなく何等かの条件等で抽出する**有意標本調査**がある．

4) 評価のための情報収集方法（調査方法等）を決め，情報収集（調査等）を実施する

評価のための情報収集の方法について，**表 5-19** に例をあげる．方法には，既存資料を用いる，既存の他のプログラムに調査を加える，当該プログラムの中で調査をする，対象集団全体への調査を行うなどがある．

5) データのチェック・分析，目標値と比較し解釈をする

目標値に達したか否か，達しない場合にはその原因を確かめ，プログラムの改善を行う．

表 5-20 経済評価の種類

種　類	算出方法
費用最小化分析	プログラムにかかった費用（金銭）を他の類似のプログラムと比較
費用効果分析	介入効果（金銭以外）/ 費用（金銭）
費用便益分析	介入効果（金銭）/ 費用（金銭）

c 経済評価

　経済評価とは，かかった費用に対する効果を評価することである．目的は，影響評価，結果評価を行った後に，その改善効果とかかった費用を比較し，より少ない費用で最大の効果を得るプログラムを選択する根拠を得ることである．

　経済評価の種類を表 5-20 に示す.

1)　費用最小化分析 cost-minimization analysis

　プログラムにかかった費用（金銭）を算出する．効果（アウトカム）は把握しない．類似の結果をもたらす中でもっとも費用がかからないプログラムを評価する．

2)　費用効果分析 cost-effectiveness analysis

　プログラムにかかった費用（金銭）に対する効果（金銭以外）を算出する．効果の例として，野菜摂取量（g），体重減少量（kg），血圧（mmHg），疾患の罹患率（人 / 人口 1,000 対）などがある．

3)　費用便益分析 cost-benefit analysis

　プログラムにかかった費用（金銭）に対する効果（金銭）を算出する．効果の例として，肥満者の減少による医療費の削減金額，労働生産性の向上による金額などがある．

コラム　特定健康診査・特定保健指導の評価

2008年から開始した特定健康診査・特定保健指導では，①〜④の種類の評価を行う（**表5-21**）．

また，対象ごとの評価方法も設定されている（**表5-22**）．

表5-21 特定健康診査・特定保健指導の評価

①ストラクチャー（構造）評価	保健事業を実施するための仕組みや体制を評価する	従事する職員の体制（職種，職員数，職員の資質等），予算，施設，設備の状況，他機関との連携体制，社会資源の活用状況
②プロセス（過程）評価	事業の目的や目標の達成に向けた過程（手順）や活動状況を評価する	保健指導の実施過程（情報収集，アセスメント，問題の分析，目標の設定，指導手段，保健指導実施者の態度，記録状況），対象者の満足感
③アウトプット（事業の実施量）評価	目的，目標の達成のために行われる事業量に対する評価	健診受診率，保健指導の実施率，保健指導の継続率
④アウトカム（結果）評価	目的，目標の達成度，成果の数値目標に対する評価	肥満度，健診結果の変化，糖尿病の有病者・予備群，死亡率，要介護率，医療費の変化職域では，休業実数，長期休業率

表5-22 対象ごとの評価方法

個人に対する評価	・適切な手段を用いて保健指導が提供されているか（プロセス評価） ・その結果，生活習慣の行動変容がみられたか，健診結果に改善がみられたか（アウトカム評価） という観点から評価を行う
集団に対する評価	・個人への結果を集団（地域，事業所，性，年齢）単位で評価する ・生活習慣の行動変容→検診結果の改善度→生活習慣病医療費などの評価 ・保健指導プログラムの改善，研修会などに活用する
事業に対する評価	・適切な資源を活用していたか（ストラクチャー評価） ・対象者適切に選定し，適切な方法を用いていたか（プロセス評価） ・必要な事業を提供したか（アウトプット評価） ・望ましい結果を出していたか（アウトカム評価） ・事業評価が適正に実施されているか

練習問題

5-A, B, C

公衆栄養マネジメントの概念とプロセス，公衆栄養アセスメント，公衆栄養プログラムの目標設定について，正しいものに○，誤っているものに×をつけよ．

(1) 公衆栄養マネジメントのプロセスは，アセスメント，計画，実施である．

(2) ある地域の小学生の栄養プロジェクトを計画することになった．社会ニーズの把握をするためには，自治会代表へのフォーカスグループインタビューを行った結果から目標の設定をすることがもっとも妥当である．

(3) ある保健所管内では若年の糖尿病が増加し，20～30歳の男性に肥満の人の割合が高い．職場と連携して一次予防のための公衆栄養プログラム計画をすることになった．対象の特徴として，「身体活動量が少ない」「食事では質量ともにバランスがとれた食事をしている人が少ない」などの課題を持つ人が，同程度に多かった．職場では運動サークルへの時間や金銭的補助を検討しているが，食事については職場給食はなく関心も低い．従業員は身体活動については関心が高いが，食事の改善に関する関心が低い．どちらの目標を優先するかを決めなくてはならない．「身体活動量が増加した人を増やす」を優先の目標とした．

(4) 中学校での栄養プログラムを実施することとなり，行動目標は，「全生徒に栄養教育の授業を提供する」こととした．

(5) 職場給食で栄養成分表示をみて料理の選択をする人を増やすには，個人への栄養成分表示の見方の教育をすることが唯一の方法である．

(6) 学校と市町村の保健部門が連携した栄養プログラムを計画することになった．運営面のアセスメントでは，時間，人的資源，予算などの必要な資源を確認し，市町村で利用可能な資源を確認した結果，不足していたため，プログラムを縮小した．

5-E

管理栄養士に求められるコミュニケーション，情報の選択について正しいものに○，誤っているものに×をつけよ．

(1) 効果的にコミュニケーションを図るうえでもっとも重要なのは「話す内容」である．

(2) これからの栄養・食教育において管理栄養士・栄養士に求められている資質とは，専門領域に関する知識だけでなく，コミュニケーションを管理する能力を持つことである．

5-F

公衆栄養プログラムの評価に関する記述について，正しいものに○，誤っているものに×をつけよ．

(1) 公衆栄養プログラムの評価の実施過程の評価を影響評価という．

(2) 公衆栄養プログラムの結果評価のデザインとして，得られた効果が介入の結果であるという因果関係の確実さ(内的妥当性)がもっとも高いのは前後比較法である．

(3) 経済評価の費用便益分析は，プログラムにかかった金額に対して，どのくらいの効果があったかを金額で示す．

6 公衆栄養プログラムの展開

❶ 地域の状況とニーズに沿った公衆栄養プログラムの工夫を説明できる.

❷ 地域における連携やネットワークづくりの意義と方法について説明できる.

❸ 災害時における栄養・食生活支援の意義と方法について説明できる.

A 地域特性に対応したプログラムの展開

❶ 健康づくり

🥕 **地域における健康づくりの主体は住民である**

a 地域における健康づくりとは

わが国は世界でも類をみない超高齢社会を迎えており, すべての国民がいきいきと暮らし, 活力のある社会にするためには, 健康に興味・関心のある人だけが健康づくりにかかわるのではなく, 個人を支える健康的な環境づくりが重要である. 健康日本21(第二次)においても, 地域社会の健康づくりが強く打ち出され, **ソーシャルキャピタル**を活用した地域のつながりの強化を目標としていることから(☞第1章B-❼, 11頁), 家族・地域の絆や助け合い社会の構築が再認識されており, 「健康づくり」を媒介とした街づくりに期待される役割は大きい. このような健康づくり活動は, **ヘルスプロモーション**の理念に基づき「住民」が担い手となることから, 住民の能力の向上と住民組織活動の強化が必要である. 住民自らが目的を持ち, 実行, 評価できる自立した組織となるべく, 行政は活動に関連する社会資源の活用, 支援的環境整備, 公共政策づくり等を担う.

住民主体の健康づくりの運営には, 当事者である住民と支援者である保健医療従事者や**食生活改善推進員**といった団体との連携が不可欠である. しかし, 食や健康に関する問題や関心を共有するコミュニティにおいて町内会長やPTA会長等の地域リーダーは地域からのニーズに応えたい場合でも, 「どこに協力を求めればいいのかわからない」というように, その解決方法・手段に困っている場合が多い. よって, 行政は住民の生の声を聴く懇話会や座談会などグループディスカッション(☞第5章B, **表5-2**, 201頁)の機会を設けることで住民参加の機会を増やし, ニーズアセスメントを行い, 地域の抱える問題, こうありたいといった願望を集約する必要がある. また, そのような機会を設けやすくするために, 支援団体は市町村保健センターや社会福祉協議会*へボランティア登録などをしておくと住民組織と連絡や連携が

◉ソーシャルキャピタル

◉食生活改善推進員

*社会福祉協議会 社会福祉法に基づき, すべての都道府県・市区町村に設置. 民間の社会福祉活動を推進することを目的とし, 福祉サービス利用者や社会福祉関係者の連絡・調整や活動を支援する団体(社会福祉法人).

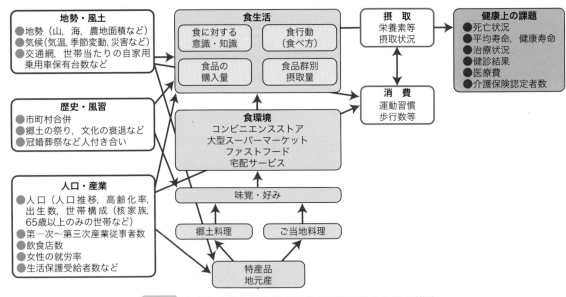

図6-1 食事の実態とからだの実態を考えてみるための構造

［厚生労働省：「地域における行政栄養士による健康づくり及び栄養・食生活の改善の基本指針」を実践するための資料集をもとに作成］

とりやすく，組織間のネットワークの構築も可能となっていく．

　質的データとなる住民の声の収集から地域のニーズが確認できたら，量的データを収集し，**地域診断**を行う（☞第5章B-❷，197頁）．活用できる各種保健統計として，総務省政府統計の総合窓口（e-Stat），厚生労働省のレセプト情報・特定健診等情報データベース（NDB）（☞第3章E-❷，108頁）など，現在ではインターネット上で公開されているオープンデータが数多く存在する．全国平均との比較，都道府県平均との比較，近隣市町村または人口構成や地理的環境の近い自治体との比較または経年比較により，課題を明確化するとともに，多職種間で意見や意思を共有するために「**見える化**[*]」を行い，課題の背景について仮説を立て，改善策を考える足掛かりとしていく（図6-1）．その際，健康日本21（第二次）でも課題となっている「健康格差」についても見逃してはならない．社会経済的弱者には健康問題を抱えた者が多く存在し，健康に関する教育や情報を得ることができない，健康的な食物へのアクセスが整っていないなど，地理的条件も健康格差に関与するといわれており，プログラムの実現可能性の検討においても，対象地域の経済的・地理的特性も考慮して計画作成を行う．そのためにも，事前に十分に地域診断を行っておくことが重要である．

＊**見える化**　データをただ図や表にするだけでなく，地域別にランクづけをする，白地図上で地区ごとに色分けをする（地理情報システムGIS）など，ビジュアル面を工夫し誰もがすぐに理解・納得できるように可視化すること．

ｂ 推進体制づくり

　市町村の管理栄養士等配置率は88.1％（2017年）と微増の傾向ではあるが，1市町村当たりの配置数が1名のところがほとんどである．市町村は対人保健サービスの第一線機関であり，各種健診データを所有しているが，十分に活用できていないという指摘もあり，その背景にはマンパワー不足があるこ

とは否めない．先に述べた「地域における行政栄養士による健康づくり及び栄養・食生活の改善の基本指針」の1.都道府県，2.保健所設置市および特別区において，「施策を効率的かつ効果的に推進すること」「課題解決に向けた成果をあげるための指導を行うこと」「市町村の状況の差を拡大させないような指導に配慮すること」が示されており，科学的根拠に基づいた施策の立案および効果測定を実施していくためには，近隣の管理栄養士養成校等との多機関連携を推進し，市町村への効果的な情報提供を行っていく仕組みづくりが重要である．また，推進した公衆栄養活動を手引書やワークブック，報告書等にまとめて発行することで，行政としてのアカウンタビリティ(説明責任)の確保だけでなく，事業の効率化，地域・職場の中での評価，プログラムにかかわるスタッフのスキルアップにつなげていくことができる．このように，保健所栄養士は人と組織，組織と組織をつなぐ役目を担っている．

　2019年5月に厚生労働省が策定した「健康寿命延伸プラン」では，高齢者人口がピークを迎える2040年までに，健康寿命を男女ともに3年以上延伸し(2016年比)，75歳以上とすることを目指し，「健康無関心層も含めた予防・健康づくりの推進」と「地域・保険者間の格差の解消」を掲げている．これにより，①次世代を含めたすべての人の健やかな生活習慣形成，②疾病予防・重症化予防，③介護予防・フレイル対策，認知症予防の3つの取り組みをナッジ等(☞コラム，48頁)の新たな手法を取り入れながら進めているが，行政，地域，保険者などの関係組織の連携による健康づくりが重要とされている．

❷ 食　　育

> 食育は国民運動として位置づけられている

ⓐ 食育とは

　食育は，生きるうえでの基本であって，知育，徳育および体育の基礎となるべきものであるとともに，さまざまな経験を通じて「食」に関する知識と「食」を選択する力を習得し，健全な食生活を実践することができる人間を育てるものであるとされている(食育基本法☞286頁)．

ⓑ 食育の必要性

　ではなぜ，食育が必要なのか？　高齢化が進行する中で，健康寿命の延伸や生活習慣病の予防はますます重要性を増している．さらに食に関する価値観や暮らしの多様化が進む中で，健全な食生活が困難な場合の増加や，**伝統的な食文化***の衰退が危惧されている．

　食を供給の面からみると，農業者や農村人口の著しい高齢化・減少が進む中で，食料の多くを海外からの輸入に頼っているという現状がある一方，多量の食品ロスが発生している．これらがおもな理由である．

*伝統的な食文化　わが国には，新鮮で多様な旬の食材を使った和食(日本食文化)がある．自然の尊重という精神に則り，正月や田植え，収穫祭等の年中行事と密接に関係し，家族や地域の人たちと結びつきを強めるための社会的習慣として，伝統的な食文化がつくられてきた．

c 食育の推進体制

国民の健全な食生活の実現と，環境や食文化を意識した持続可能な社会を実現するためには，行政，教育関係者，農林漁業者，食品関連事業者，ボランティアなどの関係する各団体・個人が相互の理解を深め，それぞれの立場から役割を果たして，連携・協働し，国民運動として食育を推進することがきわめて重要となる(☞図3-23, 110頁)．

d 取り組み事例

行政の取り組みとして兵庫県の事例を取り上げる．兵庫県では2007年に最初の食育推進計画を制定した．2011年に第2次計画として，食育を「周知」から「実践」へと展開してきた．2017年からの第3次計画では，「食で育む元気なひょうご"プラス1の食育実践"」として食育推進計画(第3次：2017〜2021年)を踏まえた4つの柱に分類して，事業展開を行った(表6-1)．

2022年からの第4次計画では，「食で育む元気なひょうご"実践の「わ」を広げよう"」をキャッチフレーズとして，「心身の健康の増進と豊かな人間形成，明るい心地よい家庭と元気な地域づくりの実現」を基本理念にあげて，市町村，関係機関・団体など多様な関係者とともに推進していくことにしている．

これまでに兵庫県の健康福祉事務所(保健所)では，それぞれの管内の重点テーマを定め，保健・農林・教育・商工など地域の食育関係者と幅広く連携し，食育実践活動を展開しているが，「健やか食育プロジェクト事業」のうち，兵庫県豊岡健康福祉事務所が実践した「食を通じた，高齢者の低栄養予防」事業を参考として紹介する(表6-2)．

表6-1 食育推進計画（第3次：2019〜2021年）を踏まえた取り組みの例（兵庫県）

柱1：若い世代を中心とした健全な食生活の実践	・おやこ de クッキングの開催：親子を対象に，食の大切さへの理解を深める料理教室を開催 ・「教職員用食育ハンドブック（中学校版）」を作成し，中学校でのさらなる食育推進 ・大学生向け朝食摂取率向上プロジェクト：大学生への歯科検診など，さまざまな機会をとらえて朝食摂取に向けた普及啓発 ・「子ども食堂」応援プロジェクト
柱2：健やかな暮らしを支える食育活動の推進	・美味しく，ヘルシー社食ごはん改革：健康づくりチャレンジ企業と連携し，社員の食生活改善 ・フレイル対策強化推進：フレイル対策の評価指標を検討するためのモデル事業を実施・検討のうえ，「県版フレイルプログラム」を確立するとともに，オーラルフレイル検診体制を整備 ・健やか食育プロジェクト事業の実施：12健康福祉事務所において重点テーマを定め，保健・農林・教育・商工など地域の関係者と幅広く連携し，食育実践活動を展開（減塩啓発，壮年期メタボ予防，高齢期低栄養予防など） ・「食の健康協力店」の登録と普及啓発
柱3：食や「農」に積極的にかかわる活動の推進	・学校給食における食育推進と県産農林水産物の利用向上の促進 ・農業体験による楽農生活の推進：親子を対象に米や黒大豆づくりの体験教室を開催 ・魚食普及の推進：魚を自分で調理できる食材として親しめるよう，料理講習会の開催や大規模小売店での対面販売促進などの活動を展開 ・ふるさと料理講習会の開催：子育て世代対象に，主食・主菜・副菜のそろった日本型食生活や郷土料理を伝える料理教室を開催
柱4：食育推進のための体制整備	・「ごはん」「大豆」「減塩」を柱とした「ひょうご"食の健康"運動」の展開：いずみ会および推進員等1,000人が3,500回の調理実習開催 ・ひょうご「食育月間（10月）」の普及啓発：食育絵手紙コンクールでは，「朝食の大切さを伝えるメッセージ」「魅力あふれる兵庫の食材を伝えるメッセージ」を募集 ・市町食育推進計画の策定支援

表6-2 食育推進事業例（兵庫県豊岡健康福祉事務所）

令和2年度　健やか食育プロジェクト事業 食を通じた，高齢者の低栄養予防		
現状と課題	・豊岡健康福祉事務所では，食・栄養の視点から，高齢者に必要な支援の検討，食環境整備に取り組んでいる． ・2019年調査より，地域高齢者に利用の多い配食や通所介護事業所等（小規模で給食施設でない施設）で提供される食事に，低栄養予防の視点が必要と考えられた． ・給食ボランティアやサロンでも低栄養予防を意識した運営ができれば，地域全体の底上げにつながると考えられる． ・中食販売店（スーパーやコンビニ等）では，2018年から低栄養予防の啓発POPの設置を進めている．波及効果の評価を行うとともに，さらなる普及を進める．	
食育実践事業	献立作成支援ツールの普及	高齢者に提供される食事内容が一層充実するよう，低栄養予防を意識した献立作成のポイントをまとめた献立作成支援ツールを作成した．配食事業者や通所介護事業所のスタッフ，食事ボランティアなどに活用されるよう普及を進める．
	啓発POPの普及	昨年までに設置依頼したスーパーやコンビニ22店舗における活用状況をアンケートにより調査した．回答数は少ないものの，設置店舗数ではおおむね良好な評価を得た．今年度は設置店舗数がさらに9店舗増加した．
	食育ニューズレターの発行	内容：・高齢者の健康を支える，地域の食支援サービスの役割 　　　・低栄養予防のための献立作成のポイント 　　　・「地域高齢者等の健康支援を推進する配食事業の栄養管理に関するガイドライン（2017年3月厚生労働省作成）」の普及
食育推進会議	内容：（1）報告　令和2年度健やか食育プロジェクト事業の取り組み 　　　　　　　・通所介護事業所等における低栄養予防を意識した献立作成 　　　　　　　・栄養管理の支援・中食販売店等における低栄養予防啓発POPの普及 　　　（2）情報交換　各市町における低栄養・フレイル対策，生活支援体制整備事業（食環境整備）の取り組み 　　　（3）情報提供　兵庫県フレイル対策強化推進事業〜食べて，元気にフレイル予防〜	
今後の方向性	・献立作成支援ツールのさらなる普及，活用状況の評価 ・食の健康協力店（飲食店等）と連携した低栄養予防の普及啓発 ・5年間の事業評価	

6

公衆栄養プログラムの展開

❸ 在宅療養，介護支援

> 公衆栄養従事者は医療のつなぎ役としてきわめて重要な役割を担う

a 在宅療養，介護支援と行政栄養士

　ここで取り上げる在宅療養，介護支援の対象者とは，おもに介護保険の適用を受ける**特定疾病**（**表6-3**）患者や身体障害，知的障害に伴う疾病，機能低下により介護が必要となった者である．本対象者への栄養指導は厚生労働省通知で行政栄養士の専門的な栄養指導と位置づけられていたが，2013年3月に発出された「地域における行政栄養士による健康づくり及び栄養・食生活の改善の基本指針について（健が発第0329第4号）」通知では，行政栄養士の役割として，地域の栄養ケア等の拠点の整備など，後方支援の色あいが濃くなった（**表6-4**）．

　在宅療養者の状況や個々人の生活実態等については，おもに担当の保健師から情報を得ることになる．在宅療養者に対する栄養指導等のサービスは訪問が基本となるが，在宅療養者やその家族を対象に保健所等で教室を開催するなどの方法もとられる．

b 栄養食事計画

　在宅療養，介護支援の対象者に対する食生活支援を公衆栄養プログラムと

表 6-3　特定疾病

1. がん（医師が一般に認められている医学的知見に基づき回復の見込みがない状態に至ったと判断したものに限る.）	9. 脊柱管狭窄症
	10. 早老症
	11. 多系統萎縮症
2. 関節リウマチ	12. 糖尿病性神経障害, 糖尿病性腎症および糖尿病性網膜症
3. 筋萎縮性側索硬化症	
4. 後縦靱帯骨化症	
5. 骨折を伴う骨粗鬆症	13. 脳血管疾患
6. 初老期における認知症	14. 閉塞性動脈硬化症
7. 進行性核上性麻痺, 大脳皮質基底核変性症およびパーキンソン病	15. 慢性閉塞性肺疾患
	16. 両側の膝関節または股関節に著しい変形を伴う変形性関節症
8. 脊髄小脳変性症	

［介護保険法施行令第二条（特定疾病）より引用］

表 6-4　在宅療養・介護支援における行政栄養士の役割

都道府県
…（略）…在宅の栄養・食生活の支援を担う管理栄養士の育成や確保を行うため, （略）地域のニーズに応じた栄養ケアの拠点の整備に努めること.
保健所設置市及び特別区, 市町村
地域全体の高齢者の食と健康を取り巻く状況を捉え, 健康増進, 介護予防及び介護保険等での栄養・食生活支援を効果的に行う体制を確保すること.

［厚生労働省：地域における行政栄養士による健康づくり及び栄養・食生活の改善の基本指針について（抜粋）（健が発第 0329 第 4 号）, 2013 より引用］

して展開するためには, まず以下の情報を把握する.

①病　態

　病名, 食事の摂取量や制限事項, 血液検査結果, 服薬状況, 会話の理解力など

②身体状況

　身長・体重, 食事介助の必要性, 嚥下機能, 胃瘻造設や気管切開の有無など

③環　境

　かかりつけの医療機関, 介護者, 調理担当者, 食材調達方法など

　これらの情報の把握とともに食事調査などで食事内容の把握（栄養アセスメント）を行い, 嗜好等を聞いたうえで栄養食事計画をたてる. 計画は QOL の向上が目的であり, 対象者の理解が得られるものでなくてはならない. また, 生活の基本は居宅であり, 生活実態に即したものでなければならない. 計画作成後は定期的な訪問で栄養状態の確認や評価を行うなど, PDCA サイクルで改善しつつ継続支援する. 対象者の状態によっては, 対象者の家族や介護者が計画の対象者となることもある.

[c]　配食事業を通じた在宅療養, 介護支援

　わが国では急速な高齢化が進んでいる. 「日本人の食事摂取基準（2020 年版）」ではフレイル予防も視野に入れて策定されており, 以前にもまして地域の在宅高齢者の健康・栄養状態を適切に保つことが重要となっている. 近年では**フードデザート**による買い物困難者が問題視されており, そのような

中で在宅療養者や介護支援を必要とする高齢者にとって，配食事業は重要な役割を担っている．ニッポン一億総活躍プラン（2016年6月2日閣議決定）において「配食を利用する高齢者等が適切な栄養管理を行えるよう，事業者向けのガイドラインを作成し，2017年度からそれに即した配食の普及を図る」ことが盛り込まれており，これを受けて厚生労働省は「地域高齢者等の健康支援を推進する配食事業の栄養管理に関するガイドライン」を策定し，普及を図っている（**表6-5**）．ガイドラインでは在宅医療・介護の推進の流れの中，医療・介護関連施設と住まいをできるだけ切れ目なくつなぐものとして，栄養素等調整食を取り扱う事業者の増加が望まれるとしている（☞44頁）．

　在宅療養者の多くは医療機関にかかっている．食生活や食事内容の支援，指導については，通院している病院や在宅療養支援診療所等の医療機関をはじめ，地域包括支援センター，市区町村，保健所，訪問看護ステーション，さらには配食サービス提供者等多様な機関とかかわりを持つことになる．各機関の有機的連携，多職種連携が重要であることはもちろんのこと，情報共有が不可欠なものとなってきている．そのため，こうした在宅療養者，要介護支援者をとりまくネットワークづくりも重要な公衆栄養プログラムの役割といえる．たとえば医療制度改革で「地域医療連携」の重要性から，急性期から在宅療養までの**クリニカルパス**を地域の枠組みで展開する「**地域連携パ**

コラム　嚥下食，介護食って何？

　在宅医療，介護支援の対象者には，通常の食事とは異なる嚥下食，介護食が必要となる人が多い．では，嚥下食，介護食とはどのようなものだろうか．実は，これらに対する明確な定義は存在しない．なんとなく，イメージがあるだけなのである．だから，嚥下食の中に介護食が含まれていたり，介護食の中に嚥下食が含まれていたりする．どうして定義づけがされていないのか，それは入院時食事療養費の特別食に含まれていないことが大きな理由と考えられる．軟菜食も同様である．実際病院では，トレーニング食やリハビリ食，嚥下訓練食などさまざまなネーミングによりそれぞれに解釈され，その内容も微妙に異なった状態で提供されている．

　嚥下食とは，嚥下困難な人のための食事と理解するのが一般的と考えられる．もっとも重要なことは，誤嚥を防ぐことであり，そのためには「とろみ」が必要となる．一方，介護食は食べやすくするために形を変えて提供する食事で形態調整食ともいわれる．キザミ食，ミキサー食，ペースト食，トロミ食などから構成されるのが一般的と考えられる．しかし，あくまでその解釈は病院ごとに異なるので，たとえばミキサー食を嚥下食として提供している病院もある．

　公衆栄養分野の管理栄養士は，病院と在宅地域介護の橋渡しを担うことを期待されている．そのためには，これらの事情を把握しておく必要がある．また，地域や病院間での患者情報のやりとりを円滑化するため，それぞれで実態が異なる嚥下食などを「共通言語」化する動きも全国で始まっている．こうした動きに対しても，公衆栄養分野での管理栄養士の調整力が期待されているところである．

表6-5 地域高齢者等の健康支援を推進する配食事業の栄養管理に関するガイドライン（抜粋）

献立作成担当者	継続的な提供食数がおおむね1回100食以上または1日250食以上の事業者であって, 当該食種の献立作成	提供食数の全部または一部が栄養素等調整食または物性等調整食である場合	管理栄養士または栄養士が担当する
		栄養素等調整食または物性等調整食を提供しない場合	管理栄養士または栄養士が担当することが望ましい
献立作成の基本手順	1. 想定される利用者の身体状況（BMI）, 身体活動レベル, 食の嗜好, 食事状況等を把握する 2. 対象者の身体状況や日本人の食事摂取基準の参照体位等をもとに, 取り扱う食種を決定する 3. 食種ごとに食品構成を設定する 4. 栄養価, 食品構成, 料理構成, 調理法, メニューサイクル等の献立作成基準を, 食種ごとに設定する 5. 献立作成基準の見直しを適宜検討する		

※1食当たりの値が, 事業者で設定された献立作成基準の栄養価の±20％以内となるように管理する.
※利用者の配食利用頻度や利用者の声を踏まえ, 飽きのこないサイクルとする.
［厚生労働省：地域高齢者等の健康支援を推進する配食事業の栄養管理に関するガイドライン, 2017をもとに作成］

表6-6 おもな対象別事業計画案（例示）

①難病患者支援

対象者	難病患者, 気管切開者等要治療者
事業名	在宅難病患者療養支援事業
目 的	在宅難病患者の食生活実態把握と栄養状態の改善
支援内容	管理栄養士がケース担当の保健師とともに訪問し, 食事調査, 嗜好調査を行うとともに, 実際の生活状況を勘案した食生活改善指導を行う. 経管栄養や静脈栄養の在宅療養者には, 経腸栄養剤等の確保, 医療機関との調整といったことが必要となることがある. 嚥下困難者については, 介護者である家族の理解が不十分なため, 誤った嚥下食を用いることで誤嚥性肺炎を起こしてしまうことがあり, 家族に対しても十分な指導が必要となる

対象者	難病患者やその家族で構成された組織
事業名	患者会支援事業
目 的	料理教室などの集団指導による患者の療養支援
支援内容	いわゆる「患者会」を技術的に支援する. 交流を通じて仲間意識を育み, 精神的ストレスを緩和するとともに, 料理教室や講義などで食生活改善指導を行う

②介護支援

対象者	在宅療養者の介護者
事業名	介護者健康管理支援事業
目 的	介護者の健康の維持, 増進
事業実施目標	ショートステイ, レスパイト入院（介護休暇目的入院）の活用促進ならびに食生活改善
支援内容	老老介護と揶揄されるように, 介護する側が常に若くて健康であるとは限らず, 介護側の健康管理もきわめて重要である. そこで在宅介護などで介護者が疲れきってしまうこと（burn out）を防ぐために, ショートステイ, レスパイト入院を活用するとともに, 質問票を用いた食生活チェックなどで介護者自身の健康管理を支援する

対象者	在宅療養, 介護支援に関係する病院, 施設
事業名	嚥下食の標準スケール推進事業
目 的	地域リハビリテーションの連携促進
事業実施目標	各病院で提供する嚥下食の標準スケールを用いた格づけ情報共有
支援内容	脳卒中患者では, 発症後, 急性期病院から回復期リハビリテーション病院, 場合によっては介護老人保健施設を経て在宅療養者となる. そのため各施設で保有する患者情報等を共有することで円滑に転院し, かかりつけ医のもと, 住み慣れた地域で維持期を過ごせるように脳卒中地域連携クリニカルパスの構築が進められている. 栄養の観点では, 病院ごとに提供されている嚥下食の名称や内容が異なるため, 転院の際に支障をきたしている現状がある. このようなことから, 各病院で提供されている嚥下食のとろみ具合等のレベルについて標準スケールを用いて格づけを行い, パスの情報に加える. また, 地域によっては在宅NST, 地域NSTといったチーム医療での取り組みがされているところもあり, こうした取り組みとの連携も考慮に入れ, 情報共有を目指したネットワークを構築する

ス」の構想が示されたが，栄養管理の観点では患者の食べ物の嗜好や嚥下レベルなどの患者情報の伝達が十分にできていない状況にある．公衆栄養プログラムの展開による，間断のない食生活支援環境の構築が望まれる．

　ネットワークを構築するためには社会資源等の地域環境の把握が必要である．たとえば，難病患者の治療に専門的に取り組んでいる病院，**在宅訪問栄養指導**(居宅療養管理指導)を行っている医療機関，診療所と契約して在宅訪問栄養指導(居宅療養管理指導)を行っているグループ，健康づくりを推進するボランティアによる地域公衆栄養活動状況等の把握である．こうした，いわゆる「地域の事情」を把握し，課題や問題点を明確にしたうえでプログラムの内容を検討する必要がある．公衆栄養プログラムの具体的な例を**表6-6**に示す．

❹ 健康・食生活の危機管理と食支援

危機管理では関連する機関の横断的・重層的連携が重要である

　健康危機管理とは，自然災害や，医薬品，食中毒，新型コロナウイルス感染症等の感染症，飲料水その他なんらかの原因により，国民の生命や健康の安全を脅かす事態に備えることをいう．

　近年，日本全国で予測のつかない自然災害が起きており，甚大な被害をもたらしている．また，被災者が避難所等で生活する期間が長期化する傾向にあり，災害時の食料不足や偏りによる栄養状態の悪化が懸念される．ここでは，災害時の栄養・食生活支援活動について記す．

ⓐ 災害時の栄養・食生活支援体制
1)　災害対策の法的な枠組み

　総合的かつ計画的な災害対策について，行政の整備および推進を図るため**災害対策基本法**が制定された(1961年)．この法で示す「発生後の応急期の対応」の実施主体は，基礎自治体である市町村である(災害対策基本法第5条)．都道府県は市町村の救助を後方支援し，総合調整(災害対策基本法第4条)を行うとともに，市町村長からの応援要求や応援要請を受けねばならない(災害対策基本法第68条).

　また，応急期の救助に対応する個別の法律として，**災害救助法**が制定されている(1947年)．災害救助法には適用基準があり，市町村等の人口に応じた一定以上の住家の災害による全壊がある場合や，多数の者が生命または身体に危害を受けたまたは受けるおそれが生じ，さらに避難して継続的に救助を必要とする場合などに，都道府県知事が被災市町村ごとの区域を定めて適用する．災害救助法が適用となった場合，「発生後の応急期の対応」の実施主体は都道府県に移行される(災害救助法第2条)．なお，都道府県は応急救助の実施に関する一部を市町村長へ委任することができるため(災害救助法第13条)，避難所等での被災者への直接的な支援は，市町村で実施されることが多い．

2) 管理栄養士・栄養士の派遣体制

　発災後に被災地の行政機関へ他の自治体から管理栄養士がはじめて派遣されたのは, 東日本大震災(2011年)のときである. 厚生労働省健康局からの「被災地への行政機関に従事する公衆衛生医師等の派遣について(依頼)」[2011(平成23)年3月20日事務連絡] で, 対応する地域保健従事職種として, はじめて管理栄養士が記載され, 保健師らとともにチームで派遣された. これを契機に, 管理栄養士も避難所や被災市町村などで, 専門的な支援活動を行うチームの一員として活動することとなった.

　また, 被災自治体による災害時の指揮調整機能を補佐するため, **災害時健康危機管理支援**チーム Disaster Health Emergency Assistance Team (**DHEAT**)が設置された [2017(平成29)年7月]. DHEAT の構成員は, 都道府県および指定都市の職員で, 公衆衛生医師, 保健師, 業務調整員と薬剤師や獣医師, 管理栄養士などから, 1チーム当たり5名程度で, 被災自治体の要請に応じて, 各自治体に派遣される. DHEAT はおもに災害発生後の初動時に派遣され, コーディネーターとして被災自治体の指揮調整機能を補佐する. 行政管理栄養士・栄養士の派遣の他に, 被災地自治体の要請のもと, 日本栄養士会が設置する管理栄養士および栄養士の専門職の支援チーム (**JDA-DAT**)や, 食生活改善推進員等の住民ボランティアも, 避難所などでプレーヤーとして活動しており, 連携と分担による支援が必要である(図6-2).

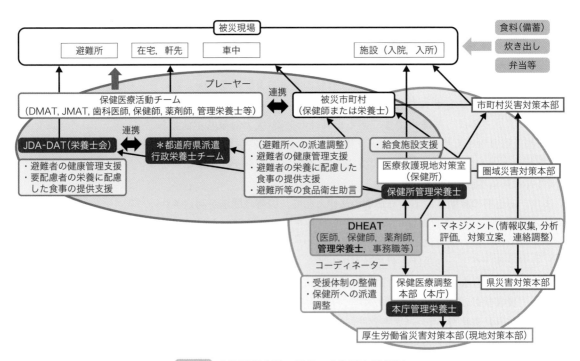

図6-2 大規模災害時の栄養・食生活支援体制

[久保彰子編著：大規模災害時の栄養・食生活支援活動ガイドライン〜その時, 自治体職員は何をするか〜.」日本公衆衛生協会, 2020 より引用]

b 災害時に想定される健康・栄養課題

　災害発生後から24時間以内の**フェーズ0**といわれる期間は，被災者の安全確保が最優先であり，被災地では被災状況の把握など初動対応に追われ，避難所等への食料の配給が間に合わない場合がある．通常，被災地で備蓄されている食料や飲料，都道府県や国からの支援物資が各避難所へ届けられるまでの期間（おおむね1〜2日程度）は，食料不足による摂取エネルギーの不足状態がみられる．発災後24時間から72時間以内の**フェーズ1**といわれる期間には，被災市町村をはじめ，都道府県や国からの支援により，食料や飲料の支援物資が届き，食料不足は解消されてくる．

　ここまでの発災時に非常用の食料として配給される食品は，乾パンやごはん（非常用のアルファ化米），菓子パン，カップ麺といった炭水化物中心の食品が多く，被災者が食事から摂取する栄養素は，高エネルギーとなり，たんぱく質やビタミン，ミネラル，食物繊維といった栄養素の不足がみられる．このような栄養素の不足が1ヵ月程度続くと，避難者の中には便秘や下痢，口内炎，貧血などを訴える人がでてくる．発災後，避難所に避難する住民には，乳幼児や妊産婦，高齢者もいる．また，食物アレルギー疾患のある人や食事制限が必要な疾患のある人，宗教上の理由で食事制限のある人など，さまざまな人が避難所で提供する食事の対象となる．このようなとくに食事の配慮が必要な避難者（以下，**要配慮者**）には，摂取エネルギーや栄養素の過不足により，病状の悪化がみられるため注意が必要となる．また，災害直後の強度なストレスによる不眠や不安症状に起因する血圧や血糖値の上昇や，避難生活が続くことによるストレスや活動量の低下に伴う食欲不振もみられるため，同様に注意を要する．

c 災害時の栄養・食生活支援活動

　災害時に被災者の栄養・食生活を支援する目的は，被災者に提供する食事を健康に配慮した食事に近づけること，被災者の健康管理を支援することである．そのために，行政管理栄養士等の栄養・食生活を支援する専門家や，医師や保健師などの被災者の健康管理を支援する他職種と連携し，**PDCAサイクル**に沿った活動を行う．被災者に提供される食事のアセスメントとして，避難所ごとに**食事調査**を実施し，摂取栄養素量等を評価する．過不足の栄養素について，改善するための方策を講じ，再度，食事調査による評価を行う．なお，被災者へ提供する食事の調達は，防災課や農政課など，健康づくり担当課以外の部署が担当する場合が多く，他部署との連携が必要である．また，要配慮者には個別の栄養相談や対応が必要となる．他自治体や栄養士会からの応援も受け，実際に避難所を巡回し対応に当たることが望ましい．

d 平常時の栄養・食生活支援活動
1) 地域防災計画または栄養・食生活支援活動に関するマニュアルの整備

　地域防災計画は，災害対策基本法に基づき，住民の生命，財産を災害から守ることを目的に，災害に関する事務または業務に関する総合的かつ計画的

な対策を定めた計画である．都道府県と市町村がそれぞれ策定する．この地域防災計画に，栄養・食生活支援に関する内容を記載しておくことが重要である．また，被災自治体の管理栄養士・栄養士や，他自治体や JDA-DAT などの関係機関から派遣された管理栄養士・栄養士も，被災地での支援活動を実施するための**マニュアル**などを整備する必要がある．

2）災害時に提供する食事に関する準備

災害発生後に市町村が被災者へ提供する食事は，**備蓄食品や流通備蓄**ならびに**炊き出し**による提供，弁当の提供など，各市町村により異なる．行政管理栄養士は，食事調達を担当する部署と連携し，栄養に配慮した食品や献立となるよう準備しておくことが望ましい．また，要配慮者に必要な食品についても検討し，提供できる体制を整える．

3）家庭備蓄の推進

災害の被害を減らすためには，1 人ひとりが自分の身の安全を守る「自助」と地域や身近にいる人同士が助け合う「共助」，国や地方公共団体の取り組みによる「公助」が必要である．災害対策基本法では，**非常食の備蓄**は国民の責務となっており，1 人ひとりが自分達に必要な食事を備蓄しておくことが重要である．地域防災計画にも「最低でも 3 日分，できれば 1 週間分の備蓄を」と示している．2019（令和元）年の国民健康・栄養調査結果では，非常用食料を用意している世帯の割合は 53.8% であり，さらなる**家庭備蓄の啓発**が必要である．

❺ 地域包括ケアシステムの構築

多様な関係主体のネットワーク化によって地域包括ケアシステムが構築される

地域包括ケアシステムが必要とされるようになった背景には，わが国の急速な少子高齢化がある．高齢者人口は，団塊の世代がすべて 65 歳以上となった 2015 年に 3,387 万人に達し，総人口の 27.3% を占めた．その団塊の世代が 75 歳以上になる 2025 年には，65 歳以上の高齢者は 3,657 万人（総人口の 30.3%），75 歳以上の後期高齢者は 2,179 万人（総人口の 18.1%）になると推計されている．また，認知症高齢者の日常生活自立度Ⅱ＊以上の高齢者数も，2010 年は 280 万人（65 歳以上の高齢者の 9.5%），2025 年には 470 万人（同 12.8%）になると予想されている．このように，2025 年には，高齢者の数と認知症の人の数がいまよりも確実に増えると予想されることから「2025 年問題」と呼ばれている．さらに，認知症高齢者の居場所別内訳は，2010 年で介護老人福祉施設 41 万人，医療機関 38 万人，介護老人保健施設等 36 万人に対し，居宅が 140 万人と，約半数の認知症高齢者が，自宅での療養を余儀なくされており，今後こうした傾向がさらに強まるものと考えられている．

このような状況の中，団塊の世代（約 800 万人）が 75 歳以上となる 2025 年以降は，国民の医療や介護の需要が，さらに増加することが見込まれることから，国は医療と介護を病院などの施設で行うものから，在宅で行うものへ

＊日常生活自立度Ⅱ　日常生活に支障をきたすような症状・行動や意志疎通の困難さが多少みられても，誰かが注意すれば自立できる状態.

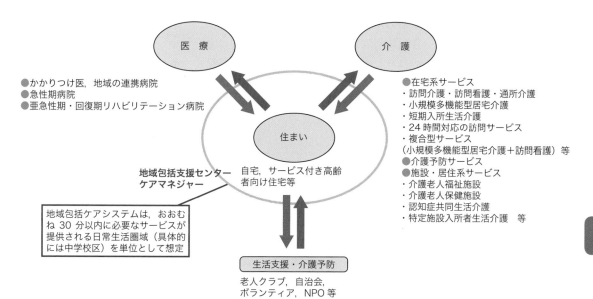

図 6-3 地域包括ケアシステムの姿

[厚生労働省：地域包括ケアシステム https://www.mhlw.go.jp/stf/seisakunitsuite/bunya/hukushi_kaigo/kaigo_koureisha/chiiki-houkatsu/
（最終アクセス 2023 年 3 月 1 日）をもとに作成]

と切り替え，地域にかかわる多くの人たちが相互につながることで安全と安心を確保する「地域包括ケアシステム」の考え方を打ち出した（**図 6-3**）．

a 地域包括ケアシステムの目指すべき姿

　地域包括ケアシステムとは，「ニーズに応じた住宅が提供されることを基本としたうえで，生活上の安全・安心・健康を確保するために医療や介護のみならず，福祉サービスも含めたさまざまな生活サービスが日常生活の場（日常生活圏域）で適切に提供できるような地域での体制」と定義されている．つまり，地域内で介護が必要な高齢者を効率よくサポートするために，家族のメンバーや地域の医療機関，介護の人材が連携し合い，状況に応じて助け合い，地域社会全体で支え合えるまちづくりといえる．地域包括ケアシステムは各市区町村がその地域の特性に応じてつくり上げていくものである．そのための具体的な構成要素の内容を厚生労働省では次のようにまとめている．

①介護：介護が必要になったら利用する介護サービス全般
②医療：かかりつけ医，看護サービス，急性期病院，リハビリテーション病院など医療サービス全般
③予防：いつまでも元気で暮らすための介護予防や健康づくり，保健衛生面など
④生活支援：日常の暮らしを支えて自立を支援するための福祉サービスや地域交流に関すること
⑤住まいと住まい方：高齢者の住まいの確保，賃貸住宅入居時の保証人の確保，空き家の活用など

b　地域包括ケアシステム構築のポイント：「互助」と「自助」

　地域包括ケアシステムは介護保険制度など1つの制度の枠内では完結しない．地域に暮らす1人ひとりの暮らし方に関する選択と心構えを前提に，多様な関係主体がネットワーク化を図ることが必要不可欠である．その際，地域により人口動態や医療・介護需要のピークの時期，程度が大きく異なり，医療・介護資源の現状の地域差も大きい実態があるため，目指すべき地域包括ケアシステムの姿は地域によって異なる．それゆえ，「ご当地ケア」と称されるのである．

　また，構築にあたり，財政的な制約も踏まえれば，地域包括ケアシステムに含まれる機能の多くを，行政を中心とした公的サービスや単一の主体だけで担うことは困難である．つまり，住み慣れた地域で生活を送る高齢者の多様な生活ニーズに応えられる仕組みをつくるためには，「公助」「共助」だけでなく，「自助」を基本としつつ，多様な主体と自治体が協働しながら地域全体を支え合う「互助」の体制をつくっていくことを重視している．

c　地域包括ケアシステム構築のプロセス

　市町村では，2025年に向けて，3年ごとの介護保険事業計画の策定・実施を通じて，地域の自主性や主体性に基づき，地域の特性に応じた地域包括ケアシステムの構築を進めており，その概念を示したのが図6-4である．その際，地域の課題や現在活動している支援の担い手を洗い出し，その連携を強化したり新たな担い手を養成するなど，必要とされる地域資源を生み出していくという一連の「仕組みをつくる」ことが重要となる（図6-5）．これらの「仕組み」は必ずしもすべて行政がやらなくてはならないわけではなく，むしろ，こうした「仕組み」を地域の中で誰が担うかを考えるところから，協働して取り組みをはじめることが重要であると考えられており，そのために必要な要素として以下の5項目があげられる．

　①情報発信と双方向のコミュニケーションを行う
　②地域の目指す姿について合意形成を行う
　③専門職による質の高い支援・サービス提供のための基盤整備を行う
　④不足する支援・サービスの把握と解決のための場をつくる
　⑤多様な担い手の育成・サービス創出を促す

　地域包括ケアシステムは，高齢者だけでなく子育て世帯，障害者などを含むその地域に暮らすすべての人にとっての総合的，包括的な地域ケアの仕組みとして考えていくことも大切となる．地域包括ケアシステムには全国共通のモデルはないといえる．その地域独自のものができるかどうかは，行政と住民がともに「わが事」として，自分たちが住む「まちづくり」に取り組む姿勢をもてるかどうかにかかっているともいえる（☞267頁，高齢者の保健事業と介護予防の一体的な実施）．

「自助」とは，自分で自分を助けること．かかりつけ医をもち，定期的に健康診断を受けるなどして，普段から自分の健康に注意を払い，自立した生活を維持するために必要なサービスは自費で購入するもの．

　「互助」とは，住民同士の支え合い．町会・自治会などの活動やボランティア・NPO などによる，公的な制度と異なる助け合いの仕組み．

　「共助」とは，制度化された相互扶助のこと．医療，年金，介護保険といった社会保険制度を指し，保険の仕組みを用いて社会全体で助け合おうというもの．

　「公助」とは，国による社会福祉制度のこと．税の負担による生活保護制度や市区町村が実施する高齢者福祉事業をいう．

6

公衆栄養プログラムの展開

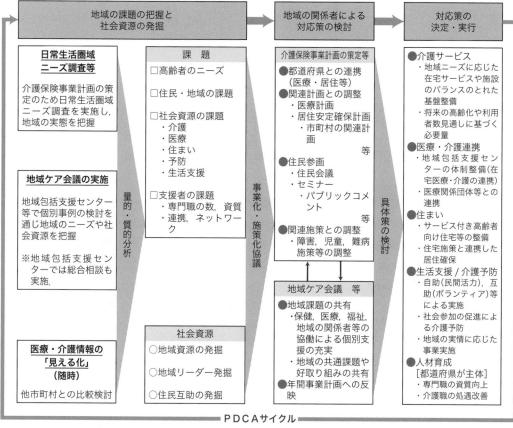

図 6-4　市町村における地域包括ケアシステム構築のプロセス（概念図）

［厚生労働省：地域包括ケアシステム https://www.mhlw.go.jp/stf/seisakunitsuite/bunya/hukushi_kaigo/kaigo_koureisha/chiiki-houkatsu/（最終アクセス 2023 年 3 月 1 日）より引用］

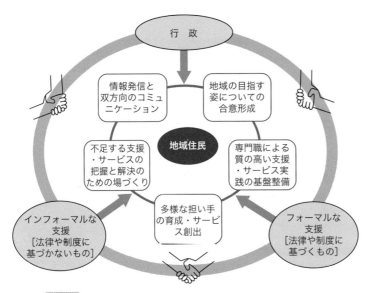

図 6-5 地域包括ケアシステム構築の仕組みづくり概念図

［厚生労働省：事例を通じて，我がまちの地域包括ケアを考えよう「地域包括ケアシステム」事例集成〜できること探しの素材集〜 https://www.mhlw.go.jp/file/06-Seisakujouhou-12400000-Hokenkyoku/0000073805. pdf（最終アクセス 2023 年 3 月 1 日）より引用］

B 食環境整備のためのプログラムの展開

❶ 食物・食情報へのアクセスと食環境整備

> 食環境を整備することは，健康づくりのために重要である

　食環境とは，食物へのアクセスと情報へのアクセス，ならびに両者の統合を意味する．これらの整備を推進することにより，自ら進んで健康や食生活に関する情報を求めない無関心層も含めて，より多くの国民にとっての健康づくり，QOL の向上に寄与するものと考えられている．

　2013（平成 25）年に策定された「健康日本 21（第二次）」における食環境の目標として，「食品中の食塩や脂肪の低減に取り組む企業および飲食店の増加」が掲げられ，企業や飲食店の取り組みが推進されているところである．さらに，2021（令和 3）年には，「自然に健康になれる持続可能な食環境づくりの推進に向けた検討会」報告書がまとめられた．栄養面などに配慮した食品を事業者が供給し，そうした食品を消費者が，自身の健康関心度等の程度にかかわらず，自主的かつ合理的に，または自然に選択でき，普段の食事に利活用しやすくすることで，国民の健康の保持増進を図るとともに，活力ある持続可能な社会の実現を目指すことが求められている．

❷ 栄養成分表示の活用

栄養成分表示を活用した健康づくりが啓発されている

　栄養成分表示制度は，1995年，食品の栄養成分に関する適切な情報を広く国民に提供することを目的に創設され，健康増進法に基づいて実施されてきたが，2015年4月からは食品表示法に基づいて実施されており，具体的なルールは食品表示基準に定められている．2009年9月の消費者庁の設立により，表示基準等の企画立案は消費者庁が担当し，執行業務は関係省庁と連携して実施している．

　栄養成分表示により，健康で栄養バランスのとれた食生活を営む重要性を消費者自らが意識し，商品選択に役立てることで適切な食生活を実践する契機となる効果が期待される．

　新しい食品表示基準においては，原則として，すべての消費者向けの加工食品への栄養成分表示が義務づけられ，消費者にわかりやすいようにナトリウムの表示にかえて食塩相当量で示されることになった．熱量，たんぱく質，脂質，炭水化物，食塩相当量（ただし，ナトリウム塩を添加していない食品にのみ，ナトリウム量を併記できる）の5項目については表示が義務づけられており，この順序で100g，100mL，1食分，1包装，その他の1単位当たりのいずれかの含有量を記載する．また，飽和脂肪酸，食物繊維は生活習慣病との関連から表示が推奨されている．ミネラル（カルシウム，鉄など），ビタミン類，n-3系脂肪酸，n-6系脂肪酸，コレステロール，糖質および糖類は任意で表示され，それ以外の食品表示基準に定められていない成分は枠の外に区別して表示される（**図6-6**）．食品に含まれる栄養素の量が低減された，あるいは強化された旨の表示「栄養強調表示」をする場合の基準値も定められている．加工食品の栄養成分表示が義務化されたことから，栄養成分と生活習慣病予防とのかかわりについての理解を深め，健康づくりに資する

栄養成分表示 1袋（○g）当たり	
熱量	○ kcal
たんぱく質	○ g
脂質	○ g
―飽和脂肪酸	○ g
―n-3系脂肪酸	○ g
―n-6系脂肪酸	○ g
コレステロール	○ mg
炭水化物	○ g
―糖質	○ g
―糖類	○ g
―食物繊維	○ g
食塩相当量	○ g
カルシウム	○ mg
リコピン	○ mg

栄養成分表示 100g当たり	
熱量	○ kcal
たんぱく質	○ g
脂質	○ g
炭水化物	○ g
食塩相当量	○ g

表示義務の栄養成分5項目のみの表示例

図6-6　栄養成分の表示の例

食品の選択に役立ててもらうことが重要である．消費者庁では，適正体重の維持，栄養バランスをとる，塩分摂取量を減らすなど消費者の特性に応じた栄養成分表示の活用についての啓発リーフレットやその活用ポイントなどをホームページに公開し，消費者教育の推進を図っている．［☞消費者庁ホームページ「栄養成分表示」(https://www.caa.go.jp/)]．

　栄養成分表示と関連づけるなどして，食品として販売されるものについての広告等がインターネットや雑誌などさまざまな媒体に数多く掲載され，販売の促進に用いられている．その中には，必ずしも実証されていない健康の保持・増進効果を虚偽または誇大に表示しているものが見受けられ，さらに長期的かつ継続的な摂取が推奨される傾向にある．これを信じた国民が適切な診療機会を逸するなど，国民の健康の保持増進に重大な悪影響を及ぼすおそれがあるため，健康増進法によりこのような広告は禁止されている（誇大表示の禁止）．近年，保健所では虚偽・誇大広告に関する違反がないか製造所や販売店の巡回指導や消費者が広告に惑わされないための啓発等が行われている．

❸ 特別用途食品，保健機能食品の活用

各食品の特徴を理解したうえで活用することが求められる

　食生活の多様化や健康への意識の高まりの中，いわゆる「健康食品」が多種多様に販売されており，消費者自らが正しい判断で，個人の食生活に応じた食品を選択することが重要になっている．これらの食品のうち，**特別用途食品，保健機能食品**は，法令上で明確な定義がなされ，対象者が限定されていたり，特定の保健機能を持つなどの特徴があり，消費者はそれぞれの特徴や使途を正しく理解して活用することが望まれる．健康食品に関して消費者が信頼できる情報が得られるように，国立研究開発法人 医薬基盤・健康・栄養研究所のホームページ「健康食品」の安全性・有効性情報(HFNET)では，いわゆる健康食品の素材に関する安全性と有効性に関する情報の他，特定保健用食品などの情報も掲載されている（☞コラム「健康食品の安全性・有効性情報ホームページ」）．最近では，一般消費者にもわかりやすい「消費者向けナビサイト」やSNSによる情報提供もなされている．

●特別用途食品

●保健機能食品

　特別用途食品（特定保健用食品を除く）は，乳児の発育や妊産婦・授乳婦，えん下困難者，病者などの健康の保持・回復等に適するという特別の用途について表示するもので，病者用食品，妊産婦・授乳婦用粉乳，乳児用調製乳およびえん下困難者用食品がある．2019(令和元)年9月より，病者用食品に糖尿病用組合せ食品と腎臓病用組合せ食品が追加された（**図6-7**）．なお，特別用途食品は，健康増進法において「販売に供する食品につき，乳児用，幼児用，妊産婦用，病者用その他内閣府令で定める特別の用途に適する旨の表示（特別用途表示）をしようとする者は，内閣総理大臣の許可を受けなければならない．」とされている（☞285頁，健康増進法）．

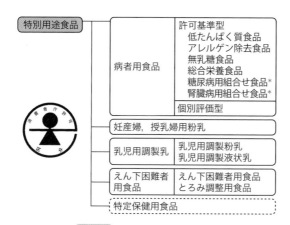

図 6-7　現在の特別用途食品

＊ 2019（令和元）年 9 月 9 日から追加.
［消費者庁ホームページより引用］

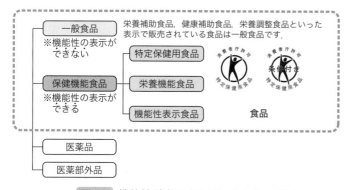

図 6-8　機能性が表示されている食品の分類

［消費者庁：リーフレット「『機能性表示食品』って何？」より引用］

　特別用途食品は，利用対象者が，医師や薬剤師，管理栄養士からの助言や指導を受けながら自ら選択し，使用することが基本となる．特定保健用食品は特別用途食品の 1 つとして位置づけられている．

　保健機能食品は，以下の 3 種類に区分される（**図 6-8**）．

　特定保健用食品は，からだの生理学的機能などに影響を与える保健機能成分を含む食品で，「血圧，血中のコレステロールなどを正常に保つことを助ける」「おなかの調子を整えたりするのに役立つ」等の特定の保健の用途に資する旨を表示するものをいう．個別に科学的根拠に関する審査を受け，許可を受けた食品であり，特定保健用食品および条件付き特定保健用食品には，許可マークが付されている．

　栄養機能食品は，特定の栄養成分（ビタミン・ミネラル）を含むものとして，食品表示法（2015 年 3 月までは健康増進法）により内閣総理大臣が定めた基準に従い，当該栄養成分の機能を表示するもので，個別の許可申請を行う必要がないものである．高齢化や食生活の乱れなどにより，通常の食生活を行

◉特定保健用食品

◉栄養機能食品

うことが難しく，1日に必要な栄養成分をとれない場合など，栄養成分の補給・補完のために利用する食品で，対象成分は，20種類（ビタミン13種類，ミネラル6種類，n-3系脂肪酸）である．

　機能性表示食品は，疾病に罹患していない者に対し，「お腹の調子を整えます」「脂肪の吸収をおだやかにします」など，特定の保健の目的が期待できる（健康の維持および増進に役立つ）という食品の機能性を表示することができる食品である．事業者の責任において，科学的根拠に基づいて表示されるもので，販売前に安全性および機能性の根拠に関する情報などが消費者庁長官へ届けられる．届けられた内容は，消費者庁のホームページ「機能性表示食品の届出情報検索」(https://www.fld.caa.go.jp/caaks/cssc01)で公開され，消費者は商品の情報を確認できるようになっている．なお，機能性表示食品は，特定保健用食品とは異なり，消費者庁長官の個別の許可を受けたものではない．機能性表示食品には医薬品と誤認するような錠剤・カプセル状をしているものもあり，食品として販売されていても，医薬品的な効果を期待して利用している消費者もいて，注意が必要である．◉機能性表示食品

　保健機能食品（特定保健用食品，栄養機能食品，機能性表示食品）の効果を得るためには，まずは日頃の食生活を見直すことが大切であり，これらの食品には，バランスのとれた食生活の普及啓発を図るために，「食生活は，主食，主菜，副菜を基本に，食事のバランスを」の表示が義務づけられている．

❹ 健康づくりのための外食料理の活用

🥕 栄養成分表示やヘルシーメニューの推進に向けた取り組みが行われている

　食の外部化が進む中，外食・中食のヘルシー化や外食料理の適正な栄養情報の重要性が高まっている．**外食**の栄養成分表示制度は，厚生省（現 厚生労働省）が1990年にまとめた「**外食料理の栄養成分表示ガイドライン**」をもとに推進されている．栄養成分表示やヘルシーメニューを提供する店を増やす取り組みは，関係機関が連携しながら都道府県をはじめさまざまなところで行われており，店のリストをつくり喫食者への周知も行われている．2005年に示された「食事バランスガイド」を用いた表示がされているところもある．◉外食
◉外食料理の栄養成分表示ガイドライン

　また，国においては，2014年に『日本人の長寿を支える「健康な食事」のあり方に関する検討会報告書』をとりまとめ，2015年に，日本人の長寿を支える「健康な食事」の普及に関する通知により，「生活習慣病予防その他の健康増進を目的として提供する食事の目安」を示した．（☞第3章 D-❹，92頁）．それを受け，2018（平成30）年4月より，外食・中食・事業所給食において，認定基準に適合した食事（スマートミール）を，継続的に健康的な環境（栄養情報の提供や受動喫煙防止等に取り組んでいる環境）で提供している店舗や事業所を認証する「健康な食事・食環境」認証制度が始まった．この事業に賛同する複数の学協会からなる「健康な食事・食環境」コンソーシア

コラム　大阪府における食環境整備

　大阪府では，1990年から外食栄養管理推進事業を開始し，「栄養成分表示の店」の指定を行ってきた．1996年には全国にさきがけて外食に関する団体と企業，行政が一体となって食環境整備を図ることを目的に「大阪ヘルシー外食推進協議会」を設立し，2001年から「うちのお店も健康づくり応援団の店」を指定している（**図6-9左**）．ヘルシーメニューの提供や栄養成分表示等が実施され，約14,000店［2021年度末現在］が承認されている．

　また，2014年度から，健康的な食環境整備を推進するため，府内の飲食店で提供される外食メニューや惣菜店，スーパーマーケット，コンビニエンスストアなどの持ち帰り弁当，学生食堂や従業員食堂等の特定給食施設等で提供されるメニューに，野菜・油・塩の量に配慮した健康的な「V.O.S.メニュー」の普及を図っている．「V.O.S.メニュー」は，主食とおかずを組み合わせたもので，V：野菜（vegetable）120 g以上，O：適油（oil）脂肪エネルギー比率30％以下，S：適塩（salt）食塩相当量3.0 g以下の基準をすべて満たすもので，大阪府が承認したメニューには，ロゴマークがついている（**図6-9右**）．

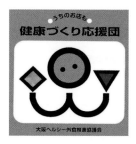
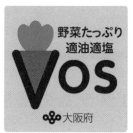

図6-9　健康づくり応援団の店シールとV.O.S.メニューロゴマーク

表6-7　スマートミールの基準

1. エネルギー量は，1食当たり450〜650 kcal未満（通称「ちゃんと」）と，650〜850 kcal（通称「しっかり」）の2段階とする．*
2. 料理の組み合わせの目安は，①「主食＋主菜＋副菜」パターン，②「主食＋副食（主菜，副菜）」パターンを基本とする．
3. PFCバランスが，食事摂取基準2020年版に示された，18〜49歳のエネルギー産生栄養素バランス（PFC％E：たんぱく質13〜20％E，脂質20〜30％E，炭水化物50〜65％E）の範囲に入ることとする．
4. 野菜等（野菜・きのこ・海藻・いも）の重量は，140 g以上とする．
5. 食塩相当量は，「ちゃんと」3.0 g未満，「しっかり」3.5 g未満とする．
6. 牛乳・乳製品，果物は，基準を設定しないが，適宜取り入れることが望ましい．
7. 特定の保健の用途に資することを目的とした食品や素材を使用しないこと．

*ただし，日本食品標準成分表2020年版（八訂）で栄養計算を行う際の「しっかり」のエネルギー量の基準は620〜850 kcalである．

ムが認証を行っている．健康に資する要素を含む栄養バランスのとれた食事の通称をスマートミールといい，**表6-7**のように基準が定められ，さらに食事パターンによる食料構成も示されている．認証を受けた施設は「健康な食

事・食環境」のマークを使ってメニューや POP 等で「スマートミール」を提供している店舗であることをアピールできる(☞「健康な食事・食環境」認証制度 https://smartmeal.jp).

また,地域高齢者等の健康支援のため,食環境,配食事業の整備・推進が図られている(☞ 44 頁,237 頁,厚生労働省「地域高齢者等の健康支援を推進する配食事業の栄養管理に関するガイドライン」).

 コラム 健康食品の安全性・有効性情報ホームページ

　機能性を標榜した多種多様な食品の流通および食品・食品成分に関する不確かな情報の氾濫が問題となっている.そこで国立研究開発法人 医薬基盤・健康・栄養研究所は,「健康食品」の安全性・有効性情報(https://hfnet.nibiohn.go.jp/)(通称 HFNET)を介して,科学的根拠に基づく健康食品関連の情報を提供している.提供項目は,①健康食品の基礎知識,②健康食品等が関連した国内外の注意喚起情報,③話題の食品や食品成分に関する情報,④健康食品の素材情報データベース(健康食品に利用される原材料に関する学術論文情報)である.安全性(有害事象)の情報は出典を明確にし,「誰が,何を,どれだけの期間と量で摂取し,どのような症状を呈したか」が理解できるように記載されている.

C 地域集団の特性別プログラムの展開 ─・─・─

❶ 母子(妊娠期,授乳期,新生児・乳幼児期)の公衆栄養プログラム

▶ 切れ目ない妊産婦・乳幼児への保健対策が求められる

　母子保健対策は,思春期から妊娠・出産・育児期,新生児期,乳幼児期を通じて,一貫した体制の下で総合的に進めることを目指している.安心して出産・育児ができるように母子保健法などに基づいて,それぞれの時期にふさわしい各種のプログラムが実施されている(図 6-10).地域で生命の誕生と健やかな成長そして健康な生涯を過ごせるような役割を果たす公衆栄養プログラムの展開が期待される.

ⓐ 母子保健法に基づいたおもな施策

　母子保健に関する多くの妊娠,出産,子育て支援事業は市町村において実施されている(一部の専門的指導は除く).また,栄養指導はおもに市町村の行政栄養士によって行われている.

　妊娠を届け出た住民に対して母子健康手帳が交付される.母子健康手帳は妊娠・出産・育児に関する一貫した健康記録であり,妊娠期と乳幼児期に関した行政情報や保健・育児に関する情報が提供されている.母子健康手帳の記録は行政機関においても母子保健サービスに活用されており,2012 年度

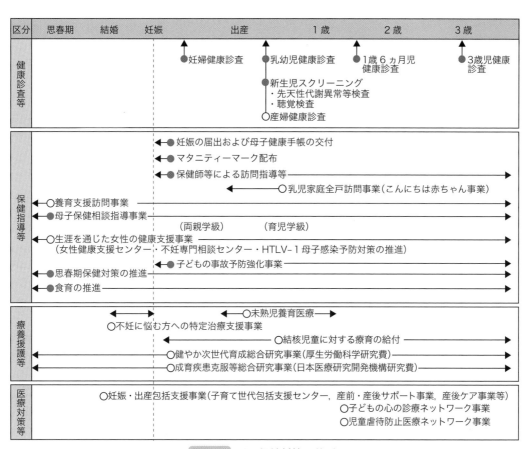

図 6-10 母子保健対策の体系

注　○国庫補助事業　●一般財源による事業
［厚生労働統計協会（編）：国民衛生の動向 2021/2022，110 頁，2021 より引用］

からは新様式で交付されている．

　健康診査は，おもに妊産婦健康診査，乳幼児健康診査，1 歳 6 ヵ月児健康診査，3 歳児健康診査などが実施されている．

　妊産婦の健康診査では，つわり（妊娠悪阻）時の対応から貧血対策，体重のコントロール，妊娠高血圧症候群（妊娠中毒症）や妊娠糖尿病など，また授乳期に及ぶ食事指導・支援が母親学級・両親学級等で集団と個人を対象に実施されている．

　乳児の健康診査では離乳食の指導・支援，1 歳 6 ヵ月児健康診査では心身障害の早期発見，虫歯予防等について栄養状態のアセスメントに基づいた指導と支援，3 歳児健康診査では身体の発育，精神発達面また家庭環境や生活環境までも考慮した育児支援を強化した栄養・食生活の指導・支援であり，集団や個別，また電話相談等の対応も行われている．

　このように，対象別（妊産婦，乳幼児）で実施される母子の健康診査は，その時期に必要な医学的チェック項目について，心身両面からチェックをしている．同時に，子育てを行ううえで必要な環境を含む栄養・食生活についての

指導(栄養指導),日常生活についての指導(保健指導)などが行われる.管理栄養士は,各健康診査のテーマに示された内容のうち,食に関する部分を担っている.各時期において必要となるエネルギーや栄養素の適正な摂取量の確保はもとより,生活環境も含め,食を通した健康支援を行う.さらには,受診者と面談することによる養育者の心の安定など,物心両面からの支援を行っている.

近年夜型の生活リズムによる子どもの心と身体の健康問題への影響が懸念されているが,食育の実践は,運動,睡眠などの生活リズムを含めた生活全般の把握と身体の発育・発達状況,健康状態を考慮した対応が重要であり,「早寝　早起き　朝ごはん」事業もその1例である.

b　健やか親子21

21世紀の母子保健の方向性を示すビジョンであり,関係機関・団体が一体となって推進する「健康日本21」の一翼を担う国民運動計画として策定された.都道府県・市町村では,次世代育成行動計画と連携した取り組みが行われている.

健やか親子21の課題解決は,疾病予防対策を中心にした母子保健対策だけでなく,思春期の健康問題,児童虐待への対応など母子・育児を取り巻く親子の心の問題など幅広い視点に立った対応が望まれている.2001～2014年の一次に対し,74項目のうち約8割が改善したという最終評価(2013年11月)がなされ,次期計画への提言がまとめられた.これを受けて開始された健やか親子21(第二次)(2015～2024年)では,基本課題として,A.切れ目のない妊産婦・乳幼児への保健対策,B.学童期・思春期から成人期に向けた保健対策,C.子どもの健やかな成長を見守り育む地域づくり,重要課題として,①育てにくさを感じる親に寄り添う支援,②妊娠期からの児童虐待防止対策,とされた.なお,中間評価(2019年3月公表)での全52指標の評価状況は,「1 改善した」が34[65.4%,内訳:「①目標を達成した」…12(23.1%),「②目標を達成していないが改善した」…22(43.4%)],「2 変わらない」が5(9.6%),「3 悪くなっている」が4(7.7%),「4 評価できない」が9(17.3%)であった.

c　保育所保育指針

次世代を担う子どもの健やかな成長は地域で生活するすべての人々の願いでもある.食の問題は人間の基本であり,夢や希望を持って子育てのできる環境整備は地域の社会全体で取り組むべき課題である.地域の子育て家族にとってもっとも身近な児童福祉施設が保育所である.家庭や地域での子育て力の低下が指摘される中で,保育所における質の高い保育への期待が高まり,保育所の役割・機能の再確認から「保育所保育指針」(2008年3月)が改定され,2018年4月より適用された.

指針では,各保育所は保育の内容の一環として食育を位置づけることとされており,食育の意義と課題が述べられている.なお,保育所に入所してい

るすべての子どもについて，保育所から就学先となる小学校へ，保育の過程
と子どもの育ちにかかわる事項等の保育に関する情報を記録した資料である
「保育所児童保育要録」を送ることが義務づけられており，このため小学校
では乳・幼児期からの状況を踏まえた効果的な食育の実践が期待できる．

　保育所が行っている食育を拠点にして「子どもから家庭へ，家庭から地域
へ」と向かって，地域の特性に応じた食育活動の広がりと定着を目指した公
衆栄養プログラムが望まれる．

d 妊産婦，授乳・離乳，乳幼児の食に関連した指針，支援ガイド

　近年の低出生体重児増加を踏まえて妊産婦の栄養・食生活指導の充実が求
められている．若い世代の朝食欠食や偏食などの食生活の乱れ，夜型生活な
どの生活習慣の乱れによる健康問題，とくに思春期の肥満ややせ児，体調不
良など身体と心までの健康問題が生じている．そのために妊娠期の望ましい
体重増加量や妊産婦のためのバランスガイドを盛り込んだ「妊娠前からはじ
める妊産婦のための食生活指針」(2021 年，☞第 3 章 D-❶ b，78 頁)および
授乳・離乳を通じた母子の健康維持と親子のかかわりの健やかな形成を支援
するための「授乳・離乳の支援ガイド」(2007 年，2019 年改定)が作成された．
乳幼児期の身体機能や理解力は月齢や個人差が大きいために発育・発達に適
応した指導計画が必要である．

　乳児期からの適切な食事と望ましい食習慣の定着，人間性の育成等の心身
の健全育成を図ることの重要性から，次世代育成支援対策推進法に基づいた
食べる力の育成を目指した「楽しく食べる子どもに〜食からはじまる健やか
ガイド〜」(2004 年)がまとめられた．また食事が生きる力を養うための基本
であり，人間形成の基本であると位置づけた食育基本法(2005 年，最終改正
2015 年 9 月)もある．

e プログラムの作成と実施

　これらを活用して地域特性に応じた連携，協働による公衆栄養プログラム
が実施されることが望まれる．

　妊娠・子育て期の親は，体調不良が生じたり，多忙な時間の過ごし方とな
りやすく，簡単・偏った食事，外食やお惣菜の利用も多くなることが考えら
れる．また子育てに父親の参加，祖父母の参加も増えている．ライフスタイ
ル，食事スタイルに応じた食環境や社会環境の整備が大切であり，ファスト
フード，コンビニエンスストアやスーパーマーケットなどの上手な活用も必
要であろう．

　公衆栄養プログラムの作成に当たっては，当該地域の健康問題とそれに関
連する栄養・食生活因子，生活因子などを把握したうえで事業の効果と事業
の実現の可能性の両者を考慮した対応が求められる．

　母親，父親，祖父母や住民を主体にしたボランティア団体，地域産業や生
産農家，食品工場など農林水産業関係者，スーパーマーケット，コンビニエ
ンスストアや商店などの商業関係者，NPO 法人，民間企業，塾やスポーツ

表6-8　母子の食育推進事業事例

1. 地域の概況・健康状況	人口：98,511人（2市1町3村） 人口構成：0〜14歳13％，15〜64歳56％，65歳以上が31％である高齢化率の高い地域 産業：一次産業27％（国4.8％） 特産物：えのき，しめじ，アスパラ，丸なす，野沢菜，人参，大根，南瓜，里芋，長いもなどの農産物 健康状況：標準化死亡比で男女ともに悪性新生物（男87.1％，女80.9％），心疾患（男66.1％，女77.2％）に比べて脳血管死亡者（男146.2％，女140.6％）が多い
2. 目的	地域の食物を自慢できる子どもを育てる
3. 目標	・長期目標：自然に感謝する心を持った心身ともに健康な子どもを増やす（現状値：未把握） ・中期目標：毎食野菜を食べる子どもを増やす 　　　　　　（現状値：毎日副菜を食べる子ども　朝食43.8％，夕食75.2％） ・短期目標：①野菜好きの子どもを増やす（現状値：50.9％） 　　　　　　②地域の食材を知っている子どもを増やす 　　　　　　③地域の食材を使用した料理を教えてくれる人を増やす 　　　　　　④子どもが野菜に触れる，収穫する機会を増やす（現状値：家69.9％，保育所56.2％） 　　　　　　⑤家庭で野菜料理を食べる回数を増やす（現状値：毎日副菜を食べる保護者の割合　朝食67.9％， 　　　　　　夕食90.2％）
4. 学習対象者	幼児，学童低学年（3歳児〜小学1〜3年生）とその母親
5. 実施期間	3年計画
6. 事業内容	●教育的アプローチ：「子ども食育キャラバン隊がやってきた」事業 　　①実行委員会開催，訪問計画・立案，ベジタブルレンジャーの開発 　　②子ども食育キャラバン隊員研修 　　③子ども食育キャラバン隊員活動，保育園訪問教育，地域イベント開催 　　④マスメディアとの協働，テレビ番組に出演 　　⑤食育キャラバン隊員増加のアピール ●環境的アプローチ：「マスメディアを活用した親子で食育キャンペーン」事業 　　①体制づくりと企画会議 　　②郷土料理，生産現場レポート，学校給食紹介などテレビ放送を通じた普及啓発 　　　具体的番組例：「おやきづくり体験」と題して，子どもたちが材料の収穫体験からつくる，食べる様子をレポートし，ベジタブルレンジャーの豆知識を加える
7. 関係者	市町村役場（衛生部門・児童福祉課），市町村教育委員会，養護教諭部会，保育園園長会，保育所栄養士，学識経験者，自治会長，育児サークル，PTA会長，栄養士会，食生活改善推進委員会，学校長会，医師会・歯科医師会，生産者，JA（野菜担当），スーパー店長，商工会会長，ファストフード店長，地元テレビ局等
8. 評価（評価期間・評価方法）	・事前評価：対象者を事業実施群（介入群）と事業未実施群（対照群）に分け，保護者に対し，子どもと家族の生活習慣および食生活状況を質問紙法によって調査する． ・経過評価：「子ども食育キャラバン隊」事業，「マスメディアを活用した親子で食育キャンペーン」事業の内容はわかりやすいか，時間帯・配分は適当か，資材や資料は適当か，参加しやすい雰囲気・構成であるか，回数は適当か，参加者の満足度などについて，事業開催中〜終了時に観察，インタビュー，質問紙調査等で行う ・影響評価：「子ども食育キャラバン隊」事業，「マスメディアを活用した親子で食育キャンペーン」事業に参加した子どもは 　　①野菜好きの子どもが増えているか 　　②地域の食材を知っている子どもが増えているか 　　③地域の食材を使用した料理を教えてくれる人が増えているか 　　④子どもが野菜に触れる，収穫する機会が増えたか 　　⑤家庭で野菜料理を食べる頻度が増えているか 　　等について1年以後に観察，インタビュー，質問紙調査などを行う ・結果評価：「子ども食育キャラバン隊」事業，「マスメディアを活用した親子で食育キャンペーン」事業に参加した子どもは 　　①毎食，野菜を食べる子どもは増えたか 　　②肥満の子どもは減ったか 　　③地域の食物を自慢できる子どもが育っているか 　　④子ども食育キャラバン隊登録者数は増加しているか 　　等について事業を終了した3年後に質問紙調査を行う

［2008年度国立保健医療科学院公衆栄養コース実習をもとに作成］

クラブなどの関連組織が連携・協働し，目的・目標値の設定，評価方法などを考慮したプログラムの作成が必要である．評価については，計画の進捗状況，関係者，参加者や社会の反応などの過程評価と影響評価を行いつつ，目標達成の検証と結果評価を行うことが大切である．**表6-8**に事例をあげる．

❷ 学童・思春期の公衆栄養プログラム

> 健康教育の推進と次世代の健康を育む保健対策の充実が重要である

学童・思春期は，第二次発育急進期とされる急速な身体発育とともに，自我・性心理などの精神的発達の特徴がみられ，健康や食生活面などで種々の問題が生じやすい．また就学時までの家庭中心の生活から学校や社会中心の生活となる．本来健康であるはずの学童・思春期の子どもに最近では，食生活の乱れ，しつけや生活習慣の乱れなどが起因となる健康に関する問題や課題が多く，深刻な状況である．したがって，学校，家庭，地域の連携による公衆栄養プログラムの重要性が一層増している．

ⓐ 学校給食

現在の学校給食は，学校給食法に基づいて，「児童生徒の心身の健全な発達に資し，かつ国民の食生活の改善に寄与する」ことを目的に学校教育の一環として実施されている．バランスのとれた栄養豊かな食事の提供と「食べる」体験を通じて望ましい食習慣を身につけるだけでなく，健康によい食事，食事を通じた人間関係を育て，豊かな心を育むなど健康教育の一環としてもきわめて重要な役割を果たしている．

わが国の学校給食は，1889年に山形県の鶴岡町（鶴岡市）私立忠愛小学校で経済的に恵まれない児童を対象に昼食を提供したのが起源とされている．その後，1954年に学校給食法の制定，1956年にはすべての義務教育諸学校にまで拡大された．完全給食の実施率は小学校98.5％，中学校86.6％（2018年）であり，諸外国に比べてきわめて高い普及率である．調理方式は，従来多かった単独校調理方式から共同調理場調理法式（学校給食センター）に代わりつつあり，米飯給食は1976年から導入されている．

1）学校給食の目標

学校給食の目標（学校給食法：2015年改正）は，

①適切な栄養の摂取による健康の保持増進を図る．

②日常生活における食事について正しい理解を深め，健全な食生活を営むことができる判断力を培い，および望ましい習慣を養う．

③学校生活を豊かにし，明るい社交性および協同の精神を養う．

④食生活が自然の恩恵のうえに成り立つものであることについて理解を深め，生命および自然を尊重する精神ならびに環境の保全に寄与する態度を養う．

⑤食生活が食にかかわる人々のさまざまな活動に支えられていることにつ

表6-9　児童または生徒1人1回当たりの学校給食摂取基準

区　分	基準値			
	児童(6〜7歳) の場合	児童(8〜9歳) の場合	児童(10〜11歳) の場合	児童(12〜14歳) の場合
エネルギー(kcal)	530	650	780	830
たんぱく質(%)	学校給食による摂取エネルギー全体の13〜20%			
脂　質(%)	学校給食による摂取エネルギー全体の20〜30%			
ナトリウム(食塩相当量)(g)	1.5 未満	2 未満	2 未満	2.5 未満
カルシウム(mg)	290	350	360	450
マグネシウム(mg)	40	50	70	120
鉄(mg)	2	3	3.5	4.5
ビタミンA(μg RAE)	160	200	240	300
ビタミンB$_1$(mg)	0.3	0.4	0.5	0.5
ビタミンB$_2$(mg)	0.4	0.4	0.5	0.6
ビタミンC(mg)	20	25	30	35
食物繊維(g)	4 以上	4.5 以上	5 以上	7 以上

注1　表に掲げるものの他，次に掲げるものについても示した摂取について配慮すること.
　　　亜鉛……児童(6〜7歳)：2mg，児童(8〜9歳)：2mg，児童(10〜11歳)：2mg，生徒(12〜14歳)：3mg
注2　この摂取基準は，全国的な平均値を示したものであるから，適用に当たっては，個々の健康および生活活動等の実態ならびに地域の実情等に十分配慮し，弾力的に運用すること.
注3　献立の作成に当たっては，多様な食品を適切に組み合わせるよう配慮すること.
[文部科学省：学校給食実施基準の一部改正について https://www.mext.go.jp/a_menu/sports/syokuiku/1407704.htm（最終アクセス 2023 年 3 月 1 日）より引用]

いて理解を深め，勤労を重んずる態度を養う.

⑥わが国や各地域の優れた伝統的な食文化についての理解を深める.

⑦食料の生産，流通および消費について，正しい理解に導く.

である．給食の指導は教育課程の一環として，教諭と栄養教諭との協力で家庭や地域と連携を図りながら，特別活動や給食の時間などに行われている.

2)　学校給食摂取基準

食事内容は，「児童又は生徒1人1回当たりの学校給食摂取基準」(2018 年)が目安として示されている（表6-9）．この食事摂取基準は厚生労働省「日本人の食事摂取基準(2020 年版)」の考え方と文部科学省の「児童生徒の食生活等の実態調査」結果をもとに望ましい栄養量を算出した全国の平均値である．適用に当たっては児童生徒の健康状態，生活活動の実態，および地域の実情などに配慮し，弾力的に適用することとなっている．学校給食の標準食品構成表(2011 年)は各地域産物の実情や家庭における食生活の実態を把握した日本型食生活の実践，伝統的な食文化の継承などに配慮されている.

学校給食のない日の子どもはある日に比べてカルシウム，鉄，ビタミンなどの微量栄養素不足が多いことや，甘い菓子類の間食が多いなどの報告もある．多くの課題を抱える児童・生徒にとって学校給食の意義はきわめて大きく，給食の提供と給食を活用した食育推進はますます重要である.

[b]　栄養教諭制度と食育の推進

1)　栄養教諭制度

栄養教諭制度が 2005 年に開始され，すべての都道府県に栄養教諭が配置

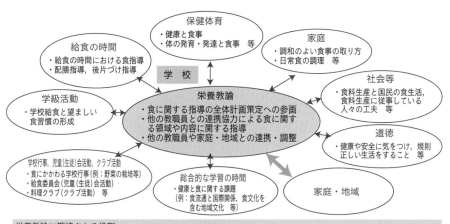

図 6-11 食に関する指導の充実と栄養教諭に期待される役割
［金田雅代：栄養学雑誌 63：33-38，2005 より引用］

（2008 年 4 月～）されている．栄養教諭は食に関する専門性および教育に関する専門性をあわせ持った食育推進の中核的役割を果たすために，①児童生徒の食生活に関するきめ細かな指導や助言を行うカウンセラーの役割，②学校全体の計画策定の積極的な参画，③教職員との連携協力で食に関する領域の授業や活動，④学校発の家庭や地域との連携のコーディネーターなど，食に関する指導，学校給食管理を一体化した対応が期待されている（**図 6-11**）．なお，栄養教諭は生きた教材である学校給食の管理とそれを活用した児童生徒への個別指導や教材・特別活動における教育活動を行うこととされているが，現在の学校給食の担い手はまだ学校栄養職員であることが多い．

2）食育に関連する保健対策

2005 年に食育基本法施行，2006 年に食育推進基本計画が政府で策定され，2011 年には第 2 次食育推進基本計画（2011 ～ 2015 年度）が，2016 年には第 3 次食育推進基本計画（2016 ～ 2022 年度）が，2021 年には第 4 次食育推進基本計画（2021 ～ 2025 年度）が定められた．第 4 次食育推進基本計画における重要事項は，①生涯を通じた心身の健康を支える食育の推進，②持続可能な食を支える食育の推進，③「新たな日常」やデジタル化に対応した食育の推進，である．地域特性を活かして，健康増進地方計画とも連動した食育推進地方計画が各自治体で策定されつつあるが，学校においても数値目標を掲げる取り組みが求められている．

学童・思春期の子どもの昼間の生活の場は学校であっても生活の拠点は地域であるため，学校保健と地域保健，母子保健，児童福祉等との連携・協働は一層強化していくべき課題である．

　文部科学省の作成した小・中学校・高等学校の学習指導要領（2017・2018年改訂）では食育の推進が明確に位置づけられており，「体育科（保健体育科），家庭科（技術・家庭科）及び特別活動の時間はもとより，各教科（道徳科，外国語活動）及び総合的な学習（探求）の時間などにおいてもそれぞれの特質に応じて適切に行うよう努めること」とされている．また，幼稚園教育要領にも食育を通じた望ましい食生活の形成についての記載がある．

　近年，家庭での食事で「1人食べ（孤食）」や「子どもだけ」であるものが一層増加傾向にあり，自分の食べたいもの，食べたい分量，食べたい時間に選んだ単調な食事，食事時間を「楽しくない」と感じる子ども，食事よりも菓子類が多いなどの研究報告は多い．また食生活が起因と思われる貧血や「疲れる」「眠い」「だるい」「イライラする」などの体調不良を訴える子どもの増加や生活習慣病予備群の増加の問題，誤ったダイエットによる病気や死亡などの健康面の問題，飲料や栄養補助食品（サプリメント）利用問題などの報告も多く，この時期の課題は山積している．

　「食に関する指導の手引き（第二次改訂版）」（2019年）には，学校における食育の必要性，食に関する指導目標，栄養教諭の指導に係る全体計画，各教科等や給食の時間等の指導の基本的考え方や方法等が示されている．効果的な指導のための留意事項のポイントは以下のとおりである．

①学校教育活動全体の中で継続的かつ体系的に推進することが効果的であり，すべての教諭がそれぞれの立場で食に関する指導を積極的に進めることが大切．

②食に関する指導は各教科等の多様な領域で行う．

③児童生徒の心理や発達段階に配慮した指導が大切であり，栄養教諭が積極的に参加．

④栄養教諭は学級担任や養護教諭と連携して保護者等の協力を得て，児童生徒の食生活状況や実態を把握．

⑤地域内の食に関する人的・組織の推進や隣接する学校や幼稚園との連携体制の構築．

⑥学校給食を生きた教材として各教科の食に関する指導で活用．

⑦児童生徒に対する学校での指導に合わせ，保護者や地域への積極的な取り組みの推進．

⑧あらゆる教科による食に関する学習成果を生かした，生きる力を高めるための総合的学習時間活用の強化．

c　今後の課題

　学童・思春期の健康問題は乳幼児期からの積み重ねによるものである．したがって学童・思春期の公衆栄養プログラムは，乳幼児期の状況を十分に把握し，将来の成人期，壮年期への健康を目指した「生涯を通じた健康づくり」の視点でとらえることが大切である．学童・思春期の子ども本人への食育は当然ながら，子どものための食育を親に向けて行うことは，中高年への食育にもつながると思われる．家族をターゲットにした対応も期待したい．また，

表6-10 学童期の食育推進事業事例

1. 目的	いきいき元気子どもを育てよう
2. 目標	・長期目標　①いきいきとした元気な子どもが増える 　　　　　　②A市児童の朝食欠食率(現状値：11.9%)の減少 　　　　　　③肥満学童(現状値：男5.0%, 女2.6%)の減少 ・中期目標　①朝ごはんを食べようと思う学童の増加 　　　　　　②朝ごはんをつくろうと思う親の増加 　　　　　　③夜10時以降に寝る学童(現状値：58.6%)の減少 　　　　　　④朝食を食べる時間確保のための早起き学童の増加 　　　　　　⑤おやつの量や頻度の減少 　　　　　　⑥仕事帰りでも朝食の材料, 惣菜を購入できる店舗の増加 ・短期目標　①朝食の大切さ(体や食べ物の働き)を理解できる学童の増加 　　　　　　②朝食におかずを食べたい気持ちになる学童の増加 　　　　　　③食べたい気持ちを親に伝えることができる学童の増加 　　　　　　④親が朝食の大切さを学童に伝える 　　　　　　⑤親は朝食を食べた学童をほめる 　　　　　　⑥朝食の材料, 惣菜がある
3. 学習対象者	小学校低学年(1〜3年生)児童とその母親
4. 実施期間	3年間
5. 事業内容	●教育的アプローチ「大好き朝ごはん」事業 生きた教材「学校給食」を媒体に学校の教育活動全体で朝食の大切さを伝える. 同時に保護者への波及効果もねらう. 　①学校・保健所栄養士の連絡会議(保健所主催, 年4回) 　②管内学童の朝食に関する質問紙による実態調査, 報告会(小学校校長会) 　③モデル校2校の選定, モデル校への事業説明 　④学校・保健所・関係者の連携で①学校給食, ②総合学習, ③学校内全体の行事計画の推進：学校給食の食材, 献立を媒体に体と食べ物, 地域と食のかかわりを知るために「わくわく食探検〜ちゃんこ食材マップ」の作成・活用 　⑤モデル校以外にも普及 ●環境的アプローチ：「朝からちゃんこ食べようキャンペーン」事業 　①行政発で小学校, 地域各種団体代表者, 相撲協会関係者, マスコミ, 行政等による実行委員会設立, 企画会議 　②行政発毎月の家庭の日を利用して「朝からちゃんこ食べよう」大会の実施. ちゃんこ鍋の炊き出し, 力士とのふれあい, 朝ごはん図画コンクール・朝食啓発ポスター掲示等 　③朝ごはん協力店(販売, 飲食)の募集(健康づくり協力店として認定)・拡大 　④地域での取り組みとして拡大, また小学校で「朝からちゃんこ食べよう」大会を開催できる学校の増加, 小学生対象に「アイデア朝ごはん」募集, 試食会開催等
6. 関係者	PTA, 町内会代表, 商店街代表, 子育てボランティア, 小学校校長会, 学校栄養教諭・栄養職員, 食品衛生協会, 保健所長, 保健師, 食品衛生監視員, 保健所栄養士等
7. 評価(評価期間・評価方法)	・事前評価：対象者を事業実施群(介入群)と事業未実施群(対照群)に分け, 保護者に対し, 学童・家族の朝食および食生活状況を質問紙法によって調査する. ・経過評価：「大好き朝ごはん」事業, 「朝からちゃんこ食べようキャンペーン」事業の内容はわかりやすいか, 時間帯・配分は適当か, 資材や資料は適当か, 参加しやすい雰囲気・構成であるか, 回数は適当か, 参加者の満足度等について, 事業開催中〜終了時に観察, インタビュー, 質問紙調査等で行う ・影響評価：「大好き朝ごはん」事業, 「朝からちゃんこ食べようキャンペーン」事業に参加した子どもは 　①朝食の大切さ(体や食べ物の働き)を理解する学童が増加しているか 　②朝食におかずを食べたい気持ちになる学童が増加しているか 　③食べたい気持ちを親に伝えられる学童が増加しているか 　④親が朝食の大切さを児童に伝えられているか 　⑤親は朝食を食べたことをほめているか 　⑥朝食の材料, 惣菜の準備ができているか 　等について1年以後に観察, インタビュー, 質問紙調査などを行う ・結果評価：「大好き朝ごはん」事業, 「朝からちゃんこ食べようキャンペーン」事業に参加した子どもは 　①A市児童の朝食欠食率(現状値：11.9%)は減少したか 　②肥満児童(現状値：男5.0%, 女2.6%)は減少したか 　③いきいきとした元気な子どもは増えたか 　等について事業を終了した3年後に質問紙調査を行う

[2006年度国立保健医療科学院公衆栄養コース実習をもとに作成]

塾や習い事で多忙な時間を過ごしている子どもの利用頻度が高いファストフード，自動販売機，コンビニエンスストアやスーパーマーケットの活用やライフスタイルの変化に応じた食環境整備や社会環境整備に対応して多職種や多機関との連携・協働した地域力による支援体制が望まれる.

　公衆栄養プログラムの作成に当たっては，当該地域の健康問題とそれに関連する栄養・食生活因子，生活因子を把握して事業の効果，実現可能性の両者を考慮する必要がある. 計画策定組織のメンバー構成や各組織での役割においては，子ども自身の関心の高い給食や農業問題，食品流通問題等を軸に，子ども・住民を主体にしたボランティア団体，また地域産業や生産農家，食品工場など農林水産業関係者，スーパーマーケット，コンビニエンスストアや商店等の商業関係者，NPO法人，民間企業，塾やスポーツクラブ等の組織が連携・協働して公衆栄養プログラムの実施，計画の進捗状況，関係者，参加者や社会の反応などの過程評価や影響評価を行いつつ，目標達成の検証とともに結果評価を行うことが大切である.

❸ 成人の公衆栄養プログラム

産業保健と地域保健の連携した保健対策が求められる

　成人期は身体面・精神面で成熟し，社会活動の中核をなす年齢期である. 健康状態，生活状況，食体験また健康意識・食意識等の価値観や個人差が大きく，就職，結婚，出産等人生における大きな節目を迎える年齢期でもある. 生活が仕事中心や育児中心等になりやすく，これに伴って生活習慣や食習慣に乱れが生じやすく，肥満者の割合，朝食欠食者の割合が，他の年齢に比べて多いなどの問題点や課題が多い. 成人期の昼間の勤務地と居住地とが異なることも多く，産業保健と地域保健が連携した公衆栄養プログラムの重要性は一層高まっている.

ⓐ 健診（検診）等の制度

　厚生労働省は2008年に高齢者の医療確保に関する法律に基づいて生活習慣病の発症と重症化予防また医療費適正化のためにメタボリックシンドローム（内臓脂肪症候群）に着目した特定健康診査（糖尿病等の生活習慣病に関する健康診査）・特定保健指導を医療保険者（国民健康保険・被用者保険）に義務づけた.

　保健指導は健康診査結果をもとに生活習慣病発症・重症化の危険因子保有状態によって階層化され，個々人の生活習慣改善を目的に行動変容に主眼を置いて行われている. これらを医師，保健師，管理栄養士が担っている.

ⓑ 国民健康づくり対策

　1978年に第一次国民健康づくり対策がスタートし，健康増進の考え方はその時代によって内容が変遷してきた. 第三次国民健康づくり対策は一次予

防を重視しており，健康日本21(2000年～)においても成人期の保健事業は
しっかり位置づけられている．各自治体では健康増進法による義務化に従い
地域の状況に合わせた健康増進地方計画の作成，地方計画に合わせた事業に
取り組んでいる．

　2013年度からは，新たな健康日本21(第二次)がスタートした．健康日本
21の最終評価(2010年)を踏まえて，10年後の目指す姿を明らかにした計画
である(☞第3章E-❶C，表3-12，96頁)．

　健康日本21(第二次)と特定健康診査・特定保健指導とが連動した基盤整
備の強化が求められている．

[c]　生活習慣病対策推進のための食生活支援

　勤労者は，労働条件によってライフスタイルが規制されやすく，ストレス
を背負っていることも少なくない．勤労者の健康状態が事業所の生産性や，
医療費の負担に影響することを考慮すると疾病の一次予防，二次予防の視点
での食事管理や栄養教育の必要性が高いことはいうまでもない．健康増進法
で強化されている職場の給食施設の有効活用，食事バランスガイドの活用な
ど食環境整備の強化，単身赴任者等の支援，QOLの向上を目指した積極的
な取り組みは重要である．

　国民健康・栄養調査結果における成人期の食生活に関連する問題点として，
とくに男性の朝食欠食や不規則な食事，頻回な外食や飲酒，また肥満者の割
合の増加傾向などがあげられる．40～74歳の男性の2人に1人，そして女
性の5人に1人が予備群も含めたメタボリックシンドローム(内臓脂肪症候
群)である．これらは生活習慣病の発症につながりやすく，成人期は生活習
慣病に罹患しやすい．メタボリックシンドロームの予防には食生活の改善，
運動習慣の徹底などの取り組みが重要である．一方，女性20～30歳代に痩
身志向の者が多く，やせの者の割合が多い世代であり，これに伴う食行動や
無理な減食，また錠剤，カプセル，ドリンクなどのサプリメントの利用者が
高率であることは問題である．男性，女性の共通の問題点としては食塩の過
剰摂取，脂肪エネルギー比率の高い食事，また，野菜類の摂取が少ないため
カルシウム・鉄などの栄養素の摂取が不足傾向にあることである．

　地域における公衆栄養プログラムは，疾病予防対策のためのポピュレー
ション・アプローチと重症化予防対策のためのハイリスク・アプローチの有
効な展開と組み合わせの対応が重要である．成人期は乳・幼児期や学齢期・
思春期の子ども，また高齢者を抱えることの多い年齢層である．当事者をター
ゲットにした取り組みに限らず，子どもや高齢者をターゲットにして家族を
単位にした間接的な対応も必要であろう．勤労者は勤務地と居住地が異なる
ことも多く，産業保健と地域保健の連携した対応が一層期待される．

　成人期の健康づくり推進事業事例を**表6-11**に示す．

表6-11　成人期の健康づくり推進事業事例（A県B町）

1. 地域の概況・健康状況	人口：人口73,000人，23,600世帯
	人口構成：0～14歳12.9%，15～64歳55.7%，65歳以上31.2%であり高齢化率は高い．平均寿命は県内でも高い．合計特殊出生率は県・全国平均以上
	産業：一次産業27.7%（国4.8%）割合が高い，主要産業はサービス業，機織業，農林業
	環境・食：冬季に降雪量が多く，交通手段は自家用車．米，高原野菜の生産地域，果物・魚介類の流通は便利，A県の健康づくり支援店12店舗，食への関心・意欲が高い
	健康状況：死因順位，第1位 悪性新生物，第2位 脳血管疾患，第3位 心疾患
	高血圧の有症者40.3%・予備群16.0%（老・若年ともに高血圧受診率が高い），自殺率が高い28.2%（県16.3%）
	生活状況：女性の就業率は高い48.3%（全国45.5%）．3世代家族の割合は高いものの（県13.9%，全国6.1%），世代間交流が困難状態．若い母親に料理が分からない，離乳食は市販品等料理苦手者が多い（聞き取り調査から）
2. 目的	脳血管疾患による死亡率の低下～高血圧予防～
3. 目標	・長期目標：①高血圧者の割合の減少 　　　　　　②脳血管疾患罹患率・死亡率の低下 　　　　　　③地域住民のQOL向上 ・中期目標：野菜・果物の摂取量の増加する環境づくり ・短期目標：①野菜・果物と病気との関係を知っている人を増やす 　　　　　　②野菜・果物の適正量を知っている人を増やす 　　　　　　③野菜・果物の目標量，使用量を表示するお店を増やす 　　　　　　④地域の野菜・果物を使用した調理法を知っている人を増やす 　　　　　　⑤地域の野菜・果物を使用した料理を教えてくれる人・お店を増やす 　　　　　　⑥簡単野菜料理レシピを青果売場に置くお店を増やす 　　　　　　⑦カット野菜など調理しやすい形態で提供するお店を増やす 　　　　　　⑧家庭で野菜料理を食べる回数を増やす
4. 学習対象者	成人女性（食への関心が高いために，行動変容につながりやすく，家族への波及効果も期待できる）
5. 実施期間	3年計画
6. 事業内容	ベジ・フル推進会議（親会議），「ベジ・フルEveryday」事業作業部会（環境的アプローチ），「ベジ・フルCLASS」事業ワーキング会議（教育的アプローチ）の設置 ●環境的アプローチ：「ベジ・フルEveryday」ワーキング会議の設立 対象：おもに成人女性 場所：スーパーマーケットの4店舗 内容：①重量と適正量の表示（5 A DAYとの共同） 　　　②レシピの公募と普及 　　　③野菜・果物セット購入（割引クーポン券配布） 　　　④ベジ・フル掲示板の設置・活用 　　　⑤ベジ・フルモニターの選出 　　　⑥4店舗から店舗数の増加（4年目） 予定：1年目はレシピコンテスト，野菜・果物の重量表示，重量当てクイズ，野菜・果物セット購入（割引クーポン券配布） 　　　2年目は地産地消野菜料理の実演・試食 　　　3年目はベジ・フル掲示板の設置・活用，ベジ・フルモニターの選出 ●教育的アプローチ：「ベジ・フルCLASS」部会の設立 対象：20～30歳代女性（妊婦） 場所：A産婦人科の母親学級から市・町の事業へ 　　　＊管内の9割の妊婦はA産婦人科で出産（年間出生数482人） 内容：①高血圧予防をベースにした健康教室 　　　②伝統料理を利用した世代間の交流 　　　③地域の情報提供と活用 　　　④仲間づくり（育児サークル） 　　　⑤ベジ・フルモニターの選出 　　　⑥ベジ・フルモニターはリーダーとして活動（4年目）

（つづく）

表 6-11　成人期の健康づくり推進事業事例（A 県 B 町）（つづき）

6. 事業内容	予定：1 年目は母親学級編，7〜9 ヵ月の妊婦に野菜・果物の必要性について A 産婦人科の管理栄養士による講話を 1 人 3 回，「ベジ・フル Everyday」協力店の活用，質問紙調査 2 年目は市町の離乳食教室編，1 年目の講義を受けた妊婦・母親に野菜を使った料理法について市町村栄養士，食生活改善推進員が食事バランスガイドの使用，野菜を使った簡単料理の試食とデモ，「ベジ・フル Everyday」協力店の活用，質問紙調査． 3 年目は料理教室編，1・2 年目の講義を受講した母親に野菜・果物の適正量での郷土料理，野菜料理調理実習を食生活改善推進員，農協生活アドバイザーが行う．「ベジ・フル Everyday」協力店の活用，ベジ・フルモニターの選出，質問紙調査，食生活調査，仲間づくり．
7. 関係者	学識経験者，産婦人科医，産婦人科栄養士，JA 代表者，スーパーマーケット協会，農政事務所職員，市町村保健センター（栄養士・保健師），在宅栄養士会会長，食生活改善推進委員，農協生活アドバイザー，育児サークル代表者，市町商工課，調理師代表者，保健所（栄養士・保健師），地域振興局（農業振興課・産業振興課）等
8. 評価（評価期間・評価方法）	・事前評価：事業開始前の初診診察を受けた妊婦に食生活に関する質問紙調査の実施． ・過程評価：ベジ・フル推進会議，作業部会，ワーキング会議の回数，内容，進行方法等は適切であったか，メンバーの満足度はどうか，重量当てクイズ参加者は適当量が理解できたか，「ベジ・フル Everyday」「ベジ・フル CLASS」事業それぞれの参加状況，割引クーポンの配布数は適当か，事業の内容はわかりやすいか，理解できたか，時間帯・配分は適当であるか，参加者の満足度はどうか，地場産野菜を利用した料理をしたいと思ったか，お店は計画に沿って実施されているか，「ベジ・フル Everyday」協力店モニターの利用回数は適当か，スーパーマーケット店長の満足度はどうか，資材や資料は適当か，参加しやすい雰囲気・構成であるか等について事業開催中〜終了時に観察，インタビュー，質問紙調査等で行う ・影響評価：1 年目の母親学級編，2 年目の市町の離乳食教室編，3 年目の料理教室編に参加した人を介入群，参加してない人を対照群として， 　①野菜・果物と病気との関係を知っている人が増えているか 　②野菜・果物の適正量を知っている人が増えているか 　③野菜・果物の適正量を食べている人が増えたか 　④野菜・果物の目標量，使用量を表示するお店が増えているか 　⑤野菜・果物の摂取量増加のための店舗数が増えたか 　⑥地域の野菜・果物を使用した調理法を知っている人が増えているか 　⑦地域の野菜・果物を使用の料理を教えてくれる人・お店が増えているか 　⑧簡単野菜料理レシピを青果売場に置くお店が増えたか 　⑨カット野菜など調理しやすい形態で提供するお店が増えたか 　⑩簡単料理レシピと野菜を購入した人が増えたか 　⑪家庭で野菜料理を食べる頻度が増えたか 　⑫食を切り口にして世代間の交流や仲間づくりが可能となったか などについて 1 年以後に観察，インタビュー，質問紙調査等を行う ・結果評価：高血圧予防として効果がみられているか 　A 産婦人科で 1 年目の母親学級編，2 年目の市町の離乳食教室編，3 年目の料理教室編のすべてに参加した人を介入群，すべてに参加してない人を対照群として事業終了した 3 年後に質問紙調査を行う

［2008年度国立保健医療科学院公衆栄養コース実習をもとに作成］

④ 高齢者の公衆栄養プログラム

地域での保健・医療・福祉の連携による食事支援システムの充実が課題

　高齢期とは，おおむね 65 歳以上のことをいう．個人差が大きく，暦年齢ではとらえにくいために身体的，精神的，社会的側面からの総合的なアセスメントによる支援が必要である．65 歳以上 75 歳未満の高齢者を前期高齢者，75 歳以上を後期高齢者という．わが国は 2008 年に 65 歳以上の高齢者が22 ％を超えて超高齢社会となっている．

　高齢者を対象にした公衆栄養プログラムには老人福祉法や介護保険法に基

づいた施設での栄養・給食管理および介護保険法に基づいた地域支援事業等がある.

a　健診(検診)等の制度

　2008年度からの健診(検診)等の取り組みは, 2006年度の医療制度改革による「高齢者の医療の確保に関する法律」(以下「高齢者医療確保法」)に基づいて医療保険者(国民健康保険・被用者保険)は, ①40〜74歳までの被保険者(企業の従業員等)また被扶養者(従業員の家族)にはメタボリックシンドローム(内臓脂肪症候群)に着目した生活習慣病予防のための特定健康診査(糖尿病等の生活習慣病に関する健康診査)および特定保健指導(特定健康診査結果によって対応する保健指導)が義務づけられている(前項参照), ②75歳以上の者には, 後期高齢者医療広域連合の努力義務で保健事業の一環として健康診査が行われる.

　以前の老人保健事業で実施されてきた歯周疾患検診, 骨粗鬆症検診そしてがん検診は2008年度から健康増進法に基づく事業に位置づけて市町村で行われている.

　介護予防事業の取り組みは, 地域支援事業の創設(2006年〜)で, 市区町村に義務づけられている. 65歳以上の生活機能評価(2008年〜)も介護予防事業によるものである.

b　健康日本21(第二次)における健康目標

　「健康日本21(第二次)」は, 今後の10年先を見据えた高齢者の健康づくりの目標として, 健康寿命のさらなる延伸, 生活の質の向上, 健康格差の縮小, 社会参加や社会貢献等が重要とされている(図6-12). 健康度の高い高齢者には就労や社会参加の促進, 一方で, 虚弱化の予防または先送りは重要な課題であり, 個々人の高齢者の特性に応じて生活の質の向上が図られる必要があるとされている. 基本的な考え方として, ①介護保険サービス利用者の増加の抑制, ②認知機能低下ハイリスク高齢者の把握率の向上, ③ロコモティブシンドローム(運動器症候群)を認知している国民の割合の増加, ④低栄養傾向の高齢者の割合の抑制, ⑤足腰に痛みのある高齢者の割合の減少, ⑥就業または何らかの地域活動をしている高齢者の割合の増加とされている.

　そして, 今後は次のような対策が必要と考えられている. ①介護予防事業における二次予防事業対象者の早期発見・早期対策の一層の普及・推進, ②ロコモティブシンドロームの普及・啓発, ③低栄養傾向対策に高齢者に不足しがちなたんぱく質や脂肪の十分な摂取, 多様な食品摂取など正しい食生活の普及, ④1人暮らしの人や調理が億劫な人のための食環境支援(自治体, ボランティア, NPO団体, 民間事業者など)の推進である. 現状では, 高齢者の低栄養状態予防とハイリスク者の早期発見, 治療にかかわる具体的な施策が保健センターや市町村, 病院で実施されている.

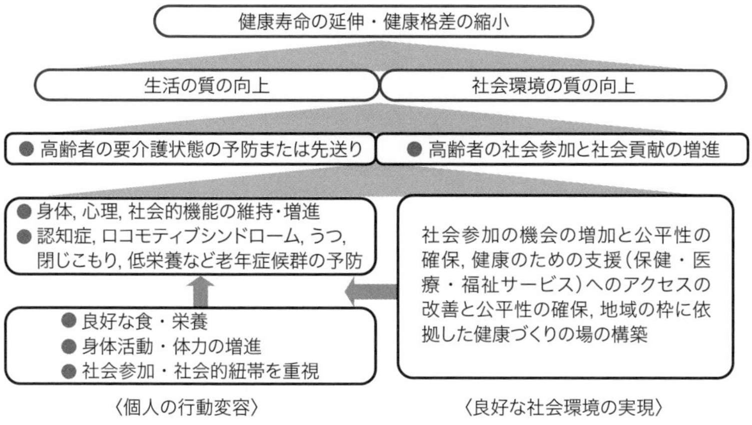

図 6-12 高齢者の健康の目標設定の考え方
［厚生科学審議会地域保健健康増進栄養部会：次期国民健康づくり運動プラン策定専門委員会資料, 2012 より引用］

C フレイル・サルコペニア予防，介護予防・要介護支援・認知症支援などの高齢社会への対応

　急速な高齢化で超高齢社会となったわが国では，骨粗鬆症，認知症，寝たきり等の対応として在宅医療（療養）在宅ケアが重視され，管理栄養士の訪問指導による栄養・食事面の栄養アセスメント，相談，援助，食事介護などが一層重要となっている．後期高齢者では，要介護状態がさらに悪化しないようにすること（介護予防）や自立した生活確保のための支援（生活支援），また認知症高齢者支援も必要である．2011 年度から市町村・都道府県における認知症施策推進事業が行われている．認知症の人は環境の変化になじみにくい特性があり，住み慣れたなじみのある地域で暮らし続けられるように認知症患者本人やその家族に対する医療・介護・生活支援を行う地域包括支援システムの充実が重要とされている．認知症高齢者支援事業として，認知症高齢者が食事の支度や掃除，洗濯などを共同で行い，家庭的で落ち着いた環境の中で精神的に安定した生活を送ることができるようになることをねらいとしたグループホーム（共同生活介護）がある．

　地域支援事業として，高齢者が可能な限り地域で自立した生活が可能な支援を目的に，①要介護状態の予防，②要介護状態であっても悪化の予防等，介護予防重視型システムへの転換に管理栄養士の役割が期待されている．近年では，高齢者の低栄養防止・重症化予防等の推進（2016 年），地域高齢者等における配食の機会を通じた健康支援の推進（2017 年），高齢者の特性を踏まえた保健事業ガイドライン（2018 年）などにより，地域高齢者の健康支援の取り組みが推進されている．

　2020 年からは高齢者の保健事業と介護予防の一体的な実施（以下，一体的実施）が開始された．これは高齢者の健康状態の特性（慢性疾患の併存と老年症候群）を踏まえたいわゆる後期高齢者をおもな対象としたフレイル予防の取り組みである．後期高齢者医療広域連合の保健事業は市町村に委託・補助

表 6-12 市町村保健センターによる高齢者健康教育（K市の実施例）

■健康運動体験教室（筋力アップ＆ウォーキングコース）

目　的	基礎代謝を高めたい方や，転倒予防の筋力をつけたい方の支援
開催日	4月19日，6月21日，8月16日，10月18日，12月20日，翌年2月21日
開催時間	午後1時20分 から 午後3時30分 まで
開催場所	K市保健センター健康教育室他
対　象	一般，高齢者
費　用	不要
講　師	K市文化・スポーツ振興財団運動指導者，K市保健センター管理栄養士

■健康運動体験教室　（リズム体操コース）

目　的	腰や膝に負担がある方や，音楽に合わせて体を動かしてみたい方の支援
開催日	5月17日，7月18日，9月19日，11月15日，翌年1月17日，3月14日
開催時間	午後1時20分 から 午後3時30分 まで
開催場所	K市保健センター健康教育室他
対　象	一般，高齢者
費　用	不要
講　師	K市健康体操協会運動指導者，K市保健センター管理栄養士

され，地域住民に身近な立場から高齢者の心身の特性に応じた保健事業が実施される．一体的実施の企画調整を行う人材には保健師の他にも管理栄養士があげられている．高齢社会を迎え，地域支援を行うコーディネーターとしての管理栄養士の社会的責務はますます大きくなってきている．

　高齢者の中には食事をなによりも楽しみにする人，食べること，つくることが生きがいになっている人も少なくない．また，長年の食習慣や生活習慣による嗜好食品や味つけを変えることは容易なことではない．高齢者自身の参加によるQOL向上を目指した公衆栄養プログラムが食に関する知識の習得，食事行動の変容につながる，地域で生活する高齢者の共通する問題点に気づく，その問題点解決のための活動が始まる，豊かな人間関係が地域活動の展開にまで発展したという報告もある．このような活動の支援には管理栄養士・栄養士や医師，歯科医師，歯科衛生師，保健師，看護師，薬剤師，臨床心理士，理学・作業療法士，ソーシャルワーカー等の多職種との連携，また保健センター，社会福祉協議会，自主サークルやNPO等との連携・協働体制が欠かせない．

　地域における高齢者向けの公衆栄養プログラムも，各市町村において実施されている．**表6-12**は，K市保健センターにおけるプログラム実施例である．健康増進の3本柱である栄養・食事，運動，休養のよりよい習慣を身につけてもらうことをねらいに，市保健センター所属の管理栄養士が企画者となり，地域において運動普及やスポーツ振興を推進している団体との協働で健康運動体験教室が開催されている．このように，高齢者の疾病予防，健康増進の面からも地域の中で管理栄養士が果たす役割は大きい．

❺ 障害者の公衆栄養プログラム

生涯にわたる障害者（児）および家族に対する栄養・食生活支援が必要

a 障害者の定義と栄養関連法規

　わが国の障害者基本法では，障害者を「身体障害，知的障害，精神障害（発達障害を含む．）その他の心身の機能の障害がある者であって，障害及び社会的障壁により継続的に日常生活又は社会生活に相当な制限を受ける状態にあるもの」と定義している．

　障害者を対象とした施策は，障害者基本法の本旨に基づきながら，2013年4月1日から施行された「障害者の日常生活及び社会生活を総合的に支援するための法律（障害者総合支援法）」と，関連法規として介護保険法，身体障害者福祉法，知的障害者福祉法，精神保健及び精神障害者福祉に関する法律，発達障害者支援法などの法規とがあいまって，対象者の状況に寄り添いながら展開されている．

　障害者総合支援法は，地域社会における共生の実現に向けて，障害福祉サービスの充実等，障害者の日常生活および社会生活を総合的に支援するため，新たな障害保健福祉施策を講じることを目的として，旧障害者自立支援法から改定されたものである．改定に当たっては，これまで対象ではなかった難病等の患者が障害者の範囲に加えられた．また，従来から用いられていた「障害程度区分」について，障害の多様な特性その他の心身の状態に応じて必要とされる標準的な支援の度合いを総合的に示す「障害支援区分」という新たな制度が創設された．区分は，必要とされる支援の度合いが低い区分1から高い区分6までの6段階で設定されており，申請者は市町村による支援区分の認定手続きを経て，該当する各種サービスを受けることになる．障害支援区分の認定に当たっては，**表6-13**に示した80項目からなる認定調査が行われる．栄養に関係が深い項目としては，**表6-14**のようなものがあげられ，右のような判定が行われる．

　このように，障害者に対する支援の中でも，栄養，食生活の分野は重要な位置を占めている．障害者に対する食の支援は，日本国憲法第25条が規定する「すべて国民は，健康で文化的な最低限度の生活を営む権利を有する．」を，日常生活の中でまさに実現させるものである．

b 障害者・障害児の栄養マネジメント

　旧障害者自立支援法が運用されていた2009年度の障害福祉サービス報酬改定において，障害者および障害児が自立して快適な日常生活を営み，尊厳ある自己実現を目指すためには，障害者（児）1人ひとりの栄養健康状態の維持や食生活の質の向上を図ることが不可欠であるとし，障害者（児）の栄養健康状態に着目した栄養マネジメント加算が認められた．障害者総合支援法においても引き継がれ，現行のシステムは，**図6-13**のとおりである．

　また，2021（令和3）年度改正の介護報酬では，**栄養ケア・マネジメント強**

表6-13　障害支援区分の認定調査項目（80項目）

1．移動や動作等に関連する項目（12項目）							
1-1	寝返り	1-2	起き上がり	1-3	座位保持	1-4	移乗
1-5	立ち上がり	1-6	両足での立位保持	1-7	片足での立位保持	1-8	歩行
1-9	移動	1-10	衣服の着脱	1-11	じょくそう	1-12	えん下
2．身の回りの世話や日常生活等に関連する項目（16項目）							
2-1	食事	2-2	口腔清潔	2-3	入浴	2-4	排尿
2-5	排便	2-6	健康・栄養管理	2-7	薬の管理	2-8	金銭の管理
2-9	電話等の利用	2-10	日常の意思決定	2-11	危険の認識	2-12	調理
2-13	掃除	2-14	洗濯	2-15	買い物	2-16	交通手段の利用
3．意思疎通等に関連する項目（6項目）							
3-1	視力	3-2	聴力	3-3	コミュニケーション	3-4	説明の理解
3-5	読み書き	3-6	感覚過敏・感覚鈍麻		—		—

4．行動障害に関連する項目（34項目）									
4-1	被害的・拒否的	4-2	作話	4-3	感情が不安定	4-4	昼夜逆転	4-5	暴言暴行
4-6	同じ話をする	4-7	大声・奇声を出す	4-8	支援の拒否	4-9	徘徊	4-10	落ち着きがない
4-11	外出して戻れない	4-12	1人で出たがる	4-13	収集癖	4-14	物や衣類を壊す	4-15	不潔行為
4-16	異食行動	4-17	ひどい物忘れ	4-18	こだわり	4-19	多動・行動停止	4-20	不安定な行動
4-21	自らを傷つける行為	4-22	他人を傷つける行為	4-23	不適切な行為	4-24	突発的な行動	4-25	過食・反すう等
4-26	そう鬱状態	4-27	反復的行動	4-28	対人面の不安緊張	4-29	意欲が乏しい	4-30	話がまとまらない
4-31	集中力が続かない	4-32	自己の過大評価	4-33	集団への不適応	4-34	多飲水・過飲水		—

5．特別な医療に関連する項目（12項目）							
5-1	点滴の管理	5-2	中心静脈栄養	5-3	透析	5-4	ストーマの処置
5-5	酸素療法	5-6	レスピレーター	5-7	気管切開の処置	5-8	疼痛の看護
5-9	経管栄養	5-10	モニター測定	5-11	じょくそうの処置	5-12	カテーテル

□：栄養に関係が深い項目

［厚生労働省：障害者総合支援法における障害支援区分認定調査員マニュアル，2014年4月より引用］

表6-14　栄養関連項目と判定項目

栄養関連項目	判定
1．移動や動作等に関連する項目 えん下（1-12）	1．支援が不要　　2．見守り等の支援が必要 3．全面的な支援が必要
2．身の回りの世話や日常生活等に関連する項目 食事（2-1），口腔清潔（2-2），健康・栄養管理（2-6）， 調理（2-12），買い物（2-15）	1．支援が不要　　2．部分的な支援が必要 3．全面的な支援が必要
3．意思疎通等に関連する項目 感覚過敏・感覚鈍麻（3-6）	1．ない　　2．ある
4．行動障害に関連する項目 異食行動（4-16），過食・反すう等（4-25）， 多飲水・過飲水（4-34）	1．支援が不要　　2．まれに支援が必要 3．月に1回以上の支援が必要 4．週に1回以上の支援が必要 5．ほぼ毎日（週に5日以上の）支援が必要
5．特別な医療に関連する項目 中心静脈栄養（5-2），透析（5-3），経管栄養（5-9）	1．ない　　2．ある

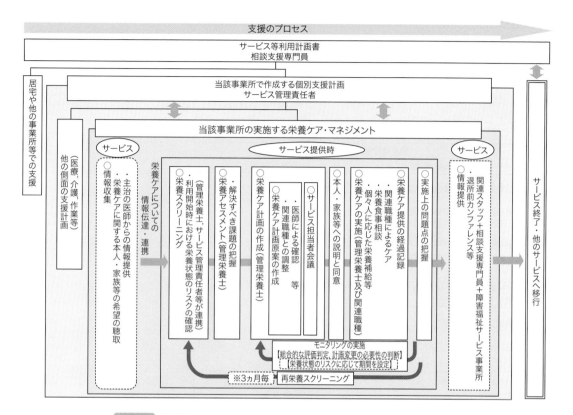

図 6-13 障害者・障害児に対する栄養ケア・マネジメントのシステム

［厚生労働省：「栄養マネジメント加算及び経口移行加算等に関する事務処理手順例及び様式例の提示について」の一部改正について（障障発0330 第 4 号），2012 より引用］

化加算として，低栄養状態のリスクが高い入所者に対し，①医師，管理栄養士，看護師などが共同して作成した栄養ケア計画に従い，食事の観察（ミールラウンド）を週 3 回以上行い，入所者ごとの栄養状態，嗜好等を踏まえた食事の調整等を実施すること，②入所者が退所する場合において，管理栄養士が退所後の食事に関する相談支援を行うこと，が新設された．

このように，障害者が利用できる栄養プログラムは，順次整備され，今後一層の制度拡充と利用促進が望まれる．

ⓒ 地域における体系的な公衆栄養プログラムの推進

地方自治体においては，それぞれの地域の実情に応じた障害福祉計画が策定されている．障害福祉計画は，策定の背景・現状，当該自治体における計画の位置づけ，期間，策定体制，理念，目標，施策体系，重点施策，具体的施策の展開，目標，施策の推進体制等が記され，障害があっても地域で安心して暮らせるまちづくりの推進を目指している．**図 6-14a** は，A 市におけるライフステージに応じた障害者（児）支援体制をまとめたもの（一事例）である．

この**図 6-14a** は A 市の事例であるが，全国の地方自治体においては，障

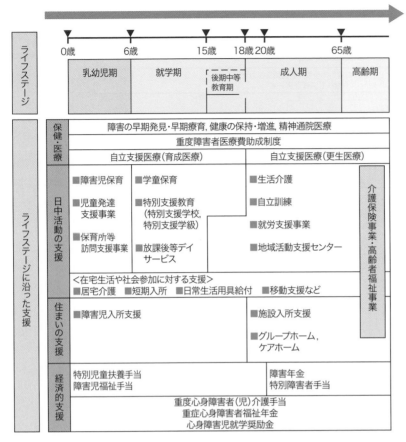

a. A市事例

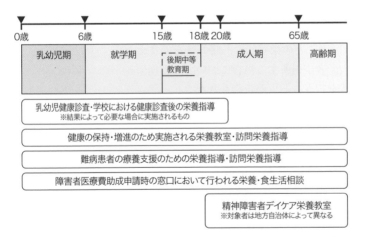

b. 一般的に実施されている代表的な支援事例（A市の計画書を参考に著者作成）

図 6-14 **障害福祉計画におけるライフステージに応じた支援体制**

害の早期発見・早期療育へ結びつけるための母子保健法や学校保健安全法に基づく健康診査の結果から必要と判断され実施される栄養指導・栄養相談，障害者(児)の健康の保持・増進のため実施される栄養教室や訪問栄養指導，回復途上の在宅精神障害者のよりよい社会生活への適用を目指すデイケア栄養教室，難病患者の療養支援のための栄養教室，障害者医療費助成申請のために窓口を訪れた住民を対象に行われる栄養・食生活相談等の支援が，地域の管理栄養士・栄養士の協力のもと行政栄養士を中心に実施されている．図6-14b はA市の支援体制図を参考に，一般的に実施されている代表的な支援を示したものである．

　このように，乳幼児期から高齢期までの生涯にわたる障害者(児)および家族に対する栄養・食生活支援は地域にとって重要なものであり，行政栄養士を中心とする公衆栄養分野の管理栄養士・栄養士への期待は大きい．

d 行政栄養士の役割と関連組織との協働

　地域の行政栄養士がその特性を活かし，障害者(児)を対象とした公衆栄養プログラムに取り組むことが期待されることから，厚生労働省が2013年に示した「地域における行政栄養士による健康づくり及び栄養・食生活の改善の基本指針」をもとに考えると次のようになる．市町村における行政栄養士は，市町村が住民の健康の保持増進を目的とする基礎的な役割を果たす地方公共団体と位置づけられ，住民の身近な健康問題に取り組むこととされていることから，障害者(児)の栄養の改善，栄養相談や栄養指導をはじめとする健康づくりおよび栄養・食生活の改善に関する施策を関係者と協働して企画立案，実施，評価を行うとともに，障害福祉計画等，関係する計画策定への参画や関係機関等との連携を図り地域の特性に応じた栄養施策を推進することが大切である．一方，保健所においては，専門的な栄養指導，食生活支援として，医療機関その他の関係機関や栄養士会その他の関係団体との連携を図り，広域的または専門的な知識および技術を必要とする栄養指導や，難病患者，合併症患者等疾病者に対する病態に応じた生活の質(QOL)の向上のための栄養指導，身体障害者・知的障害者等の自立支援，要介護者の療養にかかわる支援を行うことが期待される．

　その他，障害者(児)に対する支援，住民に対する食生活支援を活動の柱としているNPO法人やボランティア団体，地域の栄養士会等も地方自治体と協力し合いながら地道な活動に取り組んでおり，障害者の栄養改善，食生活支援に貢献している．

❻ 生活習慣病ハイリスク集団の公衆栄養プログラム

特定保健指導の他，公衆栄養・運動指導プログラム等が実施されている

a 生活習慣病の定義と対策の流れ

　生活習慣病とは，1996年の公衆衛生審議会において「食習慣，運動習慣，

休養，喫煙，飲酒などの習慣が，その発症，進展に直接的に関与する疾患群」と定義された慢性非感染性疾患である．

　この生活習慣病対策として，従来から老人保健法や労働安全衛生法に基づき地域住民，労働者を対象として健康診査が実施され，その結果をもとに保健指導，栄養指導が行われていた．また，2000年からは「21世紀における国民健康づくり運動（健康日本21）」が開始され，生活習慣病の発症そのものを予防しようとする運動も展開されてきた．その後，高齢者の医療の確保に関する法律（高齢者医療確保法）によって2008年4月から医療保険者に40歳以上の加入者を対象としたメタボリックシンドローム（内臓脂肪症候群）に着目した特定健康診査の実施が義務づけられることとなったが，これは生活習慣病のハイリスク者を確実に抽出することをねらいとしたものである．同時に，特定健康診査結果の階層化を通して，生活習慣病の発症リスクが高く，生活習慣の改善による生活習慣病の予防効果が多く期待できる者に対して生活習慣を見直すサポートを行う事業として，特定保健指導が導入された．特定保健指導はリスクの程度に応じて，「動機づけ支援」と「積極的支援」に分類され，医師，保健師，管理栄養士が中心となり，保健指導，栄養指導，運動指導等の生活習慣指導を通した支援が実施されはじめている（☞ 3章E-❷，102頁）．

b 地域における公衆栄養プログラム

　市町村においては，特定保健指導の他，健康増進法に基づく生活習慣病のハイリスク者を対象とした公衆栄養プログラム，運動指導プログラムも実施されている．

　図6-15はある市における公衆栄養プログラムの実施例である．図6-15の糖尿病をテーマとする栄養教室は，糖尿病予防のための食生活改善指導を主要な内容とするものの，あわせて口腔ケアの指導も取り入れている．また，糖尿病ハイリスク者本人のみではなく，家庭での食事づくりを担当している家族もその対象者として指導するプログラム構成となっている．糖尿病のプログラムにおける栄養指導では，適正体重の維持，適正なエネルギー摂取量，バランスのとれた食品構成についての理解が重要である．糖尿病以外では，高血圧，脂質異常症，骨粗鬆症等が病態別のテーマとして取り上げられている．糖尿病における栄養指導内容に加え，高血圧では塩分摂取量，脂質異常症では脂肪の摂取状況，骨粗鬆症ではカルシウム摂取の問題など，それぞれの病態に応じた栄養指導が行われる．

　これらの実施例で示したプログラムは，いずれも1日単位で実施されているものであるが，表6-15に示したように講座形式のプログラムもよく実施される．一定間隔で定期的に開催することで，系統的な栄養教育を実施できる他，グループワークを通じて仲間づくりにつながるという利点がある．

　いずれのプログラムも医師，保健師，健康運動指導士，歯科衛生士等，他職種との協働が重要であることを十分意識した内容となっている．これらのプログラムは治療の一環として実施されているものではなく，健康増進法に

```
┌─────────────────────────────────────────────┐
│  元気あっぷ病態別教室(テーマ例：糖尿病)         │
│                                             │
│  ＜概要＞                                     │
│  ◇  管理栄養士,歯科衛生士による病態に応じた食生活改善 │
│     指導,歯周病予防のためのブラッシング指導        │
│                                             │
│  ＜内容＞                                     │
│  ◇  当日のプログラム(所要時間2時間)              │
│     講 話：一生美味しくたべるために お口の働きを高めよう │
│     実 技：お口の健康体操                      │
│     担当者：歯科衛生士                         │
│                                             │
│     講 話：糖尿病の簡単な病態説明,食生活改善指導    │
│     実 習：試食,食生活改善実践アドバイス           │
│     担当者：市行政栄養士,地域活動栄養士           │
│                                             │
│  ＜対象＞                                     │
│  ◇  本人および家族(家庭での食事づくり担当者)       │
└─────────────────────────────────────────────┘
```

図 6-15 地域における生活習慣病病態別ハイリスク者を対象とした公衆栄養プログラム(K市の実施例)(1日形式)

表 6-15 地域における健康教育プログラム例（講座形式）

回	開催時間	内　容	スタッフ
1	13時30分〜 15時30分	講話：生活習慣病と血圧管理 栄養指導・運動指導・生活指導 血圧測定 グループワーク	医師,管理栄養士,保健師,健康運動指導士
2	10時00分〜 14時00分	講話：血圧と食生活(口腔ケア含む) 減塩食の調理実習 軽運動の実技 栄養指導・運動指導・生活指導 血圧測定 グループワーク	管理栄養士,歯科衛生師,保健師,健康運動指導士
3	13時30分〜 15時30分	講話：血圧と運動 軽運動の実技 血圧測定 グループワーク	健康運動指導士,管理栄養士,保健師
4	13時30分〜 15時30分	講話：血圧と生活 軽運動の実技 血圧測定 グループワーク	保健師,健康運動指導士,管理栄養士
5	13時30分〜 15時30分	自主活動グループづくり 血圧測定	管理栄養士,保健師

基づく市町村による住民のための栄養指導，その他の保健指導として位置づけられるものである．

　このように，対象となる集団を構成する人々の健康寿命の延伸，生活の質(QOL)向上，幸福を目指し，生活習慣病ハイリスク者の公衆栄養プログラムは展開されている．

練習問題

6-A

1. 地域特性に対応したプログラム展開について，正しいものに○，誤っているものに×をつけよ.
(1) 特定疾患患者が医療費の補助を申請する機関は，福祉事務所である.
(2) 病院ではチーム医療の一環として NST（ニュートリション・サポート・チーム）が診療報酬にも組み入れられ，成果をあげているが，その活動を地域にまで広げた地域一体型 NST が近年，期待されている.
(3) 地域包括支援センターには，低栄養の高齢者を早期発見し，早期改善するため訪問栄養指導を行う管理栄養士を配置している.

2. 災害時の栄養・食生活支援について，正しいものに○，誤っているものに×をつけよ.
(1) 行政管理栄養士は，避難所に出向き，提供されている食事の栄養価を評価するための食事調査を行う.
(2) 病院の管理栄養士は，避難所にアレルギー疾患を持つ避難者に対応した食事を提供するための調整を行う.
(3) 保健所の管理栄養士（栄養指導員）は，被災地の給食施設の食事提供状況は把握するが，支援は行わない.
(4) 市町村または都道府県が実施する応急救助は，避難所以外の場所（自宅，車中泊等）にいる被災者にも，食事を提供する.

6-B

特別用途食品・保健機能食品と食品表示基準について，正しいものに○，誤っているものに×をつけよ.
(1) 特定保健用食品の保健の用途の表示を許可するのは消費者庁長官である.
(2) 特定保健用食品の表示内容はヒトにおける有効性と安全性が明らかにされている必要がある.
(3) 機能性表示食品は保健機能食品の１つである.
(4) 特別用途食品の特別用途表示の許可については，食品表示法に定められている.
(5) 栄養成分表示で表示が義務づけられている５項目は，エネルギー，たんぱく質，炭水化物，ナトリウム，カルシウムである.

6-C

公衆栄養プログラムについて，正しいものに○，誤っているものに×をつけよ.
(1)「保育所保育指針」では，子どもの保育に関する情報を記録した書面を小学校に送ることが義務づけられている.
(2) 食を通じた子どもの健全育成（いわゆる食育の視点から）のあり方に関する検討会報告書は，食育基本法に基づいたものである.
(3) 学校栄養教諭は，食および教育に関する専門性をあわせ持つ教員である.
(4) 事業所単位で産業医が行う健康測定結果をもとに労働者に対して，とくに必要な場合には産業栄養指導担当者による改善指導を実施することが義務となっている.
(5) 現在の高齢者対策は，高齢者のたんぱく質・エネルギーの低栄養状態の予防とハイリスク者の早期発見・早期治療であり，保健センターや病院で取り組まれている.

付録　公衆栄養の歴史

1)　明治初期から，大正，昭和の第二次世界大戦前期時代までの公衆栄養活動

西暦(元号)年	事　柄	世　相
明治時代		
1869(明2)	・東京神田郊外美土町で共同炊事開始「常平社」(預り金制度，各戸配給食)	
1872(明5)	・群馬県富岡製糸工場(官営)，工員に給食	
1875(明8)	・内務省衛生局設立，死因統計を開始	
1878(明11)	・政府，神田に脚気病院を設立	
1882(明15)	・海軍軍医の高木兼寛，練習艦(龍驤)での遠洋航海で，米飯摂取などの生活習慣と脚気との関係(罹患数，死亡数)を詳細に記載する(記述，分析)	
1884(明17)	・内務省東京司薬場(衛生試験所)による最初の食事調査を4年間実施	
	・海軍軍医の高木兼寛，脚気対策の試験艦(筑波)を遠洋航海に派遣，脚気予防のため乗組員の食事を和食から洋食(牛乳，パン食など)に切り換える(実験，介入)	
1886(明19)	・陸軍軍医の森林太郎(森鴎外)，「日本兵食論大意」で栄養改善を強調(たんぱく質と野菜を多くする，米麦混合の主食)	
	・1887(明20)年にかけて日本最初の「食品分析表」発表	
1889(明22)	・佐藤霊山(山形県鶴岡市常念寺住職)を中心に忠愛会私立小学校の貧困児童67名に昼食を給与(学校給食の始まり)	
1908(明41)		・「監獄法」公布
1909(明42)	・脚気予防調査会設立，会長森林太郎(陸軍軍医総監)	
大正時代		
1914(大3)	・佐伯矩，芝三光町に私立の栄養研究所を設立	
1917(大6)	・佐伯矩，わが国初の栄養料理講習会開催，東京泰明小学校で学校給食開始	
1918(大7)	・簡易食堂設置(大阪府ほか)	・〔富山県魚津をはじめとして米騒動が全国的に発生〕
	・栄養研究所付属病院，栄養療法実施	
1919(大8)	・東京府安部知事，佐伯矩の指導のもとにパン食による学校給食実施	
1920(大9)	・内務省によって国立栄養研究所が設立(初代所長 佐伯矩)	
1923(大12)		・〔関東大震災〕
1924(大13)	・東京市長 永田秀次郎，東京市社会局，市内小学校8校の貧困栄養不良児の給食を開始する(いわゆる栄養士を栄養手や栄養部長と呼ぶ)	
	・公設食堂設置(東京市ほか)	
	・食生活改善を「栄養改善」と呼ぶ	
1925(大14)	・佐伯矩，私立栄養学校を設立(校長 斎藤寿雄)，栄養士の養成を開始	
1926(大15)	・佐伯矩の栄養学校の第一期卒業生15名が，いわゆる「栄養手」と呼ばれ，栄養改善業務に従事する	
	・益田孝，慶應義塾大学医学部に食養研究所を設立する(所長 大森憲太)	
昭和時代初期から第二次世界大戦前期まで		
1927(昭2)	・大阪衛生試験所に栄養研究部を設置，次いで5大都市の衛生試験所にも設置	
1928(昭3)	・愛媛県警察部工場課に「栄養技手職」が新設される(栄養士の行政的職場の始まり)	
1929(昭4)	・栄養士が各地方庁に配置されるようになり，行政による栄養改善指導が行われる	
	・安達内務大臣，国民栄養改善を全国に指示	
1930(昭5)	・佐伯矩，毎回食完全食単位式献立法提唱	
1931(昭6)	・森川規矩，栄養バランス車輪式献立法提唱	
	・「日本食品成分総覧」発表(1,040種，栄養研究所)	
1932(昭7)	・東北，北海道住民の栄養改善・凶作対策として栄養士活動開始	
	・山田慎三ら，群馬県北甘楽郡福島町多井戸部落で農村栄養改善実施(1934年克島幹之助が国際連盟で報告)	
	・文部省，「学校給食臨時措置令」公布，国家補助による学校給食制度が発足(不況による欠食児童の給食費を国費でまかなう)	
1934(昭9)	・埼玉県川口市に栄養食共同炊事組合設立，栄養食配給事業開始	・〔東北地方冷害〕

1935(昭10)	・「新撰日本食品成分総覧」(栄養研究所)	
1936(昭11)	・凶作不況の東北6県衛生課に，国費で栄養指導員を配置	
	・大阪府警察部衛生課，農村衛生の一環として食生活改善事業を行い栄養 指導員2名配置	
1937(昭12)	・「保健所法」公布，保健所に栄養士を配置して栄養改善業務を実施	
	・白米食廃止を提唱(内務省衛生局台所報告)	
1938(昭13)	・厚生省の設置，栄養研究所は内務省から厚生省に移管	
	・東京都目黒区五反田に国立公衆衛生院設置	
	・千葉県木更津保健所や大阪府富田林保健所等に栄養指導員を配置	
1939(昭14)	・会社・工場その他の集団に対して栄養共同炊事を奨励し，各地に栄養食 配給所，栄養食共同炊事場，栄養食関係農繁期臨時共同炊事場を設置	
	・「米穀搗精等制限令」公布(搗精は7分搗とする)	
	・「米穀配給統制法」公布	
1940(昭15)	・栄養士，満蒙開拓地栄養指導のため渡満	
	・国立公衆衛生院と栄養研究所が合併	
	・厚生科学研究所を創設し，国民栄養部を設ける	
	・「学校給食奨励規定」公布(貧困児童のみでなく，栄養不良，虚弱を含め て，栄養的な学校給食の普及を図る)	
	・「国民体力法」制定	
	・国民の栄養所要基準として食料報国連盟から基準が発表される	

2)　戦中の時代の公衆栄養活動

西暦(元号)年	事　　柄	世　　相
1941(昭16)	・6大都市の米の配給実施	・「生活必需物資統制令」発動
	・産業共同炊事を全国200ヵ所以上に設置，雑炊食堂，隣組共同炊事	・(12月8日，第二次世界大戦開戦)
	・家庭栄養統一献立配給所設置	
	・厚生科学研究所国民栄養部「日本人の栄養要求量標準」発表	
1942(昭17)	・「食糧管理法」公布	
1943(昭18)	・非常炊き出し訓練を開始	
1944(昭19)	・栄養士，代用食や粥食の指導に動員される(犬肉，猫肉，デンプン屑の 利用など)	
	・大阪食糧科学学校を設立，栄養士を公的に養成(4月1日，修業年限1年， 100名，現大阪夕陽丘女子学園高校内)	
1945(昭20)	・大日本栄養士会を設立(会長 伊藤勤二厚生省衛生局長，理事長 三木行 治厚生省保健課長)(5月)	・(8月15日，敗戦)
	・「栄養士規則」公布	
	・「私立栄養士養成所指定規則」制定(4月13日)	

3)　戦後から昭和30年ごろまでの飢餓脱出時代の公衆栄養活動

西暦(元号)年	事　　柄	世　　相
1945(昭20)	・連合国軍司令部 General Headquarters(GHQ)から「一般住民の栄養 調査」という指令が出され，東京都内で栄養士120名による栄養調査 の実施	
1946(昭21)	・特定の府県で2・5・8・11月に国民栄養調査の実施	・「日本国憲法」公布
	・12月11日，次官通達によって戦後の学校給食の開始	
	・12月24日，東京都，神奈川県，千葉県下の児童に対して試験的に学 校給食実施のためララ LARA(Licensed Agency of Relief of Asia, 公認アジア救済機関)寄贈の食糧品贈呈式	
	・厚生省公衆保健局に栄養課を独立させる	
	・「米穀配給統制法」公布	
	・「食品栄養価要覧」発表(厚生省国民栄養部研究会)	
1947(昭22)	・1月24日，給食記念日	・「保健所法」公布
	・国立栄養研究所の新発足	・「労働基準法」，「事業附属寄宿舎 規程」，「船員法」，「児童福祉法」， 「学校教育法」公布
	・「食品衛生法」公布	
	・「栄養士法」公布(栄養士規則は廃止)	
	・「暫定和食品栄養価分析表」(104種，厚生省・農林省)	
1948(昭23)	・大都市，ならびに全国結核療養所・精神病院およびらい療養所を対象に 給食指導実施	・「医療法」公布
	・国立公衆衛生院，研修制度の中に栄養学科設置	・「農業改良助長法」公布

西暦(元号)年	事　柄	世　相
1949(昭24)	・全国46都道府県で栄養調査 ・「栄養士法施行規則」公布 ・「児童福祉施設最低基準」通知等により乳児院，保育所，養護施設，精神薄弱児施設，重症心身障害児施設，虚弱児施設等の給食について指針が示される ・第1回栄養士試験実施(2月15～16日) ・全国すべての病院(10床以上の診療所を含む)で給食を実施(5月1日から) ・ユニセフ(UNICEF：国際連合児童基金)寄贈物資による学校給食開始 ・「栄養所要量」発表(国民食糧及び栄養対策審議会) ・「厚生省設置法」施行	・「身体障害者福祉法」公布(社会福祉関係の更正援護施設の給食を含む)
1950(昭25)	・病院における完全給食の保険点数加算実施 ・文部省体育局，学校給食課の設置 ・(財)日本学校給食会の発足 ・企業内(事業所)給食，徐々に始まる ・厚生省所管の医療系免許として，短期大学・専門学校で全国的に養成をはじめる ・「日本食品標準成分表」発表(538種，国民食糧及び栄養対策審議会)	・「生活保護法」公布 ・「学校教育法」一部改正・短期大学制度の導入
1951(昭26)	・日本，国際連合世界保健機構(WHO)加盟(5月16日) ・国際連合食糧農業機関(FAO)加盟(11月21日) ・全国各市の小学校で給食実施 ・国立病院で栄養士主任制採用	・「社会福祉事業法」公布 〔脳血管疾患，死因第1位〕
1952(昭27)	・ユニセフの援助打ち切りに伴い，小麦粉の1/2国庫補助による学校完全給食を実施 ・「栄養改善法」公布 ・「栄養審議会令」制定	・農業改良助長法による改良普及員の任用資格を定める政令公布(生活改良普及員など)
1953(昭28)	・学校給食用小麦粉にビタミンB₁，B₂を強化	
1954(昭29)	・東京都，栄養指導車(通称キッチンカー)採用 ・第1回食生活改善中央大会開催(東京) ・「学校給食法」公布 ・「改訂日本食品標準成分表」発表(695種，総理府資源調査会) ・「栄養基準量」発表(資源調査会)	
1955(昭30)	・(財)日本食生活協会設立 ・「日本学校給食会法」制定	・〔戦後最高の産米〕

4)　昭和40年ごろまでの経済成長を伴った戦後復興期時代の公衆栄養活動

西暦(元号)年	事　柄	世　相
1956(昭31)	・栄養指導車が日本食生活協会から各都道府県に貸与され，栄養士により地域の人々に鯨肉の調理法や牛乳，スキムミルクの普及等の巡回指導を開始(10月10日) ・中学校，夜間高校の給食を実施 ・準要保護児童の給食費補助	・「大学設置基準」公布
1957(昭32)	・FAO/WHOが栄養士定義を公表 ・盲，唖，養護学校の給食実施	
1958(昭33)	・全国栄養士養成施設協会の設立 ・六つの基礎食品の普及(厚生省) ・1957(昭32)年の国民栄養調査成績を“国民栄養白書”として発表(国民の4人に1人が白米を食べることで脚気患者が増えていると警告) ・「調理師法」公布 ・病院完全給食制度を基準給食制度に改定	・「学校保健法」公布
1959(昭34)	・(社)日本栄養士会設立 ・総理府資源調査会「日本人の栄養所要量」科学技術庁長官宛に勧告 ・「第四次日本人の栄養所要量」発表(科学技術庁資源調査会)	
1960(昭35)		・「精神薄弱者福祉法」制定(精神薄弱者援護施設基準運営要綱に給食の指針が示される)
1961(昭36)	・各都道府県に1台の栄養指導車が整備される ・基準給食に特別食加算の実施	
1962(昭37)	・管理栄養士制度の導入 ・栄養士法等の一部を改正する法律公布	

西暦(元号)年	事　　柄	世　相
1963(昭38)	・第1回管理栄養士試験の学科試験が行われる(1月17日)[実地試験は1964年2月22, 23日に行われる] ・「三訂日本食品標準成分表」発表(878種, 科学技術庁資源調査会) ・「老人福祉法」制定(養護老人ホーム, 特別養護老人ホームについて給食の指針が示される)	
1964(昭39)	・1970年目途の栄養基準量, 食糧構成基準を発表 ・学校栄養職員設置補助制度の実施 ・国庫補助による学校給食共同調理場の設置 ・徳島大学医学部にわが国最初の栄養学科が新設(4月1日) ・「母子福祉法」公布 ・国民の健康・体力増強対策について閣議決定(東京オリンピック開催を契機に国民の健康体力増強を図る)	
1965(昭40)	・体力づくり国民会議(総理府)発足 ・国立小児病院の発足(11月1日開院) ・「大学設置基準の一部を改正する省令」公布, "栄養学士"の創設	・「母子保健法」公布

5)　昭和50年ごろまでの経済成長期時代の公衆栄養活動

西暦(元号)年	事　　柄	世　相
1966(昭41)	・体力づくり国民会議の開催 ・「日本食品アミノ酸組成表」発表(152種, 科学技術庁資源調査会) ・「管理栄養士学校指定規則」公布	
1967(昭42)	・管理栄養士養成大学24校指定 ・(社)日本調理師協会の設立 ・日本食生活協会は全国で健康展を開催	
1968(昭43)	・厚生省 "在宅栄養士研修事業"を日本栄養士会に委託	
1969(昭44)	・栄養審議会「日本人の栄養所要量について」答申 ・昭和50年目途の栄養基準量, 食糧構成基準発表(厚生省栄養審議会)	・〔余剰米500万トン以上になる〕
1970(昭45)	・保健所事業として, 保健栄養学級の開催(修了した人が食生活改善推進員となる制度のさきがけ)	
1972(昭47)	・健康増進モデルセンター施設の整備国庫補助創設され, 宮崎市(県立)と加西市(市立)の健康増進モデルセンター整備始まる	・「労働安全衛生法, 労働安全衛生規則」公布
1973(昭48)	・健康増進モデルセンターの設置(宮崎県健康増進センター) ・栄養士養成施設の必須科目の一部改正(病態栄養学・公衆栄養学等の医学系科目を追加)	・「健康増進モデルセンター施設整備基準について」厚生省から各都道府県知事宛に通知
1974(昭49)	・国立公衆衛生院特別課程で公衆栄養学の研修を実施 ・「学校給食法」等一部改正(栄養士が学校栄養職員として明記され県費負担職員の制度ができる)	
1975(昭50)	・一般食給与基準量の改定(入院患者の労作強度を軽い労作にあわせ, 一般食給与患者のエネルギー所要量を示す) ・栄養審議会「日本人の栄養所要量の改定について」答申	

6)　昭和51年から60年までの第一次健康づくり対策時代の公衆栄養活動

西暦(元号)年	事　　柄	世　相
1976(昭51)	・「学校給食法施行規則」等一部改正(学校給食に米飯, 米加工品が加わる) ・「米飯給食の実施について」文部省から各都道府県宛に通知	
1977(昭52)	・健康増進普及運動月間の設定	・1歳6ヵ月児健康診査制度を創設 ・厚生省, 先天性代謝異常検査制度を創設
1978(昭53)	・保険点数に医療食加算栄養食事指導の加算実施 ・社会福祉施設など収容施設で, 施設規模41名以上に栄養士を配置 ・「公衆衛生審議会令」公布 ・「三訂補日本食品標準成分表」発表(99種, 科学技術庁資源調査会)以後, 1979年(115種), 1980年(968種)にわたり合計1,182種発表	・"健康づくり"元年(4月11日)として総合的な健康づくり施策を展開(第一次国民健康づくり対策) ・「市町村保健センターの整備について」厚生省から各都道府県知事宛に通知
1979(昭54)	・公衆衛生審議会「日本人の栄養所要量等について」54年改定答申	
1980(昭55)	・市町村栄養改善事業国庫補助が創設され, 栄養士雇い上げによる市町村栄養改善事業が推進される	
1981(昭56)	・FAO(国連食糧農業機構)設定記念日を第1回世界食糧日に制定(10月16日)	・〔悪性新生物, 死因第1位〕

1982(昭57)	・栄養教育としての六つの基礎食品の普及について(厚生省公衆衛生局長通知) ・科学技術庁資源調査会「四訂日本食品標準成分表(1,621種)」報告	・「老人保健法」公布〔1983年2月1日施行〕
1983(昭58)	・食生活改善推進員の教育事業における国庫補助を創設	
1984(昭59)	・厚生省, 衛生部局の組織再編(医療局, 公衆衛生局, 環境衛生局を改め, 健康政策局, 保健医療局生活衛生局が発足, 公衆衛生局栄養課を保健医療局健康増進栄養課に改組) ・厚生省生活衛生局食品保健課に健康食品対策室を設置 ・"40歳からの健康週間"の実施(10月10～16日) ・公衆衛生審議会 「第三次改定日本人の栄養所要量について」答申	
1985(昭60)	・公衆衛生審議会 "健康づくりのための食生活指針"に関する意見書を提出 ・栄養士免許の取得資格を見直し, 養成施設卒業生に限定するとともに管理栄養士の登録資格を見直し, 管理栄養士養成指定校の卒業生にも国家試験を義務づける(ただし, 6科目免除) ・日本栄養改善学会, 日本学術会議(第13期より), 第7部, 医学関連部門, 予防医学連絡委員会所属 ・栄養士法及び栄養改善法の一部を改正する法律公布 ・特定の集団給食施設における管理栄養士の必置義務規定の新設 ・"健康づくりのための食生活指針"の指導要領について(厚生省保健医療局長通知)	・〔世界一の長寿国となる(男74.78歳, 女80.48歳)〕

7) 昭和61年から平成11年までの第二次健康づくり対策時代の公衆栄養活動

西暦(元号)年	事　柄	世　相
1986(昭61)	・厚生省生活衛生局食品保健課に管理栄養士の衛生専門官を配置 ・加工食品の栄養成分表示制度の開始((財)日本健康・栄養協会) ・健康増進に関するWHO憲章の制定 ・健康づくりのための運動所要量策定検討会設置 ・厚生省, 日本人の肥満とやせの判定表(図)の策定(保健医療局)と発表 ・加工食品に対する栄養成分等表示制度の啓発活動について, 厚生省から各都道府県知事, 政令市長, 特別区長宛に通知 ・病院における給食業務の一部委託について(厚生省健康政策局長通知) ・基準給食における給食業務の一部委託に関する取扱い等について(厚生省保健医療局長通知) ・「栄養士法施行令」一部改正(カリキュラム等) ・「改訂日本食品アミノ酸組成表」発表(295種, 科学技術庁資源調査会)	
1987(昭62)	・栄養士法施行令の一部改正をうけた, 第1回管理栄養士国家試験実施 ・栄養士法施行令の一部改正により, 病態栄養学は臨床での食事療法も含めた臨床栄養学に変更, 従来の教科名「栄養指導」は栄養指導論および食生活論, ならびに給食管理に専門分化, 健康管理概論の導入 ・栄養士の歴史, 関連法規, 職能(免許業務), 職域, 栄養士倫理, 養成倫理(教員構成, 教員組織)研究方法, 関連学会, 食文化と健康, を内容とした栄養士・管理栄養士養成所における食生活論の導入 ・管理栄養士国家試験委員会「管理栄養士国家試験出題基準(ガイドライン)について」公表	・公衆衛生審議会, 「健康づくりのための運動指導者の養成について」意見答申 ・公衆衛生審議会, 「喫煙と健康問題に関する報告書(たばこ白書)」をまとめ発表
1988(昭63)	・第1回健康運動指導士養成講習会開催 ・文部省体育局の学校保健課と学校給食課が統合され, 学校健康教育課として発足 ・集団給食施設への管理栄養士必置指定基準制定	・公衆栄養審議会, 「健康づくりのための運動の実践指導者のあり方について」意見具申 ・運動習慣の普及に重点をおいた第二次国民健康づくり対策(アクティブ80ヘルスプラン)を推奨(厚生省) ・勤労者の心と体の健康づくり運動(THP：トータルヘルスプラン)を推奨(労働省)
1989(平元)	・厚生省保健医療局健康増進栄養課に健康増進企画官ならびに健康増進関連ビジネス指導官, 栄養指導官を配置 ・国立栄養研究所は国立健康・栄養研究所に改称 ・運動型健康増進施設の第一次認定	・厚生省組織令の一部を改正する政令の公布

西暦(元号)年	事　柄	世　相
1990(平2)	・第1回健康サミット開催 ・WHO総会決議により毎年5月31日を世界禁煙デーとする ・厚生省健康づくりのための運動所要量策定検討会「健康づくりのための運動所要量」報告書提出 ・公衆衛生審議会「第四次改定日本人の栄養所要量等について」答申 ・科学技術庁資源調査会「四訂日本食品標準成分表のフォローアップに関する調査報告Ⅱ，日本食品脂溶性成分表(脂肪酸，コレステロール，ビタミンE)」発表(517種) ・地方衛生研究所全協議会「主要食品の食物繊維測定結果」発表 ・温泉利用型健康増進施設の第一次認定 ・公衆衛生審議会「健康づくりのための食生活指針(対象特性別)」に関する策定 ・機能性食品検討会「機能性食品の制度化について」検討結果報告をまとめる ・外食料理栄養成分表示ガイドライン作成検討委員会「外食料理の栄養成分表ガイドライン報告書」提出 ・望ましい休養のあり方(休養のための指針)の発表	
1991(平3)	・「日本食品無機質成分表(マグネシウム，亜鉛，銅)」発表(科学技術庁資源調査会)	
1992(平4)		・「医療法」一部改正
1993(平5)	・個々人の生活の中に運動習慣が取り入れやすいように運動所要量を踏まえた，「健康づくりのための運動指針」策定(公衆衛生審議会健康増進栄養部会)	
1994(平6)	・厚生省公衆衛生審議会「第五次改定日本人の栄養所要量等について」答申 ・健康づくりのための休養指針(意見答申)(厚生省公衆衛生審議会) ・「栄養改善法」一部改正［地域保健法第6条:公布の日から施行，第7条:1997(平9)年4月1日から施行に伴うもの］	・「地域保健法」公布・施行(保健所法は地域保健法となる)
1995(平7)	・食品衛生法の改正および栄養改善法の一部改正に伴い，栄養表示基準制度を創設 ・健康増進センターは健康科学センターと改称 ・病院における患者等への食事の提供業務の外部委託開始(厚生省) ・食事療法用宅配食品の栄養指針(高脂血症，高血圧，腎臓病者用，厚生省生活衛生局長通知)	
1996(平8)	・栄養表示制度の導入 ・入院時食事療養費の医療用食品加算制度の廃止 ・社会保険診療報酬の改定(集団栄養食事指導料の新設等，厚生省保険局長通知)	・(O157による集団食中毒，指定伝染病，大阪府堺市)
1997(平9)	・4月1日より市町村の保健センターが栄養相談を担当し，一般的栄養指導を実施(保健・栄養指導サービスは，保健所から市町村に権限委譲される) ・「21世紀の管理栄養士等のあり方検討会」，管理栄養士の業務内容，養成のあり方，国家試験，生涯教育のあり方について検討(8月)	
1998(平10)	・学校における食事教育を具体化するため，特別非常勤講師を登用 ・日本栄養改善学会の独立事務局設置(東京都港区三田)，「栄養学雑誌」単独発行 ・「21世紀の管理栄養士等のあり方検討会」検討会報告書策定	
1999(平11)		・公衆衛生審議会「第六次改定日本人の栄養所要量等について」答申

8)　平成12年から平成21年までの高齢社会を踏まえた，第三次健康づくり対策時代の公衆栄養活動

西暦(元号)年	事　柄	世　相
2000(平12)	・「第六次改定日本人の栄養所要量」4月1日より食事摂取基準として使用 ・21世紀における国民健康づくり運動「健康日本21」施行(第三次健康づくり対策) ・厚生労働省，文部科学省，農林水産省の3省による「食生活指針」公表 ・「栄養士法」一部改正，管理栄養士の免許が登録制から免許制に改正される	

	・栄養士および管理栄養士養成施設におけるカリキュラムの改定［2002年4月1日施行］ ・「五訂日本食品標準成分表」公表	
2001（平13）	・「保健機能食品制度」公布	
2002（平14）	・国立健康・栄養研究所独立行政法人化 ・栄養学が基礎栄養学と応用栄養学に分化，応用栄養学のみを専門科目として位置づけ ・「健康増進法」公布 ・管理栄養士養成施設の指定基準の改正 ・管理栄養士国家試験制度の改正［2005年度より実施］	・文部科学省・厚生労働省「疫学研究に関する倫理指針」
2003（平15）	・日本栄養改善学会　特定非営利活動法人に認定（2月） ・（独）国立健康・栄養研究所認定栄養情報担当者（NR）養成制度の開始 ・「栄養改善法」廃止，「健康増進法」施行 ・日本学術会議・予防医学研究連絡委員会「21世紀における人間栄養学の構築と栄養学専攻大学院及び栄養専門職大学院の在り方について」報告 ・「食品安全基本法」食の安全・安心のための制度，この法律により「食品安全委員会」が発足 ・中央教育審議会「食に関する指導体制の整備について」の中間報告中で，栄養教諭制度の創設に関する検討 ・栄養士養成施設指導要領の改正により，養成施設外からの編入学または転入学を許可	
2004（平16）	・管理栄養士国家試験期日を年度末の3月に実施［2005年から］ ・日本栄養士会，栄養ケア・ステーション事業開始 ・全国栄養士養成施設協会による協会認定栄養士実力試験実施 ・中央教育審議会，文部科学省へ栄養教諭導入答申 ・厚生労働省「フードガイド（仮称）検討会」設置，「何を，どれだけ，食べたらよいか」を具体化 ・疫学研究に関する倫理指針の全部改正（文部科学省・厚生労働省）	・厚生労働省「健康フロンティア戦略」2005～2014年までの10年間を実施期間とし，「生活習慣病対策の推進」と「介護予防の推進」を柱として健康寿命を2年間程度伸長させることを基本目標とする．
2005（平17）	・「栄養教諭制度」創設 ・管理栄養士制度および栄養士制度（免許の分離案），日本栄養士会第47回通常総会 ・「日本人の食事摂取基準」（2005年版） 　同活用編「特定給食施設等における食事計画」 ・介護保険制度の改正に伴う栄養ケア・マネジメントの制度化 ・「食事バランスガイド」策定．	・介護保険法の改正により，介護予防の導入［2006年4月実施］一部（施設での住居費・食費の自己負担化）前倒し10月より実施 ・「疫学研究に関する倫理指針」の一部改正（文部科学省・厚生労働省） ・「食育基本法」制定，施行 ・医療制度改革大綱（政府・与党医療改革協議会）
2006（平18）	・第1回食育推進全国大会（6月・大阪） ・妊産婦のための食生活指針「健やか親子21」推進検討会 ・食育推進基本計画　2006～2010年度の5ヵ年計画 ・介護報酬等の改定 　介護予防サービス：栄養改善加算 　訪問系サービス：管理栄養士による居宅療養管理指導 　通所系サービス：栄養マネジメント加算 ・健康づくりのための運動基準2006～身体活動・運動・体力 ・健康づくりのための運動指針2006～生活習慣病予防のために―副題：エクササイズガイド2006（厚生労働省健康局）―	
2007（平19）	・「授乳・離乳の支援ガイド」の策定 ・「標準的な健診・保健指導プログラム（確定版）」（厚生労働省健康局） ・保健指導（特定保健指導）に伴う「標準的な健診・保健指導プログラム（確定版）」の公表	
2008（平20）	・特定健康診査・特定保健指導の開始 ・メタボリックシンドローム予防のための保健指導開始 ・第15回国際栄養士会議（横浜） ・地域における行政栄養士による健康づくり及び栄養・食生活改善の基本指針について（厚生労働省健康局）	・障害福祉サービス報酬改訂（厚生労働省障害保健福祉関係主管課長会議） ・介護報酬改訂（社会保障審議会）
2009（平21）	・「管理栄養士養成課程におけるモデルコアカリキュラム」の提示［（特非）日本栄養改善学会理事会］	

西暦(元号)年	事　　柄	世　　相
	・消費者庁の設立(食品表示課:健康増進法,食品衛生法,JAS法,米トレサ法を所管)	
	・健康的な生活習慣づくりの重点化事業(厚生労働省健康局)	
	・食事療法用宅配食品等栄養指針(厚生労働省医薬食品局)	

9) 平成 22 年からの低出生率,デフレ不況下の社会福祉時代における公衆栄養活動

西暦(元号)年	事　　柄	世　　相
2010(平22)	・「日本人の食事摂取基準」(2010年版)の改定を踏まえた「食事バランスガイド」の変更点について(厚生労働省,農林水産省) ・「日本人の食事摂取基準」(2010年版),同活用について(厚生労働省) ・保育所における食事の提供について(厚生労働省) ・日本食品標準成分表等の改定について(文部科学省政策課資源室) ・「日本食品標準成分表2010」の取り扱いの留意点について(厚生労働省) ・管理栄養士国家試験出題基準(ガイドライン)改定検討会報告書	
2011(平23)	・トランス脂肪酸の情報開示に関する指針について(消費者庁) [東日本大震災] ・避難所における食事提供の計画・評価のための栄養参照量の発出(厚生労働省) ・「第2次食育推進基本計画(2011 ~ 2015年度)」策定(内閣府)	
2012(平24)	・改定管理栄養士国家試験出題基準(新ガイドライン)による管理栄養士国家試験(第26回)の実施(3月) ・「食育ガイド」公表(内閣府食育推進室) ・管理栄養士国家試験の実施時期の変更(厚生労働省健康局) ・保育所における食事の提供ガイドライン(厚生労働省雇用均等・児童家庭局保育課)	・国民の健康の増進の総合的な推進を図るための基本的な方針の全部改正(厚生労働省健康局).健康増進法に基づく,現行の「21世紀における国民健康づくり運動(健康日本21)」は,2012年7月に新基本方針として「健康日本21(第二次)」に改正,2013年度より施行
2013(平25)	・地域における行政栄養士による健康づくり及び栄養・食生活の改善について(厚生労働省健康局) ・アレルギー物質を含む食品に関する表示について(消費者庁) ・栄養表示基準の一部改正について(消費者庁) ・「健康日本21(第二次)」策定(厚生労働省) ・「健康づくりのための身体活動基準2013」「健康づくりのための身体活動指針(アクティブガイド)」策定(厚生労働省)	
2014(平26)	・「日本人の食事摂取基準(2015年版)策定検討会」報告書 ・「健康づくりのための睡眠指針2014」について(厚生労働省健康局) ・「「健やか親子21(第二次)」について　検討会報告書」の送付,及びこれを踏まえた取組の推進について(厚生労働省雇用均等・児童家庭局) ・母子保健計画について(厚生労働省雇用均等・児童家庭局) ・「日本人の長寿を支える「健康な食事」のあり方に関する検討会」報告書(厚生労働省健康局)	
2015(平27)	・(独)国立健康・栄養研究所が(独)医薬基盤研究所と統合し,「国立研究開発法人医薬基盤・健康・栄養研究所」設立 ・「管理栄養士養成課程におけるモデルコアカリキュラム2015」の提示((特非)日本栄養改善学会理事会) ・「食品表示法」施行(消費者庁)	
2016(平28)	・「第3次食育推進基本計画(2016 ~ 2020年度)」策定(内閣府) ・「食育事務」が内閣府から農林水産省に移管 ・「食生活指針」の一部改訂	
2018(平30)	・「食品衛生法」改正 ・「健康増進法」改正	
2019 (平31/令1)	・「管理栄養士国家試験出題基準(ガイドライン)改定検討会」報告書 ・「授乳・離乳の支援ガイド」改定 ・「日本人の食事摂取基準(2020年版)策定検討会」報告書 ・「成育基本法」施行	
2020(令2)	・「日本食品標準成分表(2020年版)」公表	
2021(令3)	・「妊娠前からはじめる妊産婦のための食生活指針」公表 ・「第4次食育推進基本計画(2021 ~ 2025年度)」公表 ・「自然に健康になれる持続可能な食環境づくりの推進に向けた検討会」報告書(厚生労働省健康局健康課) ・東京栄養サミット2021,東京栄養宣言	

付録　栄養関連法規

地域保健法

条 項	項 目	内 容
第2条	基本理念	・急速な高齢化の進展，保健医療を取り巻く環境の変化等に即応し，地域における公衆衛生の向上・増進を図る ・高度化する保健，衛生，生活環境等に関する需要に適確に対応することができるように，地域の特性及び社会福祉等の関連施策との有機的な連携に配慮し総合的に推進する
第3条	市町村・都道府県・国の責務	①市町村は，地域保健対策が円滑に実施できるように，必要な施設の整備，人材の確保及び資質の向上等に努める ②都道府県は，都道府県が行う地域保健対策が円滑に実施できるよう，施設の整備，人材の確保及び資質の向上，調査及び研究等に努めるとともに，市町村に対し，求めに応じ，必要な技術的援助を行う ③国は，情報の収集・整理・活用，調査研究，人材の養成及び資質の向上に努めるとともに，市町村・都道府県に必要な技術的及び財政的援助に努める
第4条	基本方針の策定	厚生労働大臣は，地域保健対策の推進に関する基本的な指針を定める
第5条	保健所の設置	保健所は，都道府県，地方自治法に規定する指定都市，中核市，その他の政令で定める市，特別区が設置する
第6条～第8条	保健所の事業	・保健所は，次の事項の企画，調整，指導等を行う ①地域保健に関する思想の普及・向上 ②人口動態統計その他地域保健に係る統計 ③栄養の改善及び食品衛生 ④住宅，水道，下水道，廃棄物処理，清掃，その他の環境衛生 ⑤医事及び薬事 ⑥保健師に関すること ⑦公共医療事業の向上・増進 ⑧母性及び乳幼児並びに老人の保健 ⑨歯科保健 ⑩精神保健 ⑪治療方法が確立していない疾病その他の特殊の疾病により長期に療養を必要とする者の保健 ⑫エイズ，結核，性病，伝染病，その他の疾病の予防 ⑬衛生上の試験・検査 ⑭その他地域住民の健康の保持及び増進 ・都道府県の設置する保健所は，①～⑭の他，市町村相互間の連絡調整，市町村の求めに応じた技術的助言，市町村職員の研修，その他必要な援助などの業務を行う
第18条	市町村保健センター	市町村は，住民に対し，健康相談，保健指導及び健康診査等の事業を行う施設として市町村保健センターを設置することができる

健康増進法

条 項	項 目	内 容
第2条	国民の責務	国民は，健康な生活習慣の重要性に対する関心と理解を深め，生涯にわたって，自らの健康状態を自覚するとともに，健康の増進に努める
第3条～第6条	国及び地方公共団体等の責務	①国及び地方公共団体：健康の増進に関する正しい知識の普及，情報の収集・整理・分析・提供・研究の推進，人材の養成・資質向上，健康増進事業実施者に対する技術的援助 ②健康増進事業実施者：健康教育，健康相談，その他必要な事業の積極的な推進
第7条	基本的方針	厚生労働大臣は，国民の健康の増進の総合的な推進を図るための基本的な方針を定める
第8条	都道府県・市町村健康増進計画	都道府県は，都道府県民の健康の増進の推進に関する施策の基本計画を定める．市町村は，市町村民の健康の増進の推進に関する施策の計画を定めるよう努める
第9条	健康診査の実施等に関する指針	厚生労働大臣は，健康診査の実施及びその結果の通知，健康手帳の交付等，健康増進事業実施者に対する健康診査の実施等に関する指針を定める
第10条～第15条	国民健康・栄養調査	厚生労働大臣は，国民の健康の増進の総合的な推進を図るため，国民健康・栄養調査を行うものとする
第16条の2	食事摂取基準	厚生労働大臣は，生涯にわたる国民の栄養摂取の改善に向けた自主的な努力を促進するため，食事摂取基準を定める

第17条〜第18条	保健指導	①市町村：医師，歯科医師，薬剤師，保健師，助産師，看護師，准看護師，管理栄養士，栄養士，歯科衛生士その他の職員により，栄養改善その他の生活習慣の改善に関する相談を行う ②都道府県，保健所を設置する市及び特別区：栄養指導その他の保健指導のうち，特に専門的な知識及び技術を必要とするものを行う．特定給食施設に対して，栄養管理の実施について必要な指導・助言を行う ③都道府県：市町村相互の連絡調整，市町村の求めに応じた保健所による技術協力，必要な援助を行う
第19条	栄養指導員	都道府県知事は，特に専門的な知識・技術を必要とする栄養指導，特定給食施設に対する指導・助言を行う者として，医師又は管理栄養士の資格を有する都道府県，保健所を設置する市又は特別区の職員のうちから，栄養指導員を命ずる
第20条〜第24条	特定給食施設における栄養管理	①特別の栄養管理が必要なものとして厚生労働省令で定め，都道府県知事が指定する特定給食施設の設置者は，管理栄養士を置かなければならない ②①に規定する特定給食施設以外の特定給食施設の設置者は，栄養士又は管理栄養士を置くように努めなければならない ③都道府県知事は，管理栄養士設置義務・栄養管理に関し，必要な指導・助言をすることができ，実施できない施設には勧告・命令することができる ④都道府県知事は，必要があれば施設の設置者・管理者に報告をさせる，又は栄養指導員に立ち入り検査等をさせることができる
第25〜40条	受動喫煙	多数の者が利用する施設等の類型に応じ，その利用者に対して，一定の場所以外の場所における喫煙を禁止する
第43条，第61条	特別用途表示	①乳児用，幼児用，妊産婦用，病者用その他内閣府令で定める特別の用途に適する旨の表示をしようとする者は，内閣総理大臣の許可を受けなければならない ②内閣総理大臣又は都道府県知事は，必要があると認めるときは食品衛生監視員に，特別用途食品の製造施設等への立入検査，又は試験の用のための食品を収去させることができる
第65条	誇大表示の禁止	販売食品の広告，その他の表示をするときは，健康の保持増進の効果について，著しく事実に相違する表示，又は著しく人を誤認させるような表示をしてはならない

食品表示法

条　項	項　目	内　容
第1条	目的	食品表示が食品を摂取する際の安全性の確保及び自主的かつ合理的な食品選択の機会確保に関し重要な役割を果たしていることに鑑み，食品表示について，基準の策定等を定めることで，その適正を確保し，一般消費者の利益の増進を図るとともに，食品衛生法，健康増進法及び農林物資の規格化等に関する法律による措置と相まって，国民の健康の保護・増進並びに食品の生産・流通の円滑化並びに消費者の需要に即した食品生産の振興に寄与すること
第3条	基本理念	①食品表示の適正確保のための施策は，消費者基本法に基づく消費者政策の一環として，消費者の権利の尊重と消費者の自立の支援を基本とする ②食品の生産の現況等を踏まえ，小規模の食品関連事業者の事業活動に及ぼす影響等に配慮
第4条	食品表示基準	内閣総理大臣は，食品を安全に摂取し，自主的かつ合理的に選択するため食品表示基準（名称，アレルゲン，保存の方法，消費期限，原材料，添加物，栄養成分の量及び熱量，原産地その他食品関連事業者等が表示すべき事項）を策定
内閣府令第10号	食品表示基準	・食品表示基準に基づく食品に含まれる栄養素に係る表示の適用範囲：原則，すべての消費者向けの加工食品・添加物 ・栄養表示の対象とする成分：たんぱく質，脂質，炭水化物，ナトリウム及び熱量を義務とし，飽和脂肪酸，食物繊維，トランス脂肪酸，コレステロール，ビタミン，ナトリウムを除くミネラル類については任意．ナトリウム量については，原則として食塩摂取量の表示 ・食品に含まれる栄養素の量の多寡についての表示：含有量が基準値以上であれば「補給できる」旨の表示を，含有量が基準値以下等であれば「適切な摂取ができる」旨の表示をすることができる ・機能性表示食品：疾病に罹患していない者に対し，機能性関与成分によって健康の維持及び増進に資する特定の保健の目的が期待できる旨を消費者庁長官に届け出たもの

食育基本法

条　項	項　目	内　容
第4条	食育推進運動の展開	食育推進活動は，地域の特性に配慮し，地域住民その他の社会を構成する多様な主体の参加と協力を得て全国において展開されなければならない

第9条〜第13条	国・地方公共団体等の責務	①国：食育推進に関する施策を総合的・計画的に策定・実施する ②地方公共団体：国との連携を図り，地域の特性を生かした自主的な施策を策定・実施する ③教育関係者等及び農林漁業者等の責務についても記載
第16条〜第18条	食育推進基本計画	①食育推進会議は，食育推進に関する施策の総合的・計画的な推進を図るため，食育推進基本計画を作成する ②都道府県は，食育推進基本計画を基本として都道府県食育推進計画を作成するよう努めなければならない ③市町村は，食育推進基本計画及び都道府県食育推進計画を基本として市町村食育推進計画を作成するよう努めなければならない
第19条〜第21条	基本的施策	①家庭：国・地方公共団体は，父母その他の保護者及び子どもの食に対する関心・理解を深め，望ましい食習慣を学びながら食を楽しむ機会の提供等，家庭における食育の推進を支援するための必要な施策を講ずる ②学校・保育所：国・地方公共団体は，学校・保育所等で魅力のある食育の推進が行われるよう，推進のための指針の策定，教職員の意識，指導体制の整備等の必要な施策を講ずる ③地域：国・地方公共団体は，地域における食育の推進が図れるよう，指針の策定，専門的知識を有する者の養成・資質の向上，保健所，保健センター，医療機関等における食育の充実，食品関連事業者等が行う活動への支援等必要な施策を講ずる
第26条〜第28条	食育推進会議等	①農林水産省に食育推進会議を置く ②食育推進会議の会長は農林水産大臣をもって充てる

栄養士法

条　項	項　目	内　容
第1条	栄養士・管理栄養士の定義	①栄養士とは，都道府県知事の免許を受けて，栄養士の名称を用いて栄養の指導に従事することを業とする者 ②管理栄養士とは，厚生労働大臣の免許を受けて，管理栄養士の名称を用いて，次のことを業とする者 ・傷病者に対する療養のため必要な栄養の指導 ・個人の身体の状況，栄養状態等に応じた高度の専門的知識及び技術を要する健康の保持増進のための栄養の指導 ・特定多数人に対して継続的に食事を供給する施設における利用者の身体の状況，栄養状態，利用の状況等に応じた特別の配慮を必要とする給食管理及びこれらの施設に対する栄養改善上必要な指導等
第2条，第3条の2，第4条	栄養士・管理栄養士の免許	①栄養士の免許は，厚生労働大臣の指定した栄養士養成施設で2年以上栄養士として必要な知識及び技能を修得した者に対して，都道府県知事が与える ②管理栄養士の免許は，管理栄養士国家試験に合格した者に対して，厚生労働大臣が与える
第3条，第5条	栄養士・管理栄養士の免許の欠格条項と免許の取り消し	次のいずれかに該当する者には，栄養士又は管理栄養士の免許を与えないことがある ①罰金以上の刑に処せられた者 ②栄養士・管理栄養士業務に関し犯罪又は不正の行為があった者 栄養士・管理栄養士が①，②のいずれかに該当した場合は，都道府県知事は栄養士免許を，厚生労働大臣は，管理栄養士免許を取り消し，又は1年以内の期間を定めて管理栄養士の名称の使用の停止を命ずることができる
第5条の2	管理栄養士国家試験	厚生労働大臣は，毎年少なくとも一回，管理栄養士として必要な知識及び技能について，管理栄養士国家試験を行う
第5条の5	主治の医師の指導	管理栄養士は，傷病者に対する療養のため必要な栄養の指導を行うに当たっては，主治の医師の指導を受けなければならない
第6条	名称独占	①栄養士でなければ，栄養士又はこれに類似する名称を用いて第1条第1項に規定する業務を行ってはならない ②管理栄養士でなければ，管理栄養士又はこれに類似する名称を用いて第1条第2項に規定する業務を行ってはならない

食品衛生法

条　項	項　目	内　容
第1条	目的	食品の安全性の確保のために規制，その他の措置を講ずることで，飲食に起因の衛生上の危害発生を防止し，国民の健康の保護を図ること

第2条	国，自治体の責務	国，都道府県，保健所を設置する市及び特別区（都道府県等）は，正しい知識の普及，情報の収集，整理，分析及び提供，研究の推進，検査の能力の向上，人材の養成と資質の向上，相互の連携による総合的迅速な施策の実施 国は，輸入される食品，添加物，器具，容器包装の検査体制を整備し，国際的連携確保のために必要な措置を講ずるともに，都道府県等に対し必要な技術的援助を与える
第3条	食品事業者の責務	食品等の安全性確保，自主検査実施，その他必要な措置を講ずる努力 食品・原材料販売者の名称等の記録，保存 必要に応じて国，都道府県等に提供 危害の原因となった食品の廃棄等，必要な措置を的確迅速に講ずる努力
第4条	用語の定義	
第5条～ 第14条	食品，添加物の扱い	販売用の食品または添加物は清潔で衛生的に扱う 販売してはならない物は，腐敗物，有毒物，病原微生物による汚染・不潔な物，異物の混入または添加物，無害の確証がない食品，疾病にかかった（斃死した）獣畜・家禽 輸入してはならない物：疾病にかかった（斃死した）獣畜・家禽 販売用食品，食品添加物の基準・規格は，薬事・食品衛生審議会の意見を聴く 農薬，動物用医薬品の残留が，健康を損なうおそれのない量を超えるものは販売不可 総合衛生管理製造過程 hazard analysis and critical control point (HACCP)（食品の安全性，健全性，品質確保のために，食料の生産から消費に至るまでの各段階での危害分析と重要管理点を組み合わせて行う製造，加工）について，厚生労働省が承認
第15条～ 第19条	器具及び容器包装	清潔で衛生的でなければならない．有毒，有害なものは販売，輸入，営業上の使用不可 薬事・食品衛生審議会の意見を聴いて，原材料の規格，製造方法の基準を厚生労働大臣が定める
第19条， 第20条	表示，広告	表示の基準を設け，表示がない場合は販売不可 虚偽・誇大な表示，広告をしてはならない
第21条	食品添加物公定書	厚生労働大臣及び内閣総理大臣は，食品添加物公定書を作成し，公定書は基準・規格が定められた添加物の内容を記載する
第22条～ 第24条	監督指導	厚生労働大臣は，食品衛生に関する監督指導指針を作成する 厚生労働大臣は，輸入に関する監督指導の計画を策定する 知事等は，都道府県等が実施する監督指導の計画を策定し，厚生労働大臣へ報告し，公表する
第25条～ 第47条	検査	規格が定められた食品等については，検査の合格表示のないものは販売できない 規格・基準に合わない食品，添加物を発見した場合，知事等は検査を受け，結果通知後でなければ販売できない 販売する食品等を輸入する者は，その都度厚生労働大臣に届け出る 厚生労働大臣または知事等は，必要があるときは報告聴取，臨時検査，収去できる 国，都道府県等は，検査施設を設置する 厚生労働大臣，知事等は，食品衛生監視員の任命，食品衛生に関する指導を実施する 厚生労働大臣に登録検査機関の登録申請を行う
第48条～ 第56条	営業	衛生上考慮を要する食品，添加物を製造または加工する営業者は，専任の食品衛生管理者を置く 厚生労働大臣は，製造または加工の過程で有毒，有害な物質の混入を防止するための基準を作成する 都道府県等は，公衆衛生に与える影響の著しい営業については，業種別に必要な基準を設定する
第63条	食中毒の届け出	医師は，中毒患者（疑いを含む）の診断，死体検案後は，直ちに最寄りの保健所長に届け出る 保健所長は，その他に食中毒患者が発生しているときは速やかに知事等に報告，必要な調査の実施と結果報告 知事等は，一定数以上の食中毒患者発生の場合，調査結果も含めて厚生労働大臣に報告する
第64条	死体解剖	原因調査上必要なときは，遺族の同意を得て，解剖に付する 解剖しなければ原因究明が困難，重大な危害の恐れがある場合は，遺族の同意を得なくてもよい
第65条	広域な発生時の対応	厚生労働大臣は，患者発生が，一定数以上または広域にわたり，危害防止上緊急を要する場合は，知事等に期間を定めて，調査・報告を求める
第67条	食品衛生推進員	都道府県等は，食中毒発生の防止，食品衛生の向上のために食品業者への助言，指導，援助を行う 知事等は，食品業者の食品衛生の向上に関する自主活動の促進し，食品衛生推進員へ委託できる
第68条	おもちゃ等への準用	厚生労働大臣が指定したおもちゃ，野菜・果物・飲食器などに用いる洗浄剤にも準用する 営業以外で，病院，その他施設で継続的に多数の者に食品を供与する場合も準用する

第70条, 第71条	意見聴取	厚生労働大臣，知事等は，規格・基準の作成，監視指導計画作成などにおいて，必要事項の公表，国民・住民の意見を聴取する

医療法

条　項	項　目	内　容
第1条	目的	医療の選択支援，医療の安全性確保，病院等の開設・管理，医療説の整備・機能分担・連携推進に必要な事項を定めることで，医療を受ける者の利益の保護，良質かつ適切な医療を効率的に提供する体制の確保し，国民の健康時に寄与する
第1条2	医療の基本理念	生命の尊重と個人の尊厳の保持 医療の担い手と医療を受ける者との信頼関係 医療を受ける者の心身の状況に応じて 治療＋疾病予防＋リハビリテーションの良質かつ適切なもの 医療機能に応じ，福祉サービスなどと連携
第1条3	国・地方公共団体の努力義務	良質かつ適切な医療を効率的に提供する体制確保
第1条4	医療の担い手の努力義務	良質かつ適切な医療を行う 適切な説明を行い，医療を受ける者の理解を得る 医師・歯科医師は，必要に応じ，患者を紹介，患者情報を提供する
第4条	地域医療支援病院	①紹介患者への医療提供・施設や設備を他の医療従事者の診療・研究・研修に利用させる体制 ②救急医療の提供能力 ③地域の医療従事者の資質向上研修能力 ④病床数　原則200床以上 ⑤施設 ⑥人員 ⑦施設 ⑧構造設備について規定→厚生労働大臣の承認
第4条2	特定機能病院	①高度医療提供能力 ②高度医療技術の開発・評価能力 ③高度医療の研修能力 ④診療科(指定の科のうち10科以上) ⑤病床数　400床以上 ⑥人員 ⑦施設 ⑧構造設備について規定→厚生労働大臣の承認
第4条3	臨床研究中核病院	特定臨床研究の計画の立案，実施，援助，研修などを行う
第6条2	情報提供等の努力義務	国，地方公共団体は，医療を受ける者が病院等の選択に必要な情報を得られるよう努力 医療提供施設は，提供する医療の情報を提供，患者・家族からの相談に適切に応じる
第6条3	病院等の情報の報告・公表	病院・診療所・助産所の管理者は，病院等の選択に必要な情報を知事に報告，公表を行う
第6条4	入院・退院時の説明	病院等の管理者は，担当の医師・歯科医師が患者入院時に疾病名・治療計画等を書面で，患者・家族に説明，退院時に療養に必要な保健医療福祉サービスを書面で説明する
第6条5	病院等が広告できる事項	診療科名，施設・設備・従業者，管理・運営の体制，診療録等の医療情報提供，提供される医療，平均入院日数・平均外来入院患者数，医療提供の結果など
第6条9	国等の努力義務	国，都道府県，保健所設置市は，医療安全の情報提供，研修実施，啓発等に努めなければならない
第6条10	医療事故の報告	病院等の管理者は，医療事故を遅滞なく医療事故調査・支援センターに報告
第6条11	医療事故調査	病院等の管理者は，医療事故の原因を調査，学術団体などに調査の支援を求める
第6条12	病院等の義務	病院等の管理者は，医療安全確保の指針策定，従業者に対する研修実施等
第6条13	医療安全支援センター	都道府県，保健所設置市に設置努力義務，または業務委託 ①患者等の医療に関する苦情・相談に対応，患者・医療施設等への助言 ②医療施設や住民への情報提供 ③医療施設への研修 ④その他医療安全確保に必要な支援
第6条15	医療事故調査・支援センター	厚生労働大臣が指定，医療事故の報告情報の整理・分析，研修，情報提供・支援，普及啓発など

第7条	病院等の開設許可	病院の開設，臨床研修修了医師・歯科医師以外の診療所の開設，助産師以外の助産所開設，病床の設置・変更は，都道府県知事・保健所設置市長の許可を受けなければならない
	病床の種別	①精神病床：病院で精神疾患を有する者を入院させる ②感染症病床：病院で感染症法の一類，二類，新型インフルエンザ等，指定，新感染症の患者を入院させる ③結核病床：病院で結核患者を入院させる ④療養病床：病院・診療所で主として長期にわたり療養を必要とする患者を入院させる ⑤一般病床：病院・診療所で上記以外のもの
第7条2	病床の許可	医療計画による基準病床数を超え得る場合は許可しないことができる
第8条	診療所等の開設	臨床研修修了医師・歯科医師が診療所を開設，助産師が助産所を開設した場合は，開設後10日以内に届出 それ以外の者が開設する場合，第7条により許可が必要
第10条	病院・診療所の管理者	臨床研修修了医師・歯科医師
第11条	助産所の管理者	助産師
第16条	宿直	病院は，医師を宿直させなければならない
第25条	立ち入り検査等	都道府県知事，保健所設置市長，厚生労働大臣は，医療施設に報告命令，立入検査
第26条	医療監視院	厚生労働大臣，都道府県知事，保健所設置市長が任命し，立ち入り検査等の職権
第30条3	基本方針	厚生労働大臣は，医療提供体制の確保の基本方針を定める
第30条4	医療計画	都道府県は，医療計画を定める ①生活習慣病等対策，緊急医療等確保事業の目標 ②医療連携体制 ③医療連携体制における医療機能に関する情報提供推進 ④生活習慣病等の治療・予防 ⑤緊急医療等確保事業 ⑥地域医療構想 ⑦病床の機能の分化・連携 ⑧病床機能に関する情報提供推進 ⑨医療従事者確保 ⑩医療安全確保 ⑪二次医療圏の設定 ⑫三次医療圏の設定 ⑬基準病床数
第30条13	病院機能報告制度	病棟単位で現状と今後の方向を都道府県に報告：高度急性期機能，急性期機能，回復期機能，慢性期機能
第30条14	協議の場	都道府県が設け，地域医療構想達成のために協議
第39条	定義	医療法人とは，病院，診療所，介護老人保健施設を開設しようとする社団・財団
第44条	設立	知事の許可

母子保健法

条　項	項　目	内　容
第1条	目的	母性並びに乳児及び幼児の健康の保持及び増進のため母子保健に関する原理を明らかにする．母性並びに乳児及び幼児に対する保健指導，健康診査，医療その他の措置を講じる
第2条	母性の尊重	児童の健康の基盤
第10条	保健指導	市町村は，妊産婦，配偶者，乳幼児の保護者に対し，妊娠，出産又は育児に関する保健指導を行い，医師，歯科医師，助産師，保健師による保健指導を受けることを勧奨する
第11条	新生児訪問指導	市町村は，育児上必要があると認めるときは，医師，保健師，助産師に新生児の保護者を訪問指導させる
第12条	健康診査（幼児）	市町村は幼児（1歳6ヵ月児，3歳児）を対象に健康診査を実施
第13条	健康診査（妊産婦，乳幼児）	市町村は，必要に応じ，妊産婦，乳幼児に対して，健康診査を実施
第14条	栄養摂取に関する援助	市町村は，妊産婦，乳幼児に対して，栄養の摂取につき必要な援助をする
第15条	妊娠の届出	妊娠した者は，速やかに，市町村長に妊娠の届出をする
第16条	母子健康手帳	市町村長は，妊娠の届出をした者に対して，母子健康手帳を交付
第17条	妊産婦の訪問指導	市町村長は13条の健康診査で保健指導を要する者に医師，助産師，保健師を訪問指導させる 妊娠，出産に障害がある妊産婦は医師，歯科医師の診療を勧奨

第 18 条	低体重児の届出	保護者は 2,500 g 未満の乳児の出生のときは速やかに市町村長に届け出る
第 19 条	未熟児の訪問指導	市町村長は，未熟児について，養育上必要があると認めるときは，医師，保健師，助産師等に，その未熟児の保護者を訪問させ，必要な指導を行わせる
第 20 条	養育医療	市町村は，未熟児に対し養育に必要な医療に必要な費用を支給することができる
第 20 条 2	医療施設の整備	国，地方公共団体は，妊産婦，乳幼児の特性に応じた高度の医療が適切に提供されるよう必要な医療施設の整備に努めなければならない
第 20 条 3	調査研究の推進	国は，乳幼児の障害の予防のための研究，母性，乳幼児の健康の保持増進のため必要な調査研究の推進に努めなければならない
第 22 条	健康包括支援センター	市町村は，母子健康包括支援センターを設置するように努めなければならない 母子健康センターは，母子保健に関する相談，母性，乳幼児の保健指導，助産を行うことを目的とする施設

高齢者の医療の確保に関する法律（高齢者医療確保法）

条 項	項 目	内 容
第 1 条	目的	医療費の適正化を推進するための計画の作成，保険者による健康診査等の実施と国民の共同連帯の理念等に基づき，前期高齢者の保険者間の費用負担の調整と後期高齢者の適切な医療の給付を行うことで，国民保健の向上と高齢者の福祉の増進を図る
第 2 条	基本的理念	①自助と連帯の精神に基づき，加齢に伴う変化を自覚し，健康の保持増進に努める ②高齢者の医療に要する費用を公平に負担する ③高齢期の健康保持のための保健サービスを受ける機会確保
第 3 条〜第 6 条	国，地方自治体，保険者，医療の担い手等の責務	国は，高齢者医療制度の運営が健全に行われるよう必要な措置を講じ，医療，公衆衛生，社会福祉その他の関連施策を積極的に推進 地方公共団体は，住民の高齢者医療費の適正化と高齢者医療制度の円滑な運営 保険者は，高齢者の健康保持のための必要な事業の推進 医師，歯科医師，薬剤師，看護師その他の医療の担い手と医療提供施設の開設者・管理者は，国，地方公共団体，保険者の措置，施策，事業に協力
第 8 条	全国医療費適正化計画	①厚生労働大臣は，医療費適正化基本方針を定めるとともに，6 年ごとに全国医療費適正化計画を定める ②医療費適正化基本方針の事項（都道府県医療費適正化計画に定めるべき基本的な事項，達成状況の評価に関する基本的な事項，医療費の調査分析の基本的な事項，その他重要事項） ③医療法，介護保険法，健康増進法と調和 ④全国医療費適正化計画の事項（国民の健康の保持推進，医療の効率的提供，関係機関の連携協力等）
第 9 条	都道府県医療費適正化計画	①都道府県は，6 年ごとに都道府県医療費適正化計画を定める ②都道府県医療費適正化計画の事項（住民の健康の保持推進，医療の効率的提供，関係機関の連携協力等） ③医療費の調査分析，医療費の見通し，計画達成状況の評価 ④医療計画，都道府県介護保険事業支援計画，都道府県健康増進計画との調和
第 18 条〜第 24 条	特定健康診査と特定保健指導	①厚生労働大臣は，特定健康診査と特定保健指導の基本指針を定める ②保険者は，基本指針に即して 6 年ごとに特定健康診査等実施計画を定める ③保険者は，40 歳以上 74 歳以下の加入者に特定健康診査を実施 ④保険者は，特定健康診査等実施計画に基づき特定保健指導を実施
第 47 条〜第 50 条	後期高齢者医療制度	①市町村は都道府県ごとに後期高齢者医療広域連合を定める ②被保険者は 75 歳以上の者（65 歳以上 75 歳未満で，厚生労働省令の定めにより後期高齢者医療広域連合の認定を受けた者）

障害者の日常生活及び社会生活を総合的に支援するための法律（障害者総合支援法）

条 項	項 目	内 容
第 1 条	目的	必要な障害福祉サービスの給付と地域生活支援事業により，障害者，障害児の福祉の増進を図るとともに，障害の有無に関わらず国民が相互に人格と個性を尊重し安心して暮らすことのできる地域社会の実現に寄与する
第 1 条 2	基本理念	日常生活・社会生活の支援が，共生社会を実現するため，社会参加の機会の確保及び地域社会における共生，社会的障壁の除去に資するよう，総合的かつ計画的に行う

第2条	市町村, 都道府県, 国の責務	①市町村は, 障害者の生活の事態把握に基づく必要な自立支援給付及び地域生活支援事業の総合的かつ計画的な実施, 必要な情報提供, 相談事業, 調査, 指導, 障害者の権利擁護 ②都道府県は, 市町村に対する助言, 情報提供, 自立支援医療費の支給及び地域生活支援事業, 専門的な知識・技術 ③国は, 市町村及び都道府県への助言, 情報提供
第4条	対象者	身体障害者(児), 知的障害者(児), 精神障害者, 難病患者
第5条	サービスなど	障害福祉サービス：居宅介護, 重度訪問介護, 同行援護, 行動援護, 療養介護, 生活介護, 短期入所, 重度障害者等包括支援, 施設入所支援, 自立訓練, 就労移行支援, 就労継続支援, 就労定着支援, 自立生活援助, 共同生活援助
第19条	介護給付等の支援決定	市町村の支給決定に従う
第20条	市町村への申請	障害者(保護者)の市町村への申請→支給決定
第21条	障害支援区分	市町村審査会が決定(介護保険制度と同様の手順)
第51条	地域相談支援給付費等の相談支援給付	介護給付と同様の手続き
第52条〜第75条	自立支援医療費, 療養介護医療費等の支給	介護給付と同様の手続き
第77条, 第78条	地域生活支援事業	市町村が実施主体, 基幹相談支援センター(市町村)
第87条〜第91条	障害福祉計画	基本指定の策定(厚生労働大臣), 市町村障害福祉計画, 都道府県障害福祉計画
第96条	国民健康保険団体連合会の関連業務	市町村からの委託による介護給付費等の支給

労働安全衛生法

条　項	項　目	内　容
第1条	目的	労働災害防止のための危害防止基準の確立, 責任体制の明確化, 自主的活動の促進を講ずる等, 総合的計画的な対策により, 職場における労働者の安全と健康の確保及び快適な職場環境の形成を促進すること
第3条	事業者等の責務	法律で定める労働災害防止のための最低基準を守るだけでなく, 快適な作業環境の実現と, 職場における労働者の安全と健康を確保する
第6条〜第9条	労働災害防止計画	厚生労働大臣は, 労働災害防止計画の策定, 変更, 公表, 勧告をする
第10条〜第19条	安全衛生管理体制	総括安全衛生管理者, 安全管理者, 衛生管理者, 安全衛生推進者, 衛生推進者, 産業医, 作業主任者, 統括安全衛生責任者, 元方安全衛生管理者, 店社安全衛生管理者, 安全衛生責任者, 安全委員会, 衛生委員会, 安全衛生委員会
第20条〜第36条	労働者の危険または健康障害を防止するための措置	事業者, 元方事業者, 特定元方事業者, 注文者, 請負人, 機械等貸与者, 建築物貸与者の講ずべき措置 労働者の遵守事項
第37条〜第58条	機械等及び有害物に関する規制	製造等の禁止, 製造の許可, 表示, 文章の交付等, 化学物質による危険性または有害性等の調査, 化学物質の有害性の調査
第59条〜第63条	労働者の就業にあたっての措置	安全衛生教育は, 雇い入れ時, 作業内容変更時, 危険または有害業務終業時に行う
第65条〜第70条	健康の保持増進のための措置	作業環境測定, 健康診断, 健康診断実施後の措置, 保健指導等, 面接指導等, 健康管理手帳, 受動喫煙の防止, 健康教育等, 心理的な負担の程度を把握するための検査, 面接指導と措置
第71条	快適な職場環境の形成のための措置	事業者の講ずる措置, 快適な職場環境形成のための指針の公表等
第72条〜第77条	免許等	衛生管理者免許, ボイラー技士免許など20種類
第78条〜第87条	安全衛生改善計画等	厚生労働大臣は, 特別安全衛生改善計画作成の指示または勧告に従わない企業の公表を行う 都道府県労働局長は安全衛生改善計画の指示等を行う 労働衛生コンサルタント, 労働安全コンサルタントは安全衛生診断を行う
第88条〜第100条	監督等	労働基準監督署長, 労働基準監督官, 産業安全専門官, 労働衛生専門官, 労働衛生指導医, 労働者の申告
第101条〜第115条	雑則	法令等の周知, 健康診断等に関する秘密の保持, 疫学的調査

第115条 〜第123 条	罰則	規定された危険防止措置，健康障害防止措置，特別の教育，作業環境測定等の不履行，秘密の漏洩などを行ったものは，6ヵ月以下の懲役または50万円以下の罰金

食品安全基本法

条　項	項　目	内　容
第1条	目的	食品の安全性の確保のための基本理念を定め，国，地方公共団体，食品関連事業者の責務と消費者の役割を明らかにし，施策策定に係る基本的方針を定めることで，食品の安全性の確保に関する施策を総合的に推進する
第11条	食品健康影響評価	食品の摂取により，健康に悪影響を及ぼす生物学的，化学的，物理的要因の評価は施策ごとに実施
第13条	情報及び意見の交換の促進	食品の安全性の確保に関する施策策定は，国民の意見を反映し，その過程の公正性，透明性を確保するため，施策に関する情報の提供，施策について意見を述べる機会の付与その他の関係者相互間の情報及び意見の交換の促進を図るために必要な措置が講じられなければならない
第14条	緊急の事態への対処等に関する体制の整備	食品摂取による健康に係る重大な被害が生じ，生じるおそれがある緊急の事態への対処及び当該事態の発生の防止に関する体制の整備
第16条	試験研究の体制の整備等	試験研究の体制の整備，研究開発の推進及びその成果の普及，研究者の養成
第17条	国の内外の情報の収集，整理及び活用等	食品の安全性の確保に関する国の内外の情報の収集，整理及び活用その他の必要な措置
第18条	表示制度の適切な運用の確保等	食品の表示の制度の適切な運用の確保その他食品に関する情報を正確に伝達するための措置
第19条	食品の安全性の確保に関する教育，学習等	食品の安全性の確保に関する教育，学習の振興，食品の安全性の確保に関する広報活動の充実により国民が食品の安全性の確保に関する知識と理解を深めるために必要な措置
第21条	措置の実施に関する基本的事項の決定，公表	内閣総理大臣は，食品安全委員会及び消費者委員会の意見を聴いて，基本的事項の案を作成し，閣議の決定，基本的事項を公表しなければならない
第22条， 第23条	食品安全委員会	内閣府に，食品安全委員会を置く 委員会は，次に掲げる事務をつかさどる ①内閣総理大臣に意見を述べる ②食品健康影響評価を行うこと ③食品健康影響評価の結果に基づき，食品の安全性の確保のため講ずべき施策について内閣総理大臣を通じて関係各大臣に勧告すること ④食品健康影響評価の結果に基づき講じられる施策の実施状況を監視し，必要があると認めるときは，内閣総理大臣を通じて関係各大臣に勧告すること ⑤食品の安全性の確保のため講ずべき施策に関する重要事項を調査審議し，必要があると認めるときは，関係行政機関の長に意見を述べること ⑥②〜⑤に掲げる事務を行うために必要な科学的調査及び研究を行うこと ⑦②〜⑥に掲げる事務に係る関係者相互間の情報及び意見の交換を企画し，及び実施すること ⑧委員会は，②の規定に基づき食品健康影響評価を行ったときは，遅滞なく，関係各大臣に対して，その食品健康影響評価の結果を通知しなければならない ⑨委員会は，⑧の規定による通知を行ったとき，又は③若しくは④の規定による勧告をしたときは，遅滞なく，その通知に係る事項又はその勧告の内容を公表しなければならない ⑩関係各大臣は，③又は④の規定による勧告に基づき講じた施策について委員会に報告しなければならない

学校保健安全法

条　項	項　目	内　容
第1条	目的	学校における児童生徒等及び職員の健康の保持増進を図るため，学校における保健管理に関し必要な事項を定めるとともに，学校における教育活動が安全な環境において実施され，児童生徒等の安全の確保が図られるよう，学校における安全管理に関し必要な事項を定めることで，学校教育の円滑な実施とその成果の確保に資する
第4条	学校保健に関する学校の設置者の責務	心身の健康の保持増進を図るため，学校の施設及び設備並びに管理運営体制の整備充実その他の必要な措置を講ずるよう努める

第5条	学校保健計画	学校は，児童生徒等及び職員の健康診断，環境衛生検査，児童生徒等に対する指導その他保健に関する事項について計画を策定し，これを実施しなければならない
第6条	学校環境衛生基準	①文部科学大臣は，学校における換気，採光，照明，保温，清潔保持等についての学校環境衛生基準を定める ②学校の設置者は，学校環境衛生基準に照らしてその設置する学校の適切な環境の維持に努める ③校長は，学校環境衛生基準に照らして改善のために必要な措置を講じ，できないときは学校の設置者に対しその旨を申し出る
第9条	保健指導	養護教諭その他の職員は，児童生徒等に健康上の問題があるときは，必要な指導，保護者に対して必要な助言を行う
第10条	地域の医療機関等との連携	学校は，救急処置，健康相談，保健指導をにおいて，必要に応じ地域の医療機関その他の関係機関との連携を図るよう努める
第11条	就学時健康診断	市町村教育委員会は，翌年小学校の入学者の健康診断を行わなければならない
第13条	児童生徒等の健康診断	学校は，毎学年定期に，児童生徒等の健康診断を行わなければならない
第15条	職員の健康診断	学校設置者は，毎学年定期に，学校の職員の健康診断を行わなければならない
第16条	保健所との連携	学校設置者は，健康診断，出席停止，臨時休業を行うときは保健所と連絡をとる
第19条	出席停止	校長は，感染症の疑い，おそれのある児童生徒等を出席停止させることができる
第20条	臨時休業	学校設置者は，感染症の予防上必要があるときは，臨時に学校の全部または一部の休業を行うことができる
第22条，第23条	学校医，学校歯科医及び学校薬剤師	学校には，学校医を置く 大学以外の学校には，学校歯科医及び学校薬剤師を置く
第24条	地方公共団体の援助	地方公共団体は，児童生徒が，感染性又は学習に支障を生ずるおそれのある疾病にかかり，学校において治療の指示を受けたときは，当該児童生徒の保護者に対して，その疾病の治療の医療費について必要な援助を行う
第26条	学校安全に関する学校の設置者の責務	学校設置者は，児童生徒等の安全の確保を図るため，事故等により児童生徒等に生ずる危険を防止し，危害が現に生じた場合において適切に対処することができるよう，施設，設備，管理運営体制の整備充実等の措置を講ずるよう努める
第27条	学校安全計画の策定等	学校は，児童生徒等の安全の確保を図るため安全に関する事項について計画を策定し，実施しなければならない
第29条	危険等発生時対処要領の作成等	①学校は，危険等発生時において職員がとるべき措置の具体的内容及び手順を定めた対処要領を作成する ②校長は，危険等発生時対処要領の周知，訓練の実施等必要な措置を講ずる ③学校は，事故等の危害が生じた場合，児童生徒等の心身の健康を回復させるため必要な支援を行う
第30条	地域の関係機関等との連携	学校は，安全確保のため，保護者，警察署，地域の安全を確保するための活動を行う団体，住民等との連携を図るよう努める

学校給食法

条　項	項　　目	内　　容
第1条	目的	学校給食は，児童生徒の心身の健全な発達に資する，児童生徒の食に関する正しい理解と適切な判断力を養うことから，食に関する指導の実施に関し必要な事項を定め，学校給食の普及充実及び学校における食育の推進を図る
第2条	学校給食の目標	①適切な栄養の摂取による健康の保持増進を図る ②日常生活における食事について正しい理解を深め，健全な食生活を営むことができる判断力を培い，及び望ましい食習慣を養う ③学校生活を豊かにし，明るい社交性及び協同の精神を養う ④食生活が自然の恩恵の上に成り立つものであることについての理解を深め，生命及び自然を尊重する精神並びに環境の保全に寄与する態度を養う ⑤食生活が食にかかわる人々の様々な活動に支えられていることについての理解を深め，勤労を重んずる態度を養う ⑥我が国や各地域の優れた伝統的な食文化についての理解を深める ⑦食料の生産，流通及び消費について，正しい理解に導く

成育過程にある者及びその保護者並びに妊産婦に対し必要な成育医療等を切れ目なく提供するための施策の総合的な推進に関する法律（成育基本法）

条　項	項　目	内　　容
第 1 条	目的	成育医療等の提供に関する施策に関し，基本理念を定め，国，地方公共団体，保護者及び医療関係者等の責務等を明らかにし，成育医療等基本方針の策定及び成育医療等の提供に関する施策の基本となる事項を定めることにより，成育過程にある者・その保護者・妊産婦に対し必要な成育医療等を切れ目なく提供するための施策を総合的に推進する
第 4 条〜第 7 条	国，地方公共団体，保護者，医療関係者等の責務	国は，基本理念にのっとり，成育医療等の提供に関する施策を総合的に策定し，実施する 地方公共団体は，基本理念にのっとり，成育医療等の提供に関する施策に関し，国との連携を図りつつ，その地域の特性に応じた施策を策定し，実施する 保護者は，子どもがその成育過程の各段階において必要な成育医療等の提供を受けられるように配慮するよう努めなければならない 医療関係者は，国及び地方公共団体が講ずる成育医療等の提供に関する施策に協力し，成育過程にある者の心身の健やかな成育並びに妊産婦の健康の保持及び増進に寄与するよう努めるとともに，成育医療等を必要とする者の置かれている状況を深く認識し，良質かつ適切な成育医療等を提供するよう努めなければならない
第 11 条	成育医療等基本方針の策定と評価	閣議決定・公表・最低 6 年ごとの見直し
第 12 条〜第 16 条	基本的施策	①成育過程にある者・妊産婦に対する医療，②成育過程にある者等に対する保健，③教育及び普及啓発，④記録の収集等に関する体制の整備等，調査研究

参考図書

第1章

1) Rose（原著），曽田研二，田中平三（監訳）：予防医学のストラテジー，医学書院，1998
2) Glanz K，Lewis FM，Rimer BK ほか：健康行動と健康教育―理論，研究，実践，医学書院，2006
3) 日本健康教育学会（編集）：健康教育―ヘルスプロモーションの展開，保健同人社，2003
4) 厚生労働省：健康日本 21（第二次）
   https://www.mhlw.go.jp/stf/seisakunitsuite/bunya/kenkou_iryou/kenkou/kenkounippon21.html

第2章

1) 日本栄養士会（編）：健康日本 21 と栄養士活動　第 3 版，第一出版，2004
2) 農林水産省：令和 3 年度食料・農業・農村白書，農林統計協会，2022
3) 農林水産省：食料需給表，https://www.maff.go.jp/j/zyukyu/fbs/
4) 厚生労働省：日本人の食事摂取基準（2020 年版），
   https://www.mhlw.go.jp/stf/seisakunitsuite/bunya/kenkou_iryou/kenkou/eiyou/syokuji_kijyun.html
5) 財団法人健康・体力づくり事業財団：健康日本 21（第二次），2012
6) Carson R（原著），青樹簗一（訳）：沈黙の春，新潮文庫，1974
7) 厚生労働統計協会（編）：国民衛生の動向，2022/2023

第3章

1) 岡﨑光子（編著）：新食生活論，第 3 版，光生館，2010
2) 全国栄養士養成施設協会：管理栄養士・栄養士養成施設一覧，
   https://www.eiyo.or.jp/school/index.php
3) 社団法人日本栄養士会：栄養士制度発展のあゆみ-栄養士会 50 年のあゆみ，第一出版，1992
4) 藤沢良知：公衆栄養学-21 世紀における栄養士像を視点に，家政教育社，1997
5) 特定非営利活動法人　日本栄養改善学会監修：管理栄養士養成課程におけるモデルコアカリキュラム 2015 準拠 第 0 巻 導入教育，第 2 版，医歯薬出版，2019
6) 公益社団法人　日本栄養士会：管理栄養士・栄養士倫理綱領（2014 年 6 月 23 日改訂），
   https://www.dietitian.or.jp/career/guidelines/
7) 健康・栄養情報研究会（編）：国民栄養の現状-平成 13 年厚生労働省国民栄養調査結果，第一出版，2003
8) 厚生労働省：日本人の食事摂取基準（2020 年版），
   https://www.mhlw.go.jp/stf/seisakunitsuite/bunya/kenkou_iryou/kenkou/eiyou/syokuji_kijyun.html
9) 健康日本 21（第二次）分析評価事業ホームページ，
   https://www.nibiohn.go.jp/eiken/kenkounippon21
10) 厚生労働省：標準的な健診・保健指導に関するプログラム（平成 30 年度版），2018
11) 厚生労働省：「健やか親子 21」推進検討会報告書，2006，
    https://www.mhlw.go.jp/houdou/2006/02/h0201-3a.html
12) 厚生労働省，運動基準・運動指針改定に関する検討会：健康づくりのための身体活動指針（アクティブガイド），2013
13) 日本肥満学会（編）：肥満症診療ガイドライン 2022，ライフサイエンス出版，2022
14) 日本高血圧学会高血圧治療ガイドライン作成委員会（編）：高血圧治療ガイドライン

2019，ライフサイエンス出版，2019

15）日本動脈硬化学会：動脈硬化性疾患予防ガイドライン 2022 年版，2022

16）糖尿病診断基準に関する調査検討委員会：糖尿病の分類と診断基準に関する委員会報告（国際標準化対応版），糖尿病 55（7）：485-504，2012

17）椎葉茂樹（著）：衛生行政大要　第 24 版，日本公衆衛生協会，2016

18）内閣府：食育の推進，https://www.maff.go.jp/j/syokuiku/

19）内閣府：令和 3 年度食育白書，2022
https://www.maff.go.jp/j/syokuiku/wpaper/r3_index.html

20）厚生労働省健康局健康課：健康日本 21（第二次）最終評価報告書（概要），2022，
https://www.mhlw.go.jp/content/000999450.pdf

21）厚生労働省：健康日本 21（第二次），
https://www.mhlw.go.jp/stf/seisakunitsuite/bunya/kenkou_iryou/kenkou/kenkounippon21.html

22）足立己幸，西田千鶴（監訳）：食物ベース食生活指針の開発と活用－FAO/WHO 合同専門家会議報告書，第一出版，2002

23）厚生労働省：国民健康・栄養調査，
https://www.mhlw.go.jp/bunya/kenkou/kenkou_eiyou_chousa.html

24）特定非営利活動法人　日本栄養改善学会監修：食事調査マニュアル　はじめの一歩から実践・応用まで，第 3 版，南山堂，2016.

第 4 章

1）松田誠：高木兼寛の医学：東京慈恵会医科大学の源流，東京慈恵会医科大学，2007

2）佐々木敏：Evidence-based Nutrition：栄養調査・栄養指導の実際，臨床栄養別冊，医歯薬出版，2001

3）Willett W（原著），田中平三（監訳）：食事調査のすべて-栄養疫学　第 2 版，第一出版，2003

4）Thompson FE（原著），徳留信寛（監訳），佐々木敏（訳編）：食事評価法マニュアル，医歯薬出版，1997

5）国立研究開発法人 医薬基盤・健康・栄養研究所（監修）：国民健康・栄養の現状-令和元年厚生労働省国民健康・栄養調査結果より，第一出版，2021

6）厚生労働省：日本人の食事摂取基準（2020 年版），
https://www.mhlw.go.jp/stf/seisakunitsuite/bunya/kenkou_iryou/kenkou/eiyou/syokuji_kijyun.html

7）Erdman JW　Jr. et al.（編），木村修一，古野純典（翻訳監修）：最新栄養学-専門領域の最新情報　第 10 版，建帛社，2014

8）Porta M（編），日本疫学会（訳）：疫学辞典　第 5 版，日本公衆衛生協会，2010

9）日本疫学会（監修）：はじめて学ぶやさしい疫学，第 3 版，南江堂，2018

10）佐々木敏：佐々木敏の栄養データはこう読む！，第 2 版，女子栄養大学出版部，2020

第 5 章

1）Green LW, Kreuter MW（原著），神馬征峰（訳）：実践ヘルスプロモーション PRECEDE-PROCEED モデルによる企画と評価，医学書院，2005

2）厚生労働省健康局：標準的な健診・保健指導に関するプログラム【平成 30 年度版】，2018，
https://www.mhlw.go.jp/file/06-Seisakujouhou-10900000-Kenkoukyoku/00_3.pdf

第 6 章

1）農林水産省：令和 3 年度食育白書，2022
https://www.maff.go.jp/j/syokuiku/wpaper/r3_index.html

2）厚生労働省健康局健康課栄養指導室：行政栄養士の人材育成ビジョンを考えるために

　　　　〜自治体の保健・医療・福祉等の目指す姿の実現に最大限の力を発揮できる行政栄養士 へ 〜，https://www.mhlw.go.jp/file/04-Houdouhappyou-10904750-Kenkoukyoku-Gantaisakukenkouzoushinka/08.pdf

3) 厚生労働省健康局がん対策・健康増進課長：地域における行政栄養士による健康づくり及び栄養・食生活の改善の基本指針について（健が発 0329 第 4 号），2013

4) 厚生労働省健康局がん対策・健康増進課栄養指導室：「地域における行政栄養士による健康づくり及び 栄養・食生活の改善の基本指針」を実践するための資料集，https://www.mhlw.go.jp/content/10900000/000637183.pdf

5) 武藤孝司，福渡靖：健康教育・ヘルスプロモーションの評価，篠原出版新社，1994

6) 久保彰子（編著）：大規模災害時の栄養・食生活支援活動ガイドライン〜その時，自治体職員は何をするか〜，日本公衆衛生協会，2020

7) 厚生労働省：令和元年国民健康・栄養調査報告，2019
https://www.mhlw.go.jp/stf/seisakunitsuite/bunya/kenkou_iryou/kenkou/eiyou/r1-houkoku_00002.html

8) 三菱 UFJ リサーチ＆コンサルティング：＜地域包括ケア研究会＞地域包括ケアシステムの構築における今後の検討のための論点（平成 25 年 3 月），
https://www.murc.jp/uploads/2013/04/koukai130423_01.pdf

9) 厚生労働省：地域包括ケアシステム，
https://www.mhlw.go.jp/stf/seisakunitsuite/bunya/hukushi_kaigo/kaigo_koureisha/chiiki-houkatsu/

10) 厚生労働省：事例を通じて，我がまちの地域包括ケアを考えよう「地域包括ケアシステム」事例集成〜できること探しの素材集〜（平成 25 年度老人保健健康増進等事業 地域包括ケアシステム事例分析に関する調査研究事業），2014
https://www.mhlw.go.jp/seisakunitsuite/bunya/hukushi_kaigo/kaigo_koureisha/chiiki-houkatsu/dl/jirei.pdf

11) 厚生労働省：日本人の長寿を支える「健康な食事」のあり方に関する検討会報告書，2014

12) 厚生労働省：主食・主菜・副菜を組み合わせた食事推奨のシンボルマーク使用マニュアル，2015
https://www.mhlw.go.jp/file/06-Seisakujouhou-10900000-Kenkoukyoku/0000129244.pdf

13) 消費者庁食品表示企画課：食品表示法に基づく栄養成分表示のためのガイドライン，第 3 版，2022

14) 消費者庁：食品表示基準について，2015

15) 西村一弘（編）：国民の栄養白書　超高齢患者のサポート体制構築へ　急性期医療の現状と在宅栄養，2013 年度版，日本医療企画，2013

16) 在宅チーム医療栄養管理研究会（監修）：スリーステップ栄養アセスメント（NA123）を用いた在宅高齢者食事ケアガイド，第 3 版，第一出版，2014

練習問題解答

第2章　健康・栄養問題の現状と課題

2-A

1. (1)×(老年人口(65歳以上)が総人口に占める割合を高齢化率という). (2)×(人口は減少傾向が続いている). (3)×(いまだ十分な成果があがっているとはいえない). (4)○. (5)○.

2. (1)○. (2)○. (3)○. (4)×(平均寿命と健康寿命との差は, 2019年で男性8.73年, 女性12.06年である). (5)×(2019年では, 2010年に比較し, 健康寿命は男性2.26年, 女性1.76年延伸している).

2-B

(1)×(ほとんど変わっておらず, 1980年以降は減少傾向にある). (2)×(20歳代は男女ともに60歳代よりたんぱく質やミネラル・ビタミン類の摂取量が少ない). (3)×(1946年80.6%, 2019年56.3%で, 大きく減少しているが半分以下ではない). (4)○. (5)×(安定から, やや減少傾向にある).

2-D

(1)×(5年ごと→毎年). (2)×(ビタミン類→エネルギー, たんぱく質, 脂質). (3)×(同等→大きく下回っている). (4)×(国内生産量と輸入量→国内生産量, 国内消費量). (5)○.

2-E

1. (1)×(BMI 30 kg/m² 以上を「肥満」としている). (2)×(野菜・果物ではなく, 食塩やナトリウムを30%低減させることをあげている).

2. (1)○. (2)×(stuntingとは慢性栄養不良のこと. 年齢の割に体重が少ないのはunderweight低体重). (3)○. (4)×(underweightとは低体重のこと). (5)×.

3. (1)○(国際会議や国連機関の戦略に基づいて策定). (2)○. (3)○. (4)×.

第3章　栄養政策

3-A

(1)○. (2)×. (3)×. (4)○.

3-B

(1)○. (2)○. (3)×(2000年の栄養士法の一部改正時より管理栄養士は, 管理栄養士免許となっている). (4)×(免許取得後も, 卒後研修などを受け新しい知見・技能を修得することが必要).

3-C

(1)○. (2)○. (3)×(比例案分法が導入されてから, 調査日数は1日となった). (4)○. (5)×(国民健康・栄養調査の調査世帯は, 都道府県知事が定める.).

3-D

1. (1)○. (2)×(食事内容とともに, 妊産婦の生活全般, からだや心の健康に配慮した10項目から構成されている). (3)×(妊娠中の体重増加量指導の目安は, 妊娠前の体格に基づき定められている). (4)○. (5)○.

2. (1)×(23メッツ・時/週は8,000〜10,000歩/日に相当し, 平成2年〜令和元年の歩数は男性7,000〜7,500歩, 女性は6,000〜6,500歩である). (2)○(継続しても断続的でも, エネルギー消費量に差はなく, 血糖値や血圧の改善も同程度である). (3)×(3メッツ未満の, 立つ, 家事をするなどの活動は3メッツ以上の活動よりも実施時間もエネ

ルギー消費量の総量も大きいうえ, 減量や生活習慣病発症リスクを低下させる).

3. (1)×(食事バランスガイドは, 食生活のバランスが大きく乱れている食生活上のハイリスク者へのアプローチに有用である). (2)×(食品レベルではなく, 料理レベルで示されている). (3)×(コマ上に, 油脂と食塩は表現されていない). (4)○. (5)○.

4. (1)○. (2)×(5年後に達成すべき目標と目標値が設定されている). (3)×(若い世代だけでなく, 生涯を通じた心身の健康を支える食育の推進が重点事項としてあげられている). (4)×(SDGsの考え方を踏まえながら, 持続可能な食育を推進する). (5)○.

3-F

1. (1)○. (2)×(健康格差を縮小するには, 健康的な生活を過ごすための最低限の生活水準を保護する社会的なシステムの構築が必要である).

2. (1)×(ICDAは, 栄養士教育・養成の基準として, 学士の学位と最低500時間の臨時実習を示したが, 義務づけてはいない). (2)×(米国には5年ごとの更新制度がある).

第4章　栄養疫学

4-B

(1)○. (2)○. (3)○. (4)×(相対危険は非曝露群を基準[1]とした指標である. 要因Aがあると疾病Bにかかりやすい場合(肺がんに対する喫煙等), 相対危険は1より大きい数値を示す. 要因Aがあると疾病Bにかかりにくい場合(大腸がんに対する運動等), 相対危険は1より小さい数値を示すが, 負の値は示さない). (5)○.

4-C

(1)○. (2)×(健康に悪いと推定される要因に対する介入研究は倫理的に許されない). (3)×(生態学的研究は仮説の設定に用いられるが, 仮説の検証には用いられず, 因果関係を明らかにすることはできない). (4)×(症例対照研究では相対危険を直接求めることはできない. 相対危険の推定値としてオッズ比が求められる). (5)○

4-E

1. (1)○. (2)○. (3)×(調査に要する時間はおおむね30から45分程度である. 調査者は, 対象者の記憶のみによって, 摂取食品の特定と量の把握を行わなければならないため, 調査者側の負担は大きい). (4)×(個人の食事内容は日々変動(個人内変動)しているため, 1回の調査成績をもって個人レベルでの栄養摂取状況を判断することには適さない). (5)○.

2. (1)×(食物摂取頻度調査法は, 頻度調査なので絶対量の推定には向かない. むしろ, 食品の相対的な摂取量を求めるのに向いている). (2)×(季節変動の推定だけであれば再現性の調査で行う). (3)×(日本で妥当性の検討を行った食事調査票でも, 米国のように, 日本と比較して食事摂取の構造が大きく違う場合には, 一般的には使用は困難である. ある集団A(この場合は日本)において妥当性が得られた場合を, 内的妥当性があるといえるが, 別の集団B(米国)では, 集団Aで妥当性が確かめられた質問票でも, 集団Bで使用するときは妥当性があるといえない. この場

合の質問票は内的妥当性はあるが，外的妥当性はあるとはいえない）．(4)×（食物摂取頻度調査法は，個人単位の摂取量が求まり，集団の中では相対的な摂取量が求まる）．(5)○．

3. (1)○．(2)×（血糖は現在の血糖の状態を反映するのに対して，ヘモグロビンと糖が反応した HbA1c は 2 ～ 3 ヵ月前の血糖状態を反映する．なお，基準値は，血糖が空腹時で 70 ～ 109 mg/dL，HbA1c が 4.6 ～ 6.2%（NGSP 値）である）．(3)×（ビタミン D は食事からの供給だけでなく，皮膚に日光が当たることにより体内で 7−デヒドロコレステロールからも合成されている．体内でビタミン D は肝臓で 25 位が水酸化され，さらに腎臓において 1 位または 24 位が水酸化される．活性型は 1,25-ジヒドロキシビタミン D であり，腎臓における 1 位または 25 位の水酸化は，副甲状腺ホルモン，カルシウム濃度，1,25-ジヒドロキシビタミン D によっても厳密に調節されている．25-ヒドロキシビタミン D は血液中のビタミン D 代謝物の中でもっとも濃度が高く，ビタミン D の補充状態をよく反映する．このような理由から体内のビタミン D の評価指標としては血液中の 25-ヒドロキシビタミン D が測定されている）．(4)○．(5)×（身体計測値（体重，上腕囲，皮下脂肪厚など）は，現在の食事摂取状態ではなく，長期間の食事摂取状態を反映する）．

4-F

1. (1)○．(2)×（栄養素密度は総エネルギー摂取量と正または負に相関することがあるので，総エネルギー摂取量の影響を完全に取り除くことはできない）．(3)○．(4)○．(5)×（エネルギー源でない栄養素の摂取量も多くなる場合が多い）．

2. (1)×．(2)×．(3)○．(4)○．(5)×．母集団全体を対象とする悉皆調査の代表的なものには国勢調査がある．国民健康・栄養調査は，標本調査である．母集団が大きい場合の悉皆調査には，莫大な経費を必要とすること，集計に時間がかかること，複雑な調査項目を調査できないことなどの欠点がある．

3. (1)○．(2)○．(3)×(4)○．(5)×．(6)×．(1)の男女のように分類のみ可能なカテゴリーデータは名義尺度，(2)，(3)，(4)のように絶対零点〔(2)では身長 = 0 cm，(3)では体重 = 0 kg，(4)ではマラソンのタイム = 0 時間 0 分 0 秒〕のある比例データは比率尺度に分類される．(5)の温度は，わが国で一般的に使われているセルシウス温度（摂氏）は 1 気圧で水が氷になる温度を 0℃，水が沸騰する温度を 100℃とし，その間を 100 等分している．そのため，0℃は温度がないということを表すわけではない．また，15℃と 10℃を比較したとき 15℃は 10℃に比べて 5(=15 − 10)℃高いということはできるが，15℃は 10℃に比べて 1.5 倍高いということはできない．このように，足し算と引き算はできるが，掛け算と割り算はできないデータの尺度を間隔尺度という．(6)は尿糖の検査結果であるが，−が一番少なく，＋＋＋＋が一番多量に検出されていることを示す順位のデータなので，順序尺度に分類される．

第5章　公衆栄養マネジメント

5-A, B, C

(1)×（計画，実施，評価，改善である）．(2)×（小学生の栄養にもっとも関係のある，小学生や関係者を対象にニーズ把握することが妥当．また，インタビューだけでなく，

量的な実態把握もあわせて行うことが望ましい）．(3)○．(4)×（目標は，「○○をする生徒が増えること」である．たとえば，「毎日朝食を食べる生徒が○％になる」「主食・主菜・副菜を組み合わせた食事を 1 日に 1 食以上する生徒の数が○％になる」など．「授業を提供する」は，事業実施の目標である）．(5)×（教育的アプローチだけでなく，環境アプローチとして，栄養成分表示がされている料理を増やすことや，わかりやすい表示にすることも必要）．(6)×（連携先である小学校側の資源や PTA ボランティアなどの資源も把握して，協働することが必要）．

5-E

1. (1)×（話す内容そのもの（言語情報）よりも，口調や話す速さなどの聴覚情報や見た目などの視覚情報がコミュニケーションに大きくかかわっている）．(2)○．

5-F

(1)×（経過評価という）．(2)×（無作為割付で行う実験デザインである）．(3)○

第6章　公衆栄養プログラムの展開

6-A

1. (1)×（申請する機関は保健所である．保健所は特定疾患治療研究事業などの公費負担の申請窓口となっている．また，保健所の難病支援の活動としては，在宅療養支援計画策定，訪問相談事業などがある）．(2)○（近年では，病院患者のみならず，地域で患者の QOL の向上に貢献することを目的として病院，診療所，介護施設，行政などで構成する地域一体型 NST が全国各地で活動をはじめている．現状では，おもに連携推進のための勉強会や共通パスの開発や活用が行われている）．(3)×（地域包括支援センターには保健師，社会福祉士，主任介護支援専門員等を配置している．市町村が実施する介護予防に関する健診や訪問活動によって低栄養状態のリスクがあると判定された者に対しては，市町村や市町村が委託する事業所に所属する管理栄養士が依頼を受けて，必要に応じて集団的な栄養教育や訪問栄養相談を実施している）．

2. (1)○（厚生労働省「避難所における食事提供に係る適切な栄養管理の実施について」で示される避難所における食事提供の評価・計画のための栄養の参照量（エネルギー，たんぱく質，ビタミン B₁，ビタミン B₂，ビタミン C）をもとに，避難所で提供される食事の栄養価を評価する）．(2)×（アレルギー疾患等の食事に配慮が必要な避難者の対応は，市町村または都道府県が実施するため，おもに行政管理栄養士が調整を行う）．(3)×（災害時に提供する食事について，給食施設は原則，施設の責任のもと入所者への食事提供を行わなければならないが，保健所の管理栄養士（栄養指導員）は，平常時に特定給食施設指導の中で，災害時の食事提供に関する支援を行っており，発災時も必要に応じて支援を行う）．(4)○（市町村または都道府県が実施する応急救助の対象は被災者であり，避難場所は特定されない）．

6-B

(1)○．(2)○．(3)○．(4)×（栄養成分表示については，食品表示法であるが，特別用途表示の許可については健康増進法である）．(5)×（エネルギー，たんぱく質，脂質，炭水化物，食塩相当量）．

6-C

(1)○．(2)×（食育基本法ではなく次世代教育支援対策法）．(3)○．(4)×（義務ではなく努力義務）．(5)○．

索　引

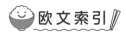

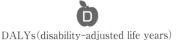
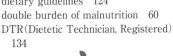

健康・栄養科学シリーズ

公衆栄養学（改訂第8版）

2006年4月20日　第1版第1刷発行	監修者 国立研究開発法人
2018年9月25日　第6版第1刷発行	医薬基盤・健康・栄養研究所
2020年3月30日　第7版第1刷発行	編集者 吉池信男，林　宏一
2021年10月1日　第7版第2刷発行	発行者 小立健太
2023年3月31日　改訂第8版発行	発行所 株式会社 南江堂

　　　　　　　　　　　　　〒113-8410 東京都文京区本郷三丁目42番6号
　　　　　　　　　　　　　☎(出版)03-3811-7236　(営業)03-3811-7239
　　　　　　　　　　　　　ホームページ https://www.nankodo.co.jp/
　　　　　　　　　　　　　印刷・製本 図書印刷
　　　　　　　　　　　　　組版 明昌堂

Public Health Nutrition
© Nankodo Co., Ltd., 2023

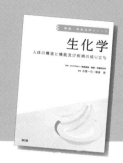